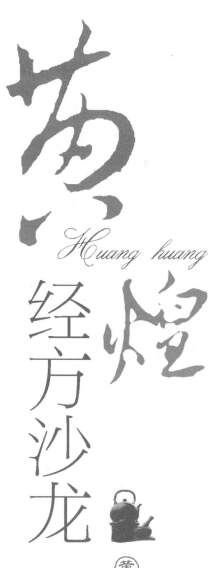

黄煌

Huang huang

经方沙龙

第六期

黄煌 主编

U0194318

中国中医药出版社

北京

图书在版编目（CIP）数据

黄煌经方沙龙·第 6 期/黄煌主编 . —北京：中国中医药出版社，2015.6
（2023.8 重印）
ISBN 978 - 7 - 5132 - 2123 - 8

Ⅰ . ①黄…　Ⅱ . ①黄…　Ⅲ . ①经方 - 文集　Ⅳ . ①R289.2 - 53

中国版本图书馆 CIP 数据核字（2014）第 290318 号

中 国 中 医 药 出 版 社 出 版
北京经济技术开发区科创十三街 31 号院二区 8 号楼
邮政编码　100176
传真　010 64405721
三河市同力彩印有限公司印刷
各地新华书店经销

＊

开本 710×1000　1/16　印张 17.75　字数 315 千字
2015 年 6 月第 1 版　2023 年 8 月第 5 次印刷
书　号　ISBN 978 - 7 - 5132 - 2123 - 8

＊

定价　55.00 元
网址　www. cptcm. com

服务热线　010 64405510
购书热线　010 89535836

微信服务号　zgzyycbs
微商城网址　https://kdt.im/LIdUGr
官方微博　http://e. weibo. com/cptcm
天猫旗舰店网址　http://zgzyycbs.tmall.com

序言

本书收集的内容是在 2010 年间"黄煌经方沙龙网经方医学论坛"上的部分好帖与美文。

2010 年是经方沙龙网开通第六年,当年年底,点击率已经冲破100 万。同年5 月,《黄煌经方使用手册》德文版在慕尼黑出版发行;9 月,来自全国各地经方爱好者聚会南京,出席"2010 年全国经方应用论坛暨黄煌经方沙龙论坛年会";这一年,我访问了澳大利亚,并两度去德国和美国讲学。无论是在国内还是在国外,已经明显感到经方灼热的温度。这一年,"经方沙龙论坛"上也是好帖连连,就是现在,当我打开本书初稿的电子文档时,不觉春风扑面,春意盎然。那些来自基层一线网友的文章,经验鲜活,文字活泼,思路独到,毫无八股气和陈腐味,读后让我目不转睛、爱不释手⋯⋯

为什么这些文章好看?因为大家发帖不为评职称,不为金钱,而是为了心中的理想,为了满足求知的欲望,为了让大家分享发现的乐趣。所以,他们说的是真心话,描述的是真感受。

求真,是经方人必须永远追寻的目标。每个经方,究竟如何用?对哪些病有效?对什么样的人安全?何时用大量,何时用小量?药物如何修治?汤液如何煎煮和服用？疗效如何评价？有何不良反应？许多问题都是来自临床的，没有求真务实的态度，没有敏锐的观察力，没有虚怀灵变的头脑，没有持之以恒的动力，没有脚踏实地的实践，是难以解答的。

我感谢许多发帖的网友，是他们的临床实践，为我们提供了丰富的经验大餐；我也钦佩许多发帖的网友，是他们的辛勤劳动，激发了我们智慧的火花。我知道，他们是爱经方的，因为只要将经方作为爱好，融入生命，就能体会经方的乐趣；只有如此，才能写出那些具有生命律动的文字。

今天，"经方医学论坛"依然活跃，刚才看了一下，点击率已经接近912万，会员已经达到31183人。我想，古老的经方，虽古犹新，如果能让更多的医生熟悉并应用，让经方深入社区、走向世界，让经方惠及大众、利国利医，这就是我们经方人最大的满足。

黄煌

2014 年 9 月 2 日

·目 录·
Contents

主题之二 ◉ 经方实验录

主题之三 ◉ 方药吟味

主题之四 ◉ 思考经方

主题之五 ◉ 经方故事

主题之一

我的经方医学

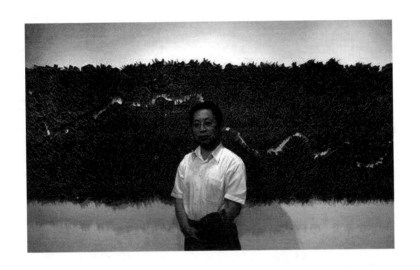

　　经方医学是实证的医学，其强调的方证，不是症状，也不是病机，而是由客观指征组成的、具有特异性的临床应用证据。方证有的是证候群，有的是某种疾病，有的是体质状态，更多的则是夹杂体。对这些证候群、疾病、体质的解释，可以用抽象的理论，可以用现行教科书中的病机概念，其中有阴阳，其中有水火。只是经方家所关注的不是解释，而是方证这种比较直观的表现形式。对经方家来说，疗效永远比解释重要。

——黄　煌

我的经方梦

黄　煌

发表于：2010 – 09 – 14

一

我梦见自己坐在学术报告厅内，观看来自世界各地经方高手的演讲……

我梦见自己走在经方医院的走道里，医护人员搀扶老人走过，产房里婴儿降临人世的啼哭……

我梦见自己参加经方学院的毕业典礼，学生们在描述憧憬着他们的经方梦……

我经常做梦，但都是碎片。

……

二

梦中的经方学院设在综合性大学，绿荫环抱，建筑现代，学院门前屹立一位古代医学家的雕像——张仲景。

在校园里，常常可以闻到药香。经方学院有自助煎药室，有学生模拟诊室和模拟药房，还有自助烹调间。学校拥有大片的药草园，由校工和学生精心栽培。

经方学院的专业课程有《方证学》《药证学》《疾病与经方》《伤寒论》《金匮要略》《各家经方》及现代医学的必修课程，《医学史》《医学心理学》也是必修课。经方学院的选修课有《世界传统医学》《中国烹饪》《中国民俗》《中国宗教史》《考古学》《美学欣赏》等。学院开设课程班、硕士及博士学位班、进修班等系列。经方学院聘请一大批专、兼职教授，他们有丰富的临床经验、良好的人文素养及独特的学者视角与语言风格。

经方学院的毕业生必须具备全科医生的知识结构，熟悉现代医学的疾病诊断。学生需要熟悉望闻问切，对必备经方的体质要求了然于心。需要掌握腹诊、腿诊、舌诊等独特诊法。学院重视案例教学法，教学采用学分制，考试重临床技能考核，还有针对学生望诊技能的方证哑剧考试。经方学院的第一堂课是在老人院里做义工，最后一堂课是毕业演讲，题目是《我的经方梦》。

经方学院是国际化的教学科研机构。学生来自世界各地，他们肤色深浅不一，民俗服装各异。在学院上课，大家都说普通话，因为中文是必修课。研究生还需修古代汉语。

经方学院开展远程网络教学，各国经方学院可共享教学资源。名老中医的实景门诊是远程教学课程中最受欢迎的内容。很多学生通过网络上课，但是期中见习、毕业实习必须回到学院，各国的修学旅行大多选择在中国。在寒暑假，学院的交换学生们相约去世界各地旅游，寻访名医，收集民间验方，体验风土人情。

经方学院遍布世界各地，学风、校风和教学、研究实力各有千秋，北京经方总部的综合性最强，东京分院则实用性最强，南京分院以诠释经典实力最强，美国西雅图分院以开放创新而名世，慕尼黑分院以严谨著称，伦敦分院规矩，米兰分院活泼。

中心设在我国的"国际经方学会"，每年举行一次大会。轮值主席由国际知名的经方学者担任。2020 年会议拟定在南京举行，主题是"经方与自身免疫性疾病"。大会之前全体起立，庄严地奏响《中华人民共和国国歌》。在闭幕式上，来自全世界的经方团队激情唱响《经方之歌》。

三

梦中的经方医院环境优雅，交通方便，接驳高速公交、地铁，并建有自己的停车场。医院内部明亮宽敞，并设有老人的轮椅专用道、幼儿临时看护室等。

患者预约挂号，依次在候诊室、更衣室等候，由护士带入医生诊室。候诊时，将在护士的帮助下填写特有的求诊表，每位就诊患者都有一张个人医疗 IC 卡，里面储存着从出生以来的全部医疗相关数据，通过电脑终端，供临床医生参考、使用及处方，并整合有社会医疗保险等服务项目。

经方诊室温馨、宁静、素净。诊室里有特制诊脉桌、液压检查床等，经方医生微笑地接待求诊者。他们的临床用语亲切实用，人情味浓。

经方药房整洁明亮，小巧玲珑。饮片是来自地道药材的专用种植基地，有专门的质量控制标准。饮片配制后，可以由煎药房加工并送药上门。如果客人需要自己煎药，将提供特制的电子煎药器。针对特殊人群，还配备有免煎颗粒剂，有复方颗粒和单味颗粒两种。药品的说明书详细清晰，再也没有从前那些字识得、义难明的中成药说明书。

经方制剂很多，各国均纳入本国医疗保险。中国生产的"张仲景牌"经方制剂在国际市场上最受欢迎，因为全部选用本土地道药材、加工质量上乘，虽然价格较高，但依然是各国经方医生所常用的产品。经方医院还有由"临床－实验室－工厂－文献数据库"构建的研究团队，从事经方制剂的研发工作。

经方医院是连锁的，在世界每个大中城市都有经方医院或诊所。各个医院的临床病案是共享的，可以通过互联网开展国际病案讨论。那天，我梦见各地的经方医生就一位"多重耐药菌"感染的小孩进行会诊，开出的配方依稀是小柴胡汤与五苓散。

经方医院旁有经方餐厅，客人通过自助体质识别系统获得推荐菜谱。瘦弱的老人喜欢喝桂枝汤，品薯蓣膏；憔悴的女人喜欢点温经猪蹄，或叫上一锅香气扑鼻的当归生姜羊肉汤。闷热潮湿的夏天有五苓茶，干燥的秋天有百合糯米粥。

四

我梦见我和我的经方团队，正在世界各地忙碌，有的在讲台上，有的在诊室，有的在实验室，有的在电视荧屏，有的……

我梦见每个人的脸上都洋溢着欢快的笑容，他们的脚步是那样轻快，他们头上都有绚丽的光环，我细细看去，原来都是科学的光芒！

我经常做梦，尽管是碎片，但依然让我满足，让我欣慰。

我的生命需要梦。

我们为什么要提倡经方

黄 煌

发表于：2010 - 10 - 28

我们为什么要提倡经方？是因为经方给人的其实是一种思维方法，是一个学术规范。

为什么在现阶段要大力提倡经方？是因为经方被当代的中医人遗忘了，是因为高等中医教育对经典教育淡漠了，是因为古代医家认识人体、认识疾病、控制疾病的思想方法被人改造加工了，经方医学所传承的思想方法变形了、扭曲了，与临床渐行渐远了。

于是乎，我们呼唤经方，推广经方，实践经方，让经方惠民，学经方为民。

平心而论，当今中医界，经方医生不是多了，而是太少了！学术交流中，经方不是谈多了，而是谈得太少了！对于初学者来说，言必经方也未必是坏事，不专不成学问。同时，网友们对经方近乎虔诚的精神也需要褒扬，学经方需要热情，尤其是目前处在复兴时期的中国经方界和关注经方的后来者，更需要精神的支撑。当然，经方是有生命的，经方还在发展，后世各家的经验值得借鉴，对此，经方人从来不会闭上自己求知的眼睛。但为了使经方的声音更大，我们必须凝神专注，必须一门深入，特别是在经方沙龙论坛，这本来就是一个聚焦经方的地方。

Woyunzhai　发表于：2010 - 10 - 28

中医的振兴必赖经方的振兴，舍此别无他途。强烈建议恩师设法创办经方大学，大量培养优秀经方人才，成就经方伟业，造福天下苍生！

Ldylzl　发表于：2010 - 10 - 28

建议黄师编写一本《常见病和多发病的经方应用》，从实战出发。

顾志君　发表于：2010 - 10 - 28

绝利一源，用师十倍；三反昼夜，用师万倍。

兰洪喜1　发表于：2010 - 10 - 28

经方发展，沙龙是起点，还有很多的工作要做。我隐约感觉，体质论可以简化指导经方的使用，尤其是《伤寒论》和《金匮要略》中的方子。有体质论指导，对经方使用将有一个很大的推广作用，体质论对经方发展不可或缺。

Loushaokun　发表于：2010 - 10 - 29

"我们为什么要提倡经方？是因为经方给人的其实是一种思维方法，是一个学术规范。"黄煌先生的这一段言简意赅的话，总结了提倡经方、推广经方的历史意义和现实意义。

在创建现代经方医学的思维方法和学术规范方面，黄煌、胡希恕功不可没，他们双峰并峙、两水分流、互相辉照、互相补充，为后学者奠定了良好的基础。

然而大匠诲人以规矩，难以授人以巧。就是民间谚语讲的，"师父领进门，修行在个人"，从事经方医学的人一定会在这个起点上书写自己的历史。

为什么我国历史上经方派不兴盛

黄 煌

发表于：2010－03－19

经方派在历史上的发展一直不理想，虽不绝也无法大兴。《伤寒论》成书后，虽经王叔和重新编辑，但依然没有广泛流传。清代初期，经方派崛起，虽然徐灵胎、陈修园等有识之士极力提倡，但社会反响不大；20世纪的二三十年代，经方派勃兴，势头很大，但还是没有占据中医界的主流地位。这是什么原因？我想原因较多，但最主要的原因，与以下两个方面有关。

其一，是因为经方的技术要求极高，对方证的鉴别、药物的配伍以及用量，还有煎服法，都有严格的规定，某个环节被忽略，疗效就可能不好。而在生存竞争十分激烈的中国社会，技术的传授向来极其保守，经方在严格的家传制度和师承制度下，不仅无法大面积推广普及，而且各家的经方应用经验不断失传。

其二，唐代以后，随着城镇化进程的加快，医药的经营已经成为一种赚钱的行当，比起药味少、价格低廉、适应证严格的经方来说，只有那些药味繁多、配入稀有名贵药物，而且适用面宽泛的后世方（时方），才能够给商人们带来更大的利润。于是，经方犹如一块蒙上泥土的宝玉，被世人弃之荒野。

经方派的历史遭遇是科学技术在中国曲折发展历史过程的缩影。

耕读世家　发表于：2010－03－19

中医师在古代从没有进入过社会的主流，通常归入"方士""术士"一类，社会地位很低，人才不愿意进入。进入的人社会地位低，那只有求财一念了。

学术气氛不浓厚、高端人才不济、求财观念急迫、技术保守。经方何能兴盛？

绿茶　发表于：2010－03－19

希望历史遭遇不会成为经方在现代中国的境遇！中国需要这份历史和对他的传承！

然不及汤 发表于：2010 - 03 - 19

不会用的问题和不想用的问题，每个问题可以铺开说很多，黄老师的着眼主要在临床，应该有医学史和社会史学研究者来专门做文章，可惜他们关注不到这个领域，更缺乏相应的认识水平。

个人感觉不会用的问题更突出，社会环境再怎么糟糕，还是有求真的人，每个医生都还有体现能力的压力——求真的愿望，这也是一个服务行业之所以存在的理由。

每个中医人心里其实都有一种不同程度的"经方崇拜"，就像穆斯林的麦加一样，只是山海阻隔就日渐缥缈了，不想用那也是无奈的选择。

不会用，不好用，用不好，就是经方的死穴，黄老师就是专找这个死穴的。如果经方确实有更优的疗效，更优的"性价比"，又被黄老师点住死穴、乖乖地听话，谁会拒绝用呢？恐怕日后那些靠药价敛财的医生都要给熟人开经方了，这样的医生以前是不情愿看熟人的，怎的不尴尬呢？

SFDfsakfdc 发表于：2010 - 03 - 19

我感觉经方特别适合个体门诊经营！

黄煌 发表于：2010 - 03 - 19

国家必须保护经方家的技术和知识产权，也必须鼓励和扶持经方的普及与推广事业。而经方家必须高扬科学精神，敢于求真务实，甘于奉献，乐于培养新人。

经方家可以不以谋利为目的，但必须要有利，否则无法体面地在社会上生活。这个利，不是靠卖药，而是要靠诊疗费和其他的补贴。

汤一笑 发表于：2010 - 03 - 20

还是徐灵胎好，完全不靠行医为生。看到胡说的爱骂谁骂谁。

芭窗夜雨 发表于：2010 - 03 - 24

有时我在想，张仲景的学生呢？徐灵胎的学生呢？范文甫的学生呢？我睁大眼睛在茫茫史海中找啊找！最后我只看到章次公老先生的身影，经方之所以不兴盛，不言自明。

芭窗夜雨 发表于：2010 - 03 - 24

有人学张仲景经方是一见如故，哦，原来是这样，原来老祖宗都给我准备好了，谢谢，照单全收！

有人学张仲景经方却像是做了肾脏移植术，居然有排异反应！呵呵……

正本清源　发表于：2010 – 03 – 24

经方派不兴盛，我觉得从根本上来说是人性使然，大多数人都是缺乏耐心的。学中医的每一个人都应耐下心来细读《伤寒论》，因为《伤寒论》不像现在的教材那么通俗易懂，否则也不会出现那么多注家，有那么多争议。每一个中医学习者不可能才华横溢，但我相信只要矢志不渝，一定是勤能补拙，一定能学好、用好经方的。

Woyunzhai　发表于：2010 – 03 – 24

经方难以振兴的原因有多种，但最重要的是历代医家很少能真正认清经方的本质特征，以至邪说泛滥。宋版《伤寒论》序："其言精而奥，其法简而详，非浅闻寡见者所能及。自仲景于今八百余年，惟王叔和能学之，其间如葛洪、陶景、胡洽、徐之才、孙思邈辈，非不才也，但各自名家，而不能修明之。"孙思邈更是坦言："至于仲景特有神功，寻思旨趣，莫测其致。"徐灵胎是位了不起的中医大家，毕其一生亦未能真正悟透，只能从类方角度认识。很多医家陷入盲人摸象的境地，片面地认识经方。

儒门有幸三世而后亚圣出，医门不幸两千年方见亚圣出！恩师避开众多邪说，从方证入手直指心法，在经方的研究、应用、教学、宣传普及等方面开创了全新的局面，为经方的传承振兴创造了可能的条件。

Zure　发表于：2010 – 04 – 13

在现代，我觉得经方有兴盛的理由。因为它是中医诸门派中最有科学气息的。它的药证方证，是看得见摸得着的，这样就有了证实或证伪的基础，而这也是交流、学习、提高的基础。

关于方、药与证的结合点，还需要有识之士在临床经验、直觉的基础上，勇于提出各种假说，并用科学方法予以证实。这是一项艰巨的工作。

Poshan　发表于：2010 – 08 – 06

我们这里中医执业医师看一个患者的收入 = 药费 + 一元检查费 + 一元

挂号费。一剂桂枝汤药费不足 1 元。我开三剂才 2.6 元。

一天看 100 个患者收入 200 元。药品现在加成 15%。还需要扣去药房划价收费、水电等开支，只能喝西北风。何况我一天平均 70 余个，只有搞理疗加针刺等可以勉强维持，开中药成了附带的事了。

看 100 个患者，不如做个检查，查查血、照照片，一两个患者就当看一天的中医。

2011 年新年祝辞

黄　煌

发表于：2010 – 12 –31

　　2011 年的钟声马上就要敲响了，在辞旧迎新之际，我代表经方沙龙的全体版主，祝一年来关心经方支持经方呵护经方的网友们致以诚挚的问候，祝各位在新的一年里身体健康，万事如意！

　　经方沙龙开设至今，已经整整 6 周年了，承蒙各位的精心呵护，经方论坛人气持续攀升，点击率已经突破 92 万。数字的背后，是经方医学的复苏和迅速成长。2010 年，国内经方学习班的频繁举办、经方出版物的热销、海外经方的走红等种种迹象表明：经方，已经不再孤独；经方，已经成为中医学一个新的学术增长点。但是，由于我国医药不分、中西医不分的医疗体制，由于医疗市场化的推波助澜，由于医疗体制改革的滞后，在我国推广经方的难度依然很大。政府相关部门的不知情，中医药高等院校的漠视，使得经方的推广主要依靠民间的力量，依靠基层医疗工作者的努力。所以，革命尚未成功，同志尚需努力！

　　在这里，我还要重复今年秋天在珠江论坛上我的一段话：政府可以不重视经方，但经方也不会灭绝，她一直沉寂在民间。可惜的是，她不能惠及广大的老百姓，不能为国家解决庞大医疗开支的难题出力；政府可以不重视经方，但经方会在海外发展，其结果是令人窒息的，到那时，我国将成为一个经方配方以及使用经验的无偿提供国，一个出卖土地环境以及通过人力资源以获取蝇头小利的中药材提供国，最后还将成为一个海外经方制剂的消费大国！

　　经方的问题，其实是个政治问题，是我国医疗体制改革中的一个结。面对中医学术的现状，我们必须要有充分的耐心和毅力。经方的普及推广工作，是一项事业，需要激情，需要科学精神，更需要一份中国人的良心。在新年来临之际，让我们共同为经方医学的发展，为中医学的传承许愿吧！

天之君子　发表于：2010 – 12 –31

　　政府相关部门的不知情，中医高等院校的漠视，使得经方的推广主要依靠民间的力量，依靠基层医疗工作者的努力。

主题之一 ⊙ 我的经方医学

Wangqixian　发表于：2010 – 12 – 31

跟定老师学经方，来路短，去路长。

跟着黄师学经方，千回路转问出路，去邪扶正有主张。

大千世界天意茫，不随我心不勉强。

悠悠一笑辨方证，经方疗效美名扬。

耕读世家　发表于：2010 – 12 – 31

政治问题不提也罢，经方人"达则行于天下"，不济的话"穷则独善其身"嘛。好像黄师说过：经方人都应该开宝马。我说，经方人该骑香象，在浊流中横穿而过，自己安逸，兼闻天下。

Xmm　发表于：2010 – 12 – 31

经方沙龙是一个世外桃源，躲进小楼成一统，管它春夏与秋冬。

邓宇宏　发表于：2010 – 12 – 31

目前中医的境况大家都有目共睹，不必多言，要改变这一局面可能需要不止一代人的努力才行。祝大家元旦快乐，经方沙龙越来越红火。

芳草　发表于：2010 – 12 – 31

祝福黄师和各位老师新年快乐！心想事成！

难得黄师一直在前沿，还是充满激情，致敬！

各位经方人耐心播撒种子，当春天到来时，一定会发芽的。

Anton553　发表于：2011 – 01 – 01

经方沙龙网站是中医者、经方人之间联系的重要纽带，是我们交流结缘、切磋技艺、共同提高的平台，祝愿经方沙龙青春永驻！

汤辛　发表于：2011 – 01 – 02

"十二五"计划的第一个年头，我有个计划就是五年内学会经方！

在第41届欧洲中医药大会上的演讲稿
黄 煌

发表于：2010 – 05 – 14

5月13日上午，我在德国罗腾堡举行的第41届欧洲中医药大会（ZUM41 INTERNATION TCM KONGRESS IN ROTHENBURG O.D.T）上发言，演讲稿如下：

女士们、先生们：

我是为了推广经方而来的。

对中医来说，方是极其重要的。古时称中医为方家，医术为方技，日本人称中医为汉方。临床上，无论是伤寒派，还是温病派；是古典派，还是现代中西医结合派；是讲脏腑辨证，还是讲六经辨证，到最后交给患者的都是一张方。可以这么说：中医是方的医学。

中医也是一个方的海洋。公元992年官方编辑的《太平圣惠方》有方16834首；公元1406年刊行、官方编辑的《普济方》有方61739首。

1997年，南京中医药大学编写的《中医方剂大辞典》收方达96592首。但是，要熟悉掌握这么多的方剂，既不可能，更没有必要。因为关键的方，不过上百首，这些方，就是经方。

经方，是经典方的略称。所谓经典，主要指距今1800年前的《伤寒杂病论》。这本著作记载了汉代以前中国人应用天然药物的经验，其方都是几千年来中华民族无数先人亲身尝试所得的用药结晶。"神农尝百草，一日而中七十毒"，这个中国古代的传说，形象地说明了古代中国人发明经方的艰辛和伟大。

经方治病，疗效确凿。我曾用泻心汤治疗过脑出血，用大柴胡汤治疗过胰腺炎、胆石症、支气管哮喘，用桂枝汤治疗过心肌炎，用甘草泻心汤治疗过白塞病，用柴胡加龙骨牡蛎汤治疗过抑郁症，用小柴胡汤、当归芍药散治疗过自身免疫性肝病，用四逆汤治疗过休克、心衰，效果都让人称奇。其实，我仅仅是用经方治病的一位普通医生。经方，是中医治病救人的主要手段，历史上就有一大批名医擅长使用经方治病，并形成了一个著名的流派——经方派。

但是，经方派的发展一直不理想。究其原因，一是因为经方的技术要求极高，对方证的鉴别、药物的配伍以及用量、煎服法等都有严格的规定，只要某个环节被忽略，疗效就可能不好。而在生存竞争十分激烈的中国社会，技术的传授向来极其保守，经方在严格的家传制度和师承制度下，不仅无法大面积推广普及，而且各家的经方应用经验不断失传；二是唐代以后，随着城镇化进程的加快，医药的经营已经成为一种赚钱的行当，比起药味少、价格低廉、适应证严格的经方来说，只有那些药味繁多、配入稀有名贵药物及适用面宽泛的后世方（时方），才能给商人们带来更大的利润。于是，经方犹如一块蒙上泥土的宝玉，被世人弃之荒野，经方派虽不绝但也无法大兴。

为何今天要重提经方？

首先，是提高临床疗效的需要。中医本来是看病开方的，不是卖药的。但是，由于现代中医教科书忽略经典，许多中医不会用经方，导致中医界的说教十分空泛玄虚，学术缺乏规范，临床疗效下降，如果不提倡经方，将来中医必将趋于萎缩。

其次，是培养中医人才的需要。经方是历来中医入门的捷径。经方是规范，是基础。学中医而不学经方者，必难成大医。

再有，当今资讯发达，现代的教育方式和传播方式使得经方的推广和普及成为可能。

我坚信，经方的推广与普及，可以为沉闷的中医界带来一股清新的空气。经方将告诉人们，经典的中医是真正的医学，其思维方法是整体的、实证的和经验的，其技术的含量是极高的。经方是能治大病的医学，经方是安全、有效、经济、简便的医学。

经方不朽，大道永恒！

江湖医侠　发表于：2010－05－14

现代中医已处于生死关头绝不是危言耸听，黄师引领风骚，竖起一杆推广经方的大旗向前推进，为振兴中医事业所做的一切，令人钦佩！

追随黄师，做真正中医，中医必胜！

刘晓丽　发表于：2010－05－15

黄老师欧洲一行，让我想起曾经读过的金宏柱教授的《中医走天下》一书，手到病除，药到病除，让欧洲人像看变魔术一样，他们就此爱上了中医！

Woyunzhai　发表于：2010 – 05 – 15

1996 年春，我跟随恩师抄方学习结束时，特意请人写了副对子"删繁就简独悟长沙真谛，领异标新首倡方证大道"送给恩师做纪念。

遗憾的是，国人却难以产生神奇感！

刘晓丽　发表于：2010 – 05 – 16

是啊，当我向同道谈到经方时，他们好像觉得我是在宣传异教似的，对日本汉方更是嗤之以鼻！国内中医界还是缺乏一种宽容，一种海纳百川的气度，有点像晚清政府的"夜郎自大""闭关锁国"，难道要到中医挨打的境地才能觉醒吗?!

黄煌　发表于：2010 – 05 – 16

有时不必太在意人家的想法或做法，坚持临床，以疗效说话，这比口头宣传更有说服力。

jtlzl18　发表于：2010 – 08 – 10

经方是中医之魂，我们只有坚定学经方、用经方、造就高水平的经方队伍，才能使中医走出困境。问候黄教授，我们的旗手！

经方亮相欧洲——访德国有感

黄 煌

发表于：2010 – 05 – 16

　　应德国 AGTCM 针灸中医协会主席 Nilsvon Below 先生的邀请，我于 5 月 12～15 日，出席了在德国南部古城罗森堡召开的第 41 次德国国际中医药大会。这是每年一次的欧洲中医界的盛会，大约有千余位来自欧洲以及其他国家的中医药工作者聚集在这个著名的欧洲古城，交流经验，探讨学术。

　　这是我第一次参加欧洲国际中医药大会，但这是一次成功的经方之旅。大会安排我演讲及一天半的专题经方讲座。13 日上午，我在大会发表演讲，向与会者介绍了经方，强调了经方那无与伦比的价值，强调了当前推广经方的必要性和可能性。13 日下午和 14 日一整天，我在分会场开讲经方，分别介绍了柴胡加龙骨牡蛎汤、半夏厚朴汤、温胆汤、温经汤、桂枝茯苓丸、当归芍药散、大柴胡汤、黄芪桂枝五物汤、小柴胡汤等常用经方。百余人的分会场一直座无虚席，讲座结束后，掌声经久不息，我与翻译张卫华女士三次谢场。《黄煌经方使用手册》（德文版）、《张仲景50 味药证》（英文版）、《中医十大类方》（英文版）十分畅销，《黄煌经方使用手册》一度脱销，书店工作人员不得不连夜驱车来回 4 小时到慕尼黑取书。我已经接到来自德国、荷兰、法国、比利时、加拿大、瑞士、意大利等国有关中医教学机构和中医药组织相关人员的讲学邀请，很多医生希望来南京学习经方。经方，成为这次大会的亮点，经方成功亮相欧洲。

　　这次的经方亮相欧洲是有基础的。几年来，国内的经方研究已经引起国际上的重视和关注。这次遇到许多熟面孔，以前他们在南京或英国听过我的讲座，或已经读过我的书。人民卫生出版社前年推出了《张仲景50 味药证》英文版。国际上一些著名刊物也已经介绍过我和经方，如澳大利亚《天窗 LANTORN》杂志就多次刊发介绍我的文章。在这次大会会刊上就将有我照片和温经汤的版面广告。此外，为配合这次大会，德国 Verlag Müller&Steinicke München 出版社出版发行了《黄煌经方使用手册》德文版。大会会刊也用大版篇幅介绍了我的经方学说。我有预感，经方将在欧洲越来越热，经方可能成为针灸之后在欧洲的第二个中医学高潮。

　　我以上的预感基于如下的思考：首先，欧洲医药分开，医生无需靠卖药维持生计，他们有兴趣研究经方的应用并评价经方疗效；其次，欧洲中药价格昂贵，大方吃不起，经方药物少，经济实惠，有很大的发展空间；第三，欧洲有一个宽松的中药经营环境，德国可以使用麻黄、附子、黄连，荷兰的中药进口政策更为宽松，欧洲的中医店越来越多。会上，德国同德堂药店的德国老板告诉我，这几年德国的中药用量持续上升；第四，欧洲对东方文化一直很有兴趣，在德国，针灸、气功、推拿、药膳、中国武术、太极拳等均受民众欢迎，这些内容都在这次大会上竞相展示。很有意思的是，我参会之前，德国汉堡的道太极学校已经为20多位德国中医爱好者讲述了两天的体质与保健，大家听得津津有味，认真记笔记，这次让我说五苓散、当归芍药散等保健经方的用量和用法。平时，他们也会服用当归、黄芪、茯苓等中药以保健。还让人惊奇的是，德国许多医疗机构有很多中医诊疗中心或中医科。

这次参加会议的中方人员虽不多，但大会对中国十分重视。罗森堡的市政厅大楼悬挂起了德国、中国、日本三国国旗和本次大会会旗。五星红旗迎风飘扬，在灿烂的阳光下特别醒目。作为一名参会的中国人，感到自豪和骄傲，但更有一种紧迫感。经方是人类优秀文明的一部分，经方是中国的，但也属于全人类。作为一个中国人，我希望经方在其故乡发展得更好，也希望中国的中医借助经方能振奋精神，希望中国的药业界借助经方将中药贸易做大做强。为此，我有如下建议：

第一，要从战略的高度重视经方的普及与推广——经方的教育要先行。要集中国内经方研究、教学、临床的力量，培养一批高级经方医生和经方师资，编写一批实用简约的经方教材和通俗书籍，整理和研究经方文献。

第二，认真做好经方的国际教育工作，使其成为国际教育的新增长点，增强我中华文化影响力的重要载体作用。

第三，要尊重中医学术的流派特点，满腔热情地扶持各种中医流派的发展，经方派、火神派首先应该在高校开固定讲座，并设立研究机构。

第四，国内医药界要联手发展经方，中药的生意没有经方家的参与很难做大，要研究疗效稳定、安全快捷、质量稳定、便于保存的经方制剂，利用经方作为载体，将中药推向国际市场。

第五，尽快修改《药典》（中药卷），放宽对中药用量等方面的限制，自己捆绑自己实在说不过去。

愚医 发表于：2010 - 05 - 18

黄老师这次德国之旅，为经方的输出做出了很大的贡献。

我们要输出经方，德国和法国是最好的切入点，研究中国医药最早的就是这两个国家，特别是中国的民间医学在这里很受重视。世界上第一本足底按摩著作就是德文版的，第一本耳针著作是法文版的。刮痧在德国也有市场。反观我国，却看不起这些民间医学。

几年前，德国搞了一个"针灸止痛"的研究，这个研究的结果是最后获得保险公司对针灸医疗承保。参与的针灸医师 2 万多人，患者 50 多万。

德法两国经常举办中医药的学术研讨，去年冬天在法国斯特拉斯堡也举行了世界针联会议。

十多年前，我也曾教过几个德国和日本的学生，她们不但能说，而且能写中文，他们学习特别认真、严谨。如果我说这是他们的民族性，可能立即有人会骂我。如果你有机会跟日本人和德国人打交道，你会觉得他们对我们的古代文化很佩服，更能虚心学习。这点，黄老师应该体会甚深的。

如果你有机会到德国去工作的话，你会得到比国内更大的发展机会，特别是针灸。在德国出诊，你停车时在车前放一个牌子——针灸医师（acupuncturist），一般可免警察抄牌。在我国，中医会受到这样尊重吗？我有一个德国的朋友，他每次来香港都要买 5000 支梅花针。我问他用来治什么？他说是治 boldhead（秃头），德国男人秃头甚多。看看这个例子就知道德国的中医市场是庞大的，中药的需求量也日渐增加。

自强不息 发表于：2010 - 05 - 18

经方将在欧洲越来越热，这句话让人既欣慰又不是滋味。

Zure 发表于：2010 - 07 - 14

真的很好，有老师这样的学者，是中医之幸。

德国、日本都是研究中医、中药很有影响的国家，真希望中国这个中医药的发源地不要被两个后起之秀比下去。

敬重保守

黄 煌

发表于: 2010 – 11 – 24

　　从法兰克福机场驱车向北约个把小时，是一个不知名的小镇 Herborn。我这次到德国后的第一晚就住在这里。夜已经深了，蒙蒙细雨下的石头街道湿润，拖箱轮子滑过的咯咯声在巷子里回荡，如果不是路两边密密匝匝的木结构的德式小楼，我还真以为是走在当年故乡的石板路上。

　　旅店是个老式木楼，但房间整洁而温暖。第二天清晨，推开临街的木窗，湿润的空气扑面而来。对面的许多商店还没开门，小镇静悄悄，但空气中飘来了面包香，那是楼下一家面包店，4 个欧元可以买两只火腿夹心面包。小店还售热咖啡和牛奶，供顾客坐在临街，慢慢地享用简单而喷香的传统早餐。

　　小镇旁的山坡上有古堡，古老的城门还在，爬山虎的枯叶加藤蔓紧紧地缠绕着青褐色的城砖。教堂是歌德式的建筑，十字架的尖顶高高地伸向天空，十分醒目。旅馆向东步行数百米，有一条小河，河水清澈，上面有座老桥，桥灯罩子都已经是青绿色。凭桥栏远眺，两岸都是丛杂的树木，虽无绿色，但或黄或褐色的树干枝条，倒也衬托出初冬自然的美。

　　小镇的火车站是一座有年头的老房子，两面没有栏杆，人们可以直接走进月台。售票是自动的，无需人手，车站房子内只有一个小小的小卖部。几位旅客在月台上静静地坐着，等候小火车的到来。

　　市中心的广场不大，没有水泥广场，也没有绿茵草坪，只是石头铺就。广场边有市政厅、警察局，都是不显眼的老建筑，但非常敦厚坚牢，据说已经有上百年的历史。

　　Herborn，一个安闲幽静、颇有古风的德国小镇。主人康先生告诉我，德国对古老的街镇和建筑都是精心保护的，政府有严格的法律和保护措施，普通的市民也有强烈的保护意识。康先生是个德国人，曾在杭州学习过，能说一口流利的中国话。他说：中国的小镇老街也很有历史，很有味道，但可惜拆得太多了。太可惜了！我看着他严肃的神情，一时无语。我想起人们说德国人保守，但我现在觉得这种保守需要敬重！保守不仅仅是一种文化的自信和自觉，而且保守与创新相比，更需要智慧和勇气，更需要耐心和淡定。

黄煌 发表于：2010 – 11 – 24

古老的城门依然在。

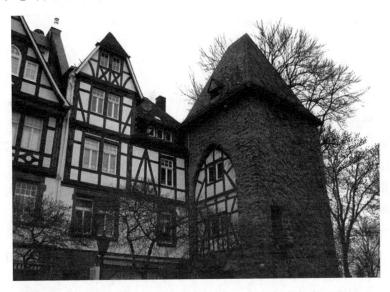

黄煌 发表于：2010 – 11 – 24

市政厅不气派，但有历史。

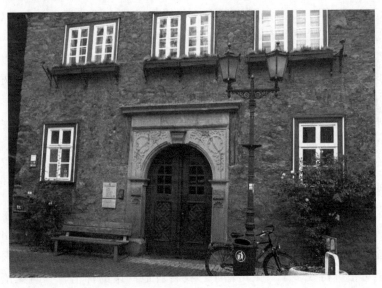

黄煌 发表于: 2010 – 11 – 24

静静的老车站。

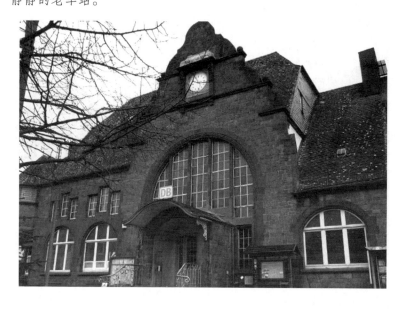

黄煌 发表于: 2010 – 11 – 24

德国式的木结构建筑和石头路，Herborn 的一景。

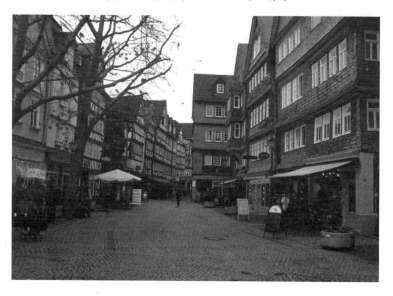

黄煌　发表于：2010－11－24

小河流淌

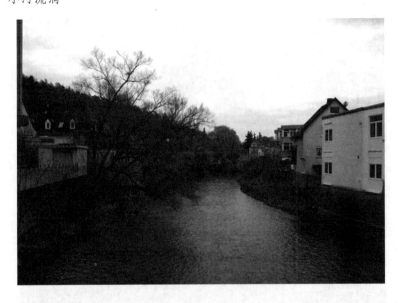

晓君　发表于：2010－11－24

拆掉的是房子，毁掉的是历史。

对传统文化的保护，正如黄教授所说："保守不仅仅是一种文化的自信和自觉，而且保守与创新相比，更需要智慧和勇气，更需要耐心和淡定。"

虔心问道　发表于：2010－11－24

普通的异国小镇街景、自然景观在老师娓娓道来后，自有别样滋味，恬静、安然，舒心、润泽，养心、养目。由此益觉，干净的心田孕育的是健康壮苗，宏博的胸襟包容的是天地山水，澄澈的目中满映着美与善意。

Ummiku　发表于：2010－11－24

这是一种心态，也是一种哲学。目前我们这一代普遍都是受"快餐文化"影响，什么都追求速成，什么都追求实用，什么都用"财富"来衡量。少了一种精神、一种情怀及胸怀，也少了一种心态。即我们在追求经济与社会发展的同时，需要在精神层面更多关注文化的传承，需要有一种为子孙后代留下更多、更好发展空间的胸怀，需要一种"憋得住"的心态。

"憋得住"略显直白，却也生动。在我看来，今日社会在经济发展、追逐物质积累的过程中，应学会沉得住气，有所为，有所不为。我们不仅要树立科学的发展观，而且还要用一个比较谦和的态度来设计和建设我们的房子，建造我们的道路，规划我们的城市。我们要认真评估与思考那些今天看来颇具商业利益，但可能已极大地破坏历史或限定未来发展空间的项目……

要"憋得住"，首先是一种视野的超越。历史发展规律说明，每一代人有自我的创造力，但同样都有自己的局限性。在现实中，那些我们这代人认为非常好的事物，未来若干年后可能并不算特别好，甚至可能是不好的；现在我们所进行的城市建设、旧城改造、旅游开发等工作，在未来若干年后可能会被后人认为是一个错误。我也很难想象：200年后，我们的子孙会如何来评价我们这一代人。

事实上，纯粹的"现代"很少具有明显的差异化，因为"现代"的东西可以被复制，也可以被更"现代"的超越。与现实中时事造物与追求"现代化"相比，悠久的历史文化与传统文明，则是无可复制的，它会随着历史的沉淀变得愈来愈价值连城。罗马是永远的罗马，佛罗伦萨与巴黎的那种整体美也是无法拷贝的。

中国是世界的文明古国，拥有丰腴的文化遗产，北京、西安、南京、开封等城市的各类文化古迹，与万里长城一样为世界所欣赏，它们不仅属于国人，也是世界宝贵的文化遗产。然而近年来对于经济增长的追求，使我们似乎逐渐淡忘了对文明的传承与保护。思路与模式大致雷同的城市建设规划，已使今天的许多古城（例如西安）可能已渐失古韵，传统文明似乎已被高耸入云的建筑所淹没。因此，我建议当代中国社会在追求"现代化"的过程中，能够将自我的价值观与中国传统文化结合考量，以一种更加超越价值的思维来推动城市发展与文明的进步。

其次，由于技术快速进步，我们这一代人比任何一代人都具有重新再造的能力与手段，但因此也可能更具有破坏性，而且速度更快。这就要求我们更需要"憋得住"，尽量减少我们这种"改天换地"般的发展模式可能对传统文化带来的破坏性。同时，如果我们怀有急迫的心态，在我们这一代就将全部画完，则会极大限制后代人的"创作空间"，我们会显得有些过于短视与自私。

第三，我们这一代人不能仅仅是闷头创造属于自己的财富，还应创造出具有跨时代价值东西的理想和冲动。我们现在十分关注经济增长与财富增加，这没错，这也是我们所处发展阶段使然。但我们必须意识到，经济发展的根本目的是促进我们这个社会的进步和我们文明的传承。每一代人理应尽其所能，以更为宽广的视野与心态来审视与规划自己的发展目标。

尊重历史是一种社会责任，传承文明是创造更大成就的基础。

从此文化视角来看，今日我们社会普遍存在的追求经济增长的心态及"赞颂"财富的"成就"，也许可能成为我们这一代人在历史上的遗憾。因此，在经济高速发展 30 多年后，我们这一代人似乎到了一个需要反省一下的时候。我们可能需要用一个更为宽广的视野、更为科学的态度、更为谦和的心态，来规划我们经济和社会的和谐发展，使我们的文化得以更好地传承，同时也给后代留有施展才能与智慧的空间。"憋得住"的心态，也许是个必要条件。

出汗异常

黄　煌

发表于：2010 – 01 – 11

某女，年近六旬，皮肤干而面浮红，神气清朗。但主诉去秋以来自汗甚多，稍动即湿衣，汗后肤冷彻骨，某医给服桂枝加附子汤加味、竹叶石膏汤加味、六味地黄汤加味以及大队养阴敛汗药而无效。余视其眼皮虚浮，下肢轻度浮肿，用真武汤加桂治疗，附子用20g，桂枝、肉桂各10g，三剂即汗收。

某退休干部，年七十有余。两年来头昏健忘，神情恍惚，疑为老年性痴呆前期。冬日遇某中医，嘱冬令进补，代为熬制膏滋药，但服用不久即烘热汗出如洗，某中医诊为阴虚，方大，药20余味，药后无效。余接诊，其人神气不乱，叙事娓娓有序，其肤色红润，脉弦滑。用柴胡加龙骨牡蛎汤合栀子厚朴汤，汗出即大收。细询病情由来，才得知病始于家人车祸，大惊惶惶不可终日数周，遂有如此病症。续服原方。

某男，年六十，素体甚健，但近年来日渐疲惫，牙齿尽脱，特别是每日盗汗湿衣，检查血压高，唇红，脉滑。投黄连解毒汤，汗即收。

某女，年五十许，体胖，汗多，一动即有，虽冬月亦然。常常饥不能耐，此时则冷汗淋漓。投黄芪桂枝五物汤加葛根，汗止不言饥。

空穴来风　发表于：2010 – 01 – 11

余近日神经内科会诊一患者，男，59岁，有高血压病史，中风后行脑动脉支架术，现住院康复治疗。眠则盗汗，稍微活动后即自汗，舌质淡，脉沉，予桂枝加龙骨牡蛎汤加减：桂枝12g，生白芍15g，生龙骨15g（先煎），煅牡蛎15g（先煎），干姜3g，红枣10g，白参8g（另煎），枣仁12g，黑豆衣10g，三剂，盗汗、自汗基本不作。

寒柳堂　发表于：2010 – 01 – 11

观黄教授治汗出异常数案，真应了"有是体用是方，有是证用是方"之语。余亦曾治多例汗出异常者，或以桂枝加龙骨牡蛎汤，或以桂枝加附子汤，或以柴胡加龙骨牡蛎汤，或施以外治法，均收良效。

主题之一 ⊙ 我的经方医学

27

Zillion　发表于：2010 – 01 – 11

　　治某女，年六十，体型中等偏实，声音响亮，素有胃痛，膝关节痛病史。诉汗多，动后显著，汗后有冷意。唇舌暗红，口稍干，脉沉，腹诊平。予归芪小建中汤，胃痛、汗出症状大减。

木子长大　发表于　2010 – 03 – 02

　　要将所学变成实际操作技术是很关键的一步。观老师医案，感触最深的就是老师敏锐的观察力和分析问题时抓住客观整体的能力，这才是学生应该重点学习的。案一开始用的桂枝加附子汤和黄师的真武汤之间就差那一小步，而这一步的失误原因就在于眼睑和下肢的水肿并不被患者作为主诉。案二、三若只从主诉分析就很容易被认为是虚证，面唇脉等客观表现是辨人的重要依据，实际而直接地做到了整体辨证。这三案让我对老师的方证学说有了进一步的认识。对于案四，黄芪建中汤是不是更合证？

黄连解毒汤合大黄甘草方治疗口腔扁平苔藓

黄　煌

发表于：2010 - 02 - 17

　　春节前，我接到 X 女士的病情反馈。她说口腔黏膜疼痛特别严重，不仅无法进食，而且连说话也感到困难。晚上睡不着，自己观察口腔颊黏膜通红。

　　她是我跟踪观察的口腔扁平苔藓的重点病例。她体型中等，皮肤细腻，眼睛有神。其病损部位在左侧磨牙齿龈处，经常充血糜烂。她服用的基本方是甘草泻心汤，一年多来病情控制尚满意，但在月经期、紧张劳累后还会小发。不过，如此大发作尚不多见。我改方：黄连 5g，黄芩 15g，栀子 10g，黄柏 10g，制大黄 5g，生甘草 20g。半个月后反馈：药后疼痛迅速缓解，现进食已经没有不适感。

　　口腔扁平苔藓是口腔黏膜最常见的疾病之一。好发于中年女性，病因不明，疲劳、焦虑、精神紧张可以诱发，也有人认为与机体免疫功能紊乱有关。口腔扁平苔藓的病损常呈对称性，主要表现为白色条纹、丘疹、斑块，甚至充血糜烂，患者进食和说话时会感到疼痛。现代医学对扁平苔藓缺乏有效疗法，根据我以往的经验，经方甘草泻心汤、小柴胡汤对此病有效，可以控制发展。此次 X 女士案例又提示黄连解毒汤合大黄甘草汤对此病也有效。

　　黄连解毒汤是泻火要方，原主治苦烦闷干呕、口燥呻吟、错语不得卧的热病患者，但后世应用不拘于热病，凡是烦躁易怒、口干口苦、心悸、失眠、舌红坚老、脉滑数等为特征体质的各种疾病都可以使用。患者本属火体，再因口腔疼痛导致失眠，且口腔黏膜通红，当属黄连解毒汤证无疑。用大黄是除痞泻热，配黄连、黄芩便是经方泻心汤。用大量甘草，是取甘草修复黏膜的功效。说来也怪，如此苦寒重剂，X 女士服用后居然不觉得苦，说汤液甜丝丝，有甘草味。

　　为何不用甘草泻心汤？是没有心下痞、腹泻等消化系统症状，而且先前也服用此方效果欠佳。为何不用小柴胡汤？是没有往来寒热、胸胁苦满，形色也不憔悴。特别是发作后，口腔黏膜通红如火，则上述两方中的参夏姜枣似乎吃不下，因为她稍吃辛辣就疼。

　　发作已经控制，能否完全治愈？我嘱咐她继续服用原方观察，如药味太苦，则减少服用量。我期待为她寻觅到一张能治愈顽疾的对证良方。

然不及汤 发表于: 2010 – 02 – 17

黄老师，请问患者苦寒药后有无食欲下降的反应？如果没有食欲亢进时，我总是会顾虑败胃的问题。还是说药证相应，尤其是自诉药不苦者，一般不会出现这种反应呢？

黄煌 发表于: 2010 – 02 – 18

黄连、黄芩过量使用会导致食欲下降，但药证相应后则一般不会出现这个反应。药证相应的主要依据之一是口感：患者不觉得药味太苦，入口也不困难。

顾志君 发表于: 2010 – 02 – 18

去年我患牙龈脓肿，疼痛发热，牙科切开脓肿、稍事处理后，谓非注射青霉素不能愈，我使用黄连解毒汤加连翘30g，2剂而安，连服5剂以清其灰中之火。药汁色甚黄，其味虽苦，但病时服用反不觉甚苦，也不影响胃口。

晚成 发表于: 2010 – 02 – 19

正好最近治一顽固复发性口腔溃疡，溃疡深，舌体和内腭皆有，非常痛苦。吞咽困难，并伴便秘，舌红无苔，舌边有齿痕。我的体会，治疗仅用芩连等清火药和甘草还是不够的，否则日后还是会复发。因为这个患者就是如此。该病的口腔疾患，应该还是标实本虚的问题，如果不滋补气血，难以持久。至于溃疡的热，我认为是虚热。仅供大家参考！

黄煌 发表于: 2010 – 02 – 19

治疗口腔扁平苔藓的经方不少，黄连解毒汤加大黄、甘草是一方，今天来复诊的徐先生用五苓散又是一方。他病损的位置在下唇和舌面，去年秋天出现疼痛。因其人偏胖，大便不成形，面色黄，便用五苓散加葛根、赤芍水煎服，并控制其爱吃的海鲜，服药以后基本控制。今天见其唇舌的病损基本消失。

学呀学 发表于: 2010 – 02 – 19

黄老师好！在失音一例中，我曾请教过其中干姜的用意，请老师不吝赐教。

另外，还想请教：一约60岁妇人，反复阴道及直肠灼热窜痛近半年，发作无明显诱因。近日轻微疼痛，服氟哌酸并抗生素输液治疗时疼痛剧烈，尿道亦灼热窜痛，最多窜至小腹。阴部疼痛剧烈时，出现心烦、双侧头部针扎样疼痛欲撞墙。平素失眠（难以入睡、睡时易醒、醒后难眠均存在），常服舒乐安定，口淡食物无味。舌暗红，苔淡黄略厚，脉弦滑。妇科、泌尿系统检查无异常。该患者轻微肥胖、皮肤光泽细腻，经济条件好，生活无忧，平时注意保健，虽平素无畏寒征象，但也常泡脚、按摩或腰背腹部贴膏药及热沙袋保暖等。

想请教老师，该病例应如何分析切入？万分感谢！

黄煌　发表于：2010 – 02 – 20

因药房没有生姜，所以常用干姜替代。这是我方中多用干姜、少见生姜的缘故。

此案当先从解决其睡眠障碍入手，用栀子厚朴汤看看。

血证神方

黄　煌

发表于：2010 – 03 – 04

　　一清胶囊是经方泻心汤的现代制剂。

　　泻心汤是一张春秋战国时期的古方，相传在古代的《汤液经》中已有记载。刘渡舟先生认为，早在《史记》中就有使用本方治疗疾病的医案记载，那时称本方为"火齐汤"。据说，齐国郎中令因三日二便不通而致"涌疝"，服用本方后，"一饮得前溲，再饮得大溲，三饮而痊愈"。张仲景用本方治疗吐血衄血，因为许多患者都伴有心下的痞满不适，而此方能有效地消除"心下痞"，所以称这张方子为"泻心汤"。

　　后世也沿用其治疗出血，效果灵验。《本事方》载"三黄散"治衄血无时，即大黄一两，黄连、黄芩各半两，为细末。每服二钱，新汲水调下。清代医家陈修园说："余治吐血，诸药不止者，用金匮泻心汤百试百效，其效在生大黄之多以行瘀也。"唐容川说："泻心即是泻火，泻火即是止血，得力于大黄一味，逆折而下，兼能破瘀逐陈。"

　　现代经方家胡希恕也说："本方治吐血衄血如神。"古代医家用本方止血的案例俯拾皆是。

　　酒客大吐狂血成盆，六脉洪数，面赤，三阳实为病，予大黄六钱，黄芩、黄连各三钱，一剂而止，二剂脉平。（《吴鞠通医案》）

　　光禄张淑人下血，烦躁作渴，大便重坠，后去稍缓，用三黄汤加大黄至四两方应，后又用三黄汤二十余剂而愈。此等元气，百中无一二。（《名医类案》）

　　一妇患逆经，初则吐衄，后眼、耳、十指头皆出血，至于形体麻木，手足强直，投以泻心汤，不出十日而血止。（《芳翁医谈》）

　　周某，患痔，服术家彭某丹药如红升、三仙之类，口破流血，驯至头面，牙龈、上下唇皆肿，舌亦硬痛，不能言，僵卧床褥，涎沫从口角奔流满地，臭不可闻，问亦不能答，米饮不入已两日矣。为疏大黄黄连泻心汤，照古法以麻沸汤渍之，进二服而痊。（《遁园医案》）

　　《建殊录》载一积年吐血患者，大抵每旬必一动。丙午秋大吐，吐已，则气息顿绝。迎众医救之，皆以为不可为也。于是家人环泣，谋葬事。先生适至，亦使视之，则似未定死者。因著绵鼻间，犹蠕蠕动，乃按其腹有微动，盖气未尽也。急做三黄泻心汤饮之。须臾腹中雷鸣，下利数十行，即瘥。出入二十日所全复故，而后十余年未复发。

雍乾　发表于：2010 − 03 − 04

实证、热证、暴证得出血，多用釜底抽薪法，即方证学三黄泻心汤证。需脉证合参！

蟑螂强　发表于：2010 − 03 − 04

奈何现在医生只知其治便秘！

水手　发表于：2010 − 03 − 08

黄教授：古籍中是否有记载泻心汤治疗"金刃外伤"所致出血的？

在下考虑，泻心汤适合"血热妄行"的出血，应不包括"金刃外伤"吧？

按照西医生能懂的理论，考虑泻心汤是否是通过清除内毒素而治疗内毒素所致的血管损害和血流改变；并非通过促进血凝啊，促进血小板聚集之类的机制啊，否则就该对"金刃外伤"出血也有效。

在下希望能从机制方面解释清楚经方的作用，以帮助西医医生合理选择经方，因为西医生习惯从机制出发来诊病和治疗。

黄煌　发表于：2010 − 03 − 08

西医生习惯从机制出发诊病和治病，经方医生习惯从证出发诊病和治病。泻心汤证以出血、烦热、烦悸、心下痞为方证，如金刃外伤而出血不止，或其人见烦热、悸、痞者，也可使用。不过从临床看，泻心汤用于血热妄行的出血多，而用于外伤出血的少。但若颅内出血，虽是外伤，用泻心汤的机会也是有的。

Gaogefei　发表于：2010 − 03 − 08，

1月4日正好遇到一例泻心汤案。

患者，女，47岁。鼻衄三天。头晕，眠差，流虚汗，怕冷，喜热饮，胃胀痛，小便频。月经正常。舌鲜红，少苔，脉弦。

处方：生大黄3g，黄连3g，黄芩10g，生地黄10g。5剂。

沸水泡10分钟，日服3剂，每剂药只泡1次。

二诊（1月7日）：鼻衄止，头晕减轻，胃胀消除。舌淡胖，苔薄黄，脉左弦右缓。

处方：制附子10g，党参12g，干姜10g，漂白术12g，炙甘草6g，生黄芪15g。7剂。

后未来诊。问其子如何？告之一切正常！

初诊后，曾和仆本恨人兄谈到此案，兄言当用附子泻心汤，因舌鲜红，但我不敢用。二诊居然虚象尽露，佩服仆本恨人兄的高见，此案乃我第一次用泡服药的方法，很得意。

香附米 发表于：2010 − 05 − 24

《汉药神效方》载惠美宁固曰：衄血，用诸药无效者，用泻心汤加荆芥二钱，有奇效。本人治岳母血小板减少引起的鼻衄、呕血、下肢紫斑，用三黄片加八珍颗粒同服，亦有良效。

一张好方柴归汤

黄 煌

发表于: 2010 -03 -06

今天第一个走进诊室的是位女士，患甲亢、桥本甲状腺炎四年。上周初诊，我用的是小柴胡汤合当归芍药散水煎服。今天她欣喜地告诉我感觉好多了，原本百余次的心率已经降为80多，而且疲劳感明显减轻。患病后曾服用西药，但肝功能出现异常，于是她寻找中医治疗，但效果一直不明显。她笑着说：这次的中药吃对路了！看着她变得微微泛红的脸色，我也很高兴。

用小柴胡汤合当归芍药散治疗甲状腺炎，这个案例不是第一个。这些年来，不时有这类患者来求方，大多是青中年女性，或者心悸心慌、消瘦、燥热、出汗，或者畏寒、浮肿、肥胖、无力、便秘、闭经等。也无明显不适，但无意中发现甲状腺肿大者。用小柴胡汤合当归芍药散，可以改善症状，进而调整甲状腺功能。我常大剂量使用柴胡、白芍，甘草的用量也比较大。

为何用这张方？第一，这种病反复发作，时进时退，与小柴胡汤证的"往来寒热""休作有时"同类；第二，患者多为女性，且多有月经失调，或周期参差，或闭经，其人大多脸色黄，或浮肿，或便秘，或腹泻，或腹痛，或心悸，或头痛，与当归芍药散证相符。也就是说，我着眼的，不是病名，而是体质，是整体。

其实，小柴胡汤合当归芍药散并不是甲状腺炎的专方，我还用其治疗很多女性的常见病。比如同属于自身免疫性疾病的自身免疫性肝炎、干燥综合征、红斑狼疮、类风湿关节炎等，发现只要方人相应，都有效果。我隐约觉得，这张方是一种极具研究开发价值的纯天然的免疫调节剂。

为了便于记忆，我给它起了个朴实的方名——柴归汤。

一得堂主 发表于: 2010 -03 -07

平时，内科临床最怕30~40岁女性患者，主诉多，阳性体征少，寒热错杂，虚实相间。每每疗效差强人意。今观黄师之法顿开茅塞，但细微之处尚需渐渐体悟。

Zillion 发表于: 2010 -03 -07

柴胡类方的合方应用比较广泛，胡老经常使用柴胡桂姜汤合当归芍药散，认为治疗慢性肾炎、红斑狼疮、贫血等均有良效，长期的无名低烧用之尤验。

参考日本汉方派的经验，柴胡类方在气血水病证方面应用尤其突出，柴朴汤、八味解郁汤、柴苓汤、四逆散和当归芍药散、大小柴胡汤合桂枝茯苓丸、柴归汤、八味活血汤、柴胡加龙骨牡蛎汤合桂枝茯苓丸，等等。

李小荣　发表于：2010－03－07

黄老师运用柴胡归芍散治疗桥本病一例（李小荣整理）

2009年6月30日傍晚，黄老师刚到家门口，有邻居某女士带着女儿来复诊。现将该案整理如下，供大家学习。

管某，女，1989年10月出生。2007年11月12日确诊为桥本甲状腺炎。

患者在读小学时即被同学发现脖子比其他同学粗大，家属未予重视。2005年8月因感冒、咽喉肿痛在医院就诊时，医生发现甲状腺肿大。8月19日查：甲状腺功能三项中TSH升高，FT_3、FT_4正常；抗甲状腺球蛋白抗体（ATG）和甲状腺过氧化物酶抗体（ATA）均显著增高。结合甲状腺彩超表现，南京某医院诊断为桥本甲状腺炎、甲状腺功能减退症，未予正规治疗。至2007年11月，一直予以监测甲状腺功能三项（TSH、FT_3、FT_4），结合甲状腺肿块穿刺涂片和两次甲状腺彩超及临床表现而最终确诊为桥本病及继发甲状腺功能紊乱（甲状腺功能三项检测：时为甲减，时为甲亢表现）。

2007年11月13日找到黄煌教授，要求中医药治疗。追述病史，患者平素怕冷怕热，易出汗，脾气暴躁，反复无常。因其父亲性情急躁，家人以为女儿性格像父亲而未予重视。家族中无类似患者。刻诊：疲惫乏力，眠差便干，晨起恶心，面色黄，发育、营养正常。甲状腺Ⅱ度肿大。

初诊与小柴胡汤合当归芍药散。

处方：柴胡20g，黄芩10g，制半夏12g，党参12g，生甘草6g，当归10g，白芍40g，川芎10g，白术20g，茯苓20g，泽泻30g，干姜10g，大枣30g，每日1剂。

一直守方服至12月16日三诊：疲惫感明显减轻，恶心消失，睡眠改善，唇面转红润。大便时畅时干结。服药以来常有腹痛，伴嗳气，停药后腹痛稍减。月经正常，余无不适。转方用大柴胡汤加青皮10g，陈皮10g，15剂，服1个月。

四诊（2008年1月15日）：TSH由50.811MIU/L（正常范围为0.35～4.94 MIU/L）降至6.728 MIU/L，FT_3、FT_4低下转为正常，转用小柴胡汤合当归芍药散断续服用至近日（2009年6月30日）。在这一年半期间，病情无大的波动，甲状腺功能三项多次检测正常。

柴胡归芍散服用剂量逐渐减小，并从今年开始3天服1剂（1剂药服2天，停药1天）。

2009年6月30日，甲状腺Ⅰ度肿大。现剂量为：柴胡12g，黄芩6g，制半夏12g，党参12g，当归12g，白芍30g，川芎12g，白术12g，茯苓12g，泽泻12g，干姜6g，大枣20g。3天服1剂。

按：

1. 小柴胡汤合当归芍药散为黄老师临床常用的经方合方之一，常可用来治疗自身免疫相关的迁延难愈性疾病，例如自身免疫性肝炎、强直性脊柱炎、桥本病、风湿性疾病、免疫相关性流产等。

2. 小柴胡汤合当归芍药散使用时，是针对自身免疫紊乱这一病理基础的。

3. 小柴胡汤合当归芍药散应用时，对体质的要求不是很严格，虽然自身免疫相关性疾病中的柴胡体质较多见。

4. 小柴胡汤合当归芍药散要完全控制顽固的自身免疫相关性疾病的治疗时间较长，通常需要二三年以上。

5. 本案甲状腺功能的波动，是因为桥本病自身免疫攻击性破坏甲状腺组织所引发。甲亢与甲减为标，桥本病为本；甲状腺病变为标，体内自身免疫紊乱为本。本案仍在继续观察和治疗当中。

ZHANWEIPING　发表于：2010－03－14

黄师：这个柴归汤，也即小柴胡汤加当归芍药散，我也常用。其实，就是个逍遥散加味，我常用于妇科诸证，如乳腺增生、月经不调、痛经等。凡肝郁、气滞、血虚等我都加减用之。

fl192　发表于：2010－03－30

黄先生是一位伟大的中医，之所以伟大是在于他有赤诚的传道授业解惑之心，中医不神秘，也有其局限性，但自古中医需要学问之外的东西才能完成名中医之功名。

海阔天空　发表于：2010－04－07

真正的学术和科学是平易的。经方确实深奥，经方也确实平易，关键是如何学习、研究和应用经方。

神方大柴胡汤

黄　煌

发表于：2010－03－29

　　前天的门诊中，有两个中年妇女接过处方笺后，兴奋地说："这方真神，这方真神！"原来，她俩是为在ICU抢救的老母亲来转方的。半月前，他们年近八十的老母亲因发热气喘而被诊断为肺炎，在重症病房救治多日，因目睹同室某老翁服用中药而转危为安，遂找我开方。我以大柴胡汤合栀子厚朴汤治疗，服药当夜即能安卧；后因感冒发热、大便干结且多痰，遂用大柴胡汤合小陷胸汤，热退便畅，痰也易咯，众人皆称效果神奇。

　　大柴胡汤是著名经方，原用于心下按之满痛的宿食症，后世用于胰腺炎、胆石症等效如桴鼓，今用此方治呼吸道疾病也是效果出奇。支气管炎痰多黏稠，可用大柴胡汤合半夏厚朴汤；支气管哮喘胸满唇暗，可用大柴胡汤合桂枝茯苓丸；肺炎发热或支气管扩张见痰黄黏稠，可用大柴胡汤合小陷胸汤；如出血则大柴胡汤加黄连。这些都是我临床常用的合方，无不立竿见影。昨天在无锡遇到著名网友十世遗风先生，他也喜用大柴胡汤，说此乃神方！

　　大柴胡汤药不过八味，但使用面非常之广。高血压、高脂血症、偏头痛、肥胖、反流性胃炎、肠易激综合征、乳腺小叶增生、子宫肌瘤等均有效果，但必须看其体质。一般体格健壮，以中老年较多。上腹部充实饱满，胀痛，进食后更甚，轻按即有抵抗感或不适感，重压则上腹部明显压痛，腹肌紧张；多伴有嗳气、恶心或呕吐、反流、便秘、舌苔厚等。我曾经用大柴胡汤治疗一位中年妇女反复发作的心律失常，大柴胡汤加黄连数剂而愈，其依据就是其人丰满，稍多食即胀，胀即心悸。我一位本科生弟子曾用大柴胡汤加生薏苡仁，治疗一青年多发的寻常疣，七剂尽脱落，问其所据，答曰无所苦，其人壮实而已。想到日本学者森立之先生用大柴胡汤治疗阳痿，可见也是看其人而用方。

　　大柴胡汤治疗的不是一个病，更不是一个症状，应该是一种综合征或体质状态。如果有一天将大柴胡汤证的诊断标准和疗效评价标准建立，那天下许多医生均能用大柴胡汤，那神方大柴胡汤将名扬天下，活人无数！

Zhanganiu　发表于：2010 – 03 – 29

还记得黄老师说的一句话：在人体心下的部位贴个大柴胡汤的标签……

Orien　发表于：2010 – 03 – 29

请问黄师，我有个患者也是属于大柴胡体质，吃了将近两个月的大柴胡汤了，效果不错。大柴胡汤能长期用吗？方中的大黄、枳壳会很耗气吗？

黄煌　发表于：2010 – 03 – 29

只要他服用后舒服，就无所谓耗气。经方是让人舒服的，患者的感觉比教科书的理论有指导意义。

自强不息　发表于：2010 – 03 – 29

想起当初之所以想读黄老师的著作，就是因为一篇有关大柴胡的论文。文中黄老师用此方治疗了一例颈椎病，可谓闻所未闻，因为不管中医还是西医，都说这个病没法治。

十世遗风　发表于：2010 – 03 – 29

如果朱莘农先生学术会议能举办，我一定谈一下此方的非凡功效，以纪念这位伟大的大师。

Zillion　发表于：2010 – 03 – 29

本人也碰到一位患者，体格壮实，脸色红润，腹部充实，有高脂血症，大便溏结不定，按之心下不适，睡眠欠佳，予大柴胡汤加黄连3剂，大便恢复正常。这些都得益于黄师毫无保留的经验。

耕读世家　发表于：2010 – 03 – 30

胡希恕老被人戏称"大茶壶"，想来大柴胡汤的使用频率相当高，俨然已成胡老标记。十世遗风兄要在朱莘农学术会议能举办的情形下再谈大柴胡。看来，大柴胡汤确有神妙莫测之处啊。

Gaogefei　发表于：2010 – 03 – 30

20多天前，我用大柴胡汤加芒硝治疗一个急腹症，我开了3包药，但是药店不代煎，只好抓了七包，喝到三包就痊愈，但患者认为药喝得越多越好，继续喝，结果肛门都拉出来了，嘱停服，喝生姜汤、吃山药粥调养。现在这一家子都是我的粉丝了，大柴胡汤让我心里美滋滋的。

Meddragon　发表于：2010 – 03 – 30

半年前，父亲的急性阑尾炎就是两剂大柴胡汤合大黄牡丹皮汤搞定的，省却了手术的巨大痛苦与昂贵的费用。感谢黄师的倾囊相授！经方，已经成为我的挚爱。

凌峰沐昱　发表于：2010 – 03 – 30

大柴胡汤确实是神方，今日就开了三张，实习的医师很是惊讶。

沈方明　发表于：2010 – 03 – 30

大柴胡汤确是神方，我常用大柴胡汤加桃核承气汤治脱发，有神效！

李敬初　发表于：2010 – 03 – 30

多谢黄老师的无私奉献！临床上大柴胡汤证常见，进行临床应用开发有很大价值。请教黄老师，有支气管扩张患者，痰黄黏稠，但不见明显的大柴胡体质，而是气阴两虚，可否加味应用大柴胡汤？

黄煌　发表于：2010 – 03 – 31

可以试试，加黄连、栀子。

元享利贞　发表于：2010 – 03 – 31

本人非科班毕业医生，但业余喜研中医，治愈过二十多个急腹症。所用者，大柴胡汤也，君不闻六腑以通为用也。但告之西医，常嗤之以鼻，喜看黄煌老师的大作，常上论坛，获益良多，感叹不已，谢谢黄煌老师，谢谢论坛网上的各位老师。

盲人摸医　发表于：2010 – 03 – 31

听缪青云老兄讲，当年请黄老师会诊一个急腹症后，其疗效彻底服了自己。

医生哥哥　发表于：2010 – 03 – 31

我有个患者体格十分壮实，但最近感觉剑突下有个包块，十分不舒服，胃镜检查提示胃炎。按腹部，脂肪肥厚，啤酒肚，呈板状，肌肉紧，形体偏胖，予大柴胡汤合三子养亲汤加减，效果十分理想。一个星期内居然减肥5斤，两周减8斤，不舒服症状也消失，患者因是外地人，回家过年后未再复诊。

医生哥哥 发表于：2010－03－31

我是搞男科工作的，门诊患者很多，来自全国各地。感觉目前阳痿患者愈来愈多，心理、代谢、血管、神经等均是重要的原因。如果是肥胖患者，腹部脂肪偏紧或血脂高或面部痤疮多，大便偏干者，我常用大柴胡汤合三子养亲汤，减肥后，患者神清气爽，阳痿紧跟着改善，效果十分好。此外，三子养亲汤降血脂效果很好哦，化痰湿的。

黄煌 发表于：2010－03－31

好经验！谢谢！三子是苏子、白芥子、莱菔子吧？用量多大？

liuh266 发表于：2010－03－31

医生哥哥：精液不化的不育患者是否能用大柴胡汤加三子养亲汤呢？临床有没有用此方？

Anton553 发表于：2010－03－31

医生哥哥，江苏有位徐福松教授，是男科大家，疗效会好吗？他也是吴中医派的。大柴胡汤人属于痰火郁滞型的，但如果是虚人，一时间由于某些诱因出现了火证，使用它也无妨吧，只是不能久服吧？我最近的一例心肾功能不全的虚人夹火案例让我有这样的感觉。

邢斌 发表于：2010－04－01

三子养亲汤治疗高脂血症，赵绍琴教授有此经验，还加冬瓜子、皂角子，好像叫五子涤痰汤。

医生哥哥 发表于：2010－04－01

三子养亲汤是常规用量，我还常用"五子养亲汤"。五子养亲汤是我自己命名的，即苏子、白芥子、莱菔子、决明子、皂角刺，对于肥胖型阳痿效果很好，体重一减，脂肪少了，患者神清气爽，阳痿紧跟着就好啦，千万不能补。

医生哥哥　发表于：2010 - 04 - 01

精液不液化患者，一般不用此方，但可以按照痰湿来处理，要根据症状来辨证，一般常规分为湿热下注、阴虚痰湿等证型。

医生哥哥　发表于：2010 - 04 - 01

徐福松教授是无锡江阴人，不是吴中医派的，他舅舅是我国著名的外科专家许履和教授，徐福松教授就是向他舅舅拜师学习的。许履和教授曾经是南京中医学院（现为南京中医药大学）外科教研室主任。

绿茶　发表于：2010 - 04 - 02

治疗从体质入手，这是我从黄师这里学到的！感觉就像给大树治病，先养树根，树根好了，上面的枝干就郁郁葱葱了！

un - hjyt　发表于：2010 - 04 - 02

受教了，"只要舒服就无所谓耗气"，身体是最聪明的！

Wuxuanx　发表于：2010 - 04 - 05

大柴胡汤在治疗颈椎病方面的应用很多，和葛根汤有时候不好区别，可能是葛根汤偏于强、疼，大柴胡汤偏于炎症的粘连，多见于肩周炎的粘连，古人就有指迷茯苓丸治疗肩凝的！

紫轩发　表于：2010 - 04 - 05

我治疗一女性患者，右下腹疼痛，但又不像肠痈，属于湿热瘀血体质，处方为大柴胡汤合大黄牡丹皮汤。服药 6 小时后，阴道出血少许，随后腹痛立止，整个疗程仅在 8 小时以内。经方之神奇令自己意想不到！

徐樱洮　发表于：2010 - 04 - 08

我正在拜读黄师的著作，今天又学习了。我自己用过四逆散，是肾结石，当时痛得要命，急忙跑到中医院急诊科。医生帮我肌注了曲马多，然后静滴 654 - 2，三个小时没止痛。征得医生同意，用了四逆散加元胡、木香，30 分钟就有感觉了，肚里咕噜咕噜的，好像有什么在移动，不太痛了，一小时后就完全不痛了。谢谢黄师啊，要是我没看他的著作，就不会用四逆散，不会用四逆散就不知患者要痛多久。感谢老师们的辛劳和奉献！各位老师都像黄师一样倾囊相授！多好啊！十世遗风老师和黄师一样出著作就好了。

东方123　发表于：2010 - 04 - 10

　　请问黄老师，CT 示左下肺炎伴支气管扩张，表现为气喘，动则为甚，少咳，痰少而黏，无寒热，无明显的大柴胡汤证，可以用大柴胡汤加减吗？

黄煌　发表于：2010 - 04 - 11

　　大柴胡汤证还不全，要看是否有腹证？

东方123　发表于：2010 - 04 - 14

　　脘腹不硬痛，在 CT 报告出来前曾经用过宣肺、化痰、平喘、健脾、益肾、敛气等方法，但动则气喘无明显改善，有时感觉胸口被什么东西抓紧似的。来诊前曾经在西医内科就诊过，动态心电图正常。

黄煌　发表于：2010 - 04 - 14

　　那用大柴胡汤合桂枝茯苓丸试试。

洹水一家　发表于：2010 - 04 - 15

　　我用大柴胡汤治自己的乳糜尿，效果很好。大多在傍晚或子时尿白米汤样尿，很有规律。不能吃肉，特别是鸡鱼肉，一吃准尿白，尿后腰酸痛。哪天中午特别困，傍晚一定尿白。喝药 2 ~ 3 小时后，就感觉能治我病，很有效。

大柴胡汤合栀子厚朴汤治疗老年肺部感染

黄　煌

发表于：2010 – 08 – 08

美国回来后的第二天早上，我与老家堂姐通话，询问 2 月前患股骨颈骨折的伯母病情。堂姐高兴地告诉我：老人已经可以下床，扶住藤椅走路了。

伯母今年已经 95 岁的高龄了，瘦瘦的，但没有大病，只是有便秘和舌痛，按我的建议，已经服用三黄片多年。她记忆力好，《三字经》还能大段背诵，奥运会之际还写诗。不幸 5 月底倒地骨折，拍片提示股骨颈骨折，也没有住院，就在家躺着。6 月中旬的一天早晨，堂哥打电话来，告诉我老人发高烧，神智也不太清楚。问我如何办是好？当时，我考虑老人肺部感染，一般应该住院，但老人骨折搬动不便，便决定暂不住院，服用中药：柴胡 30g，黄芩 10g，姜半夏 15g，枳壳 30g，白芍 20g，制大黄 10g，厚朴 15g，栀子 15g，连翘 60g，干姜 3g，红枣 15g。嘱取两剂，每剂煎取 600mL，一天内分 3 ~ 4 次服用。

翌日早晨，堂哥来电话说，服药以后，夜半大汗，体温已经下降，尚有几分低烧，稍有咳嗽，但痰不多，嘱继续服用原方。此后，连续三天，体温接近正常，而且大便通畅，神志清楚，食欲恢复。端午节，我专程去老家看望老人。她已能坐藤椅，精神很好，午饭还吃了好几块红烧肉。

用大柴胡汤合栀子厚朴汤治疗老年肺部感染，是我这几年积累的经验。张仲景本用大柴胡汤治疗"按之心下满痛"的宿食病，也治疗"伤寒十余日，热结在里，复往来寒热者"以及"呕不止，心下急，郁郁微烦者"。栀子厚朴汤治疗"心烦腹满，卧起不安"者。"按之心下满痛"，是指医生用手按压上腹部以及两肋下有明显的抵抗感，患者常有胀满感及疼痛感。这一指征不仅在胆囊、胰腺以及上消化道疾病中可见，而且在呼吸道疾病中也常见，特别是肺部感染以及支气管哮喘。此外，两肋下硬满，按之有明显的抵抗感。"郁郁微烦""心烦""卧起不安"是精神症状，许多肺部感染患者多有烦躁、谵妄、意识模糊等。"往来寒热"是发热持续。据此，大柴胡汤和栀子厚朴汤用于肺部感染也有经典的依据。

临床发现，许多肺部感染患者大多伴有胃反流，特别是老年人和昏迷患者。反流常常导致吸入性肺炎，从而导致肺部感染反复难愈。而大柴胡汤是传统的反流抑制剂，所谓的通里攻下，就是这个意思。据我经验，大柴胡汤对反流性胃炎、胰腺炎、胆石症、便秘等均有很好的疗效，所以对老年人来说，控制上消化道的反流，有利于控制肺部感染。当然，也不能将大柴胡汤的抑制反流视为治疗肺部感染的机理。大柴胡汤中的柴胡、黄芩有良好的退热抗炎作用，也不能忽略。栀子除烦，特别对胸中窒闷者最有效果。配合大黄、黄芩可以清解胸膈中的郁热，是我治疗老年肺部感染的常用合方。为何加连翘？连翘也是清热除烦的要药，温病家擅用，治疗热在胸膈，烦热有汗者。据我经验，连翘用于肺部感染发热，量要大，大量连翘与大量柴胡配伍，退热迅速，大多伴有发汗。

Dazuifang　发表于：2010 – 08 – 08

本案中药物服法非常重要。

zbg72　发表于：2010 – 08 – 08

在临床中，确实见到咳喘急性发作时上腹部及两肋下肌紧张。这使我想到胡希恕老用大柴胡汤合桂枝茯苓丸治疗哮喘，真乃英雄所见略同。但黄师讲了所以然。近两天治疗了一例83岁老年男性的肺部感染，间断发热，体温在38℃~40℃之间，咳黄痰，用退热药后，可汗出热退，下午和晚上发热比较多，发热时感觉怕冷，加盖衣被，双足发凉，触之皮温低，精神差。体温降后，精神尚可。小便正常，大便溏，时有滑脱不禁。平时不敢进食凉物，否则腹泻。纳呆，睡眠不实，舌苔薄腻，脉滑弱。无心下抵抗。西医抗感染、止咳化痰已治疗7天，未见效果。方选小柴胡汤合白虎汤、附子理中丸加薏米。药进头煎，患者大泻，遂停后服。但从此以后，患者体温降至正常，病入坦途。希望黄师指点一二，非常感谢！

黄煌　发表于：2010 – 08 – 09

你说的这位老年患者的病情复杂，还要密切观察。是否腹泻导致病愈还很难说，但用小柴胡汤是对证的。

耀辉　发表于：2010 – 08 – 10

这张方子用于某些中风或脑损伤的患者，效果奇佳。

桂枝茯苓丸加大黄牛膝下瘀血如神

黄　煌

发表于：2010 - 08 - 08

桂枝 20g，茯苓 20g，丹皮 15g，赤芍 30g，桃仁 20g，怀牛膝 60g，制大黄 10g。这是我给 X 女士的老父亲所开的处方——桂枝茯苓丸加大黄牛膝。

2 个月前，X 女士告诉我，他父亲胸闷异常，无法行走，恐为时不多，情绪低落，邀我出诊。前往 X 老居室，见其虽已是 90 岁的高龄，但形体依然魁梧，只是脸色黝黑发红，端坐在椅子上，无法行走。诉说胸闷腹胀，观其腹部，硕大如鼓，犹如弥勒佛，按之不痛，但也不柔软。察其两下肢浮肿，按之如泥。大便十分困难，必须依赖开塞露，否则干燥难解。我看是腰腿少腹有瘀血沉积，所以苦腹胀，当用大剂桂枝茯苓丸加大黄牛膝。嘱七剂后联系。

一周后反馈，药后感到舒适，嘱效不更方，再服一月。昨天，X 女士在电话中高兴地告诉我：他老父亲的肚子小了一圈，下肢浮肿也退了，大便顺畅。老人能够每天出来走走，心态好了许多。

桂枝茯苓丸善于消解少腹腰腿瘀血。女人痛经、漏下、闭经、不孕者，男人便秘、腰痛、前列腺增生、下肢浮肿、脚痛等，都可用此方。加大黄、怀牛膝更佳。大黄、桂枝、桃仁，为活血化瘀的经典组合，犹如桃园三结义，能通调血脉，清除淤积。牛膝利腰膝，能通经活血，并治少腹痛。前人所用牛膝能否引药下行还不好说，但牛膝的作用部位在下肢，倒是明显的。而且，牛膝能治大肚子。先前治疗一中年男子，腹大如怀八月胎儿，外号大肚子，用大量牛膝后明显松快缩小。

我常用桂枝茯苓丸加大黄、牛膝治疗各种血栓性疾病。X 老就是下肢静脉血栓可能，如不加治疗，瘀血冲胸，也会酿成大祸。

Ummiku　发表于：2010 - 08 - 09

请问黄老师，牛膝对于现在比较多见的啤酒肚有效吗？

wchg70　发表于：2010 - 08 - 09

谢谢黄师。请问牛膝的用量如何掌握？

医者易也　发表于: 2010 – 08 – 09

　　请问黄师怎样煎服法，大黄是酒制还是醋制？

zbg72　发表于: 2010 – 08 – 09

　　学生愚钝，敢问此例患者的瘀血指征在哪里？少腹部压痛，或下肢的肌肤甲错，还是面色、体型有提示？

飞鱼　发表于: 2010 – 08 – 09

　　本人正在使用该方治疗一腰腿痛、难以直立、便秘的老年患者，等待回复。

月落　发表于: 2010 – 08 – 10

　　请问黄老师，这个用法不用参考脉象吗？

黄煌　发表于: 2010 – 08 – 10

　　回 zbg72 的帖子：面色暗红、少腹硬满、下肢浮肿等均是瘀血指征，当然肌肤如鳞甲就更典型了。

　　回医者易也的帖子：大黄是酒制大黄。

　　回月落的帖子：当然是要摸脉的，脉象提示其心功能好。

　　回 ummiku 的帖子：各人的啤酒肚不一样，可能还不能概用牛膝。

SFDfsakfdc　发表于: 2010 – 08 – 10

　　请问黄教授，为什么没有直接用或合用四味健步汤呢？

黄煌　发表于: 2010 – 08 – 11

　　糖尿病足必合四味健步汤。

Poshan　发表于: 2010 – 08 – 12

　　今天我也有个意外发现：5 天前有个老妇患腰痛，我就用肾着汤原方，没想到腰痛没好，但她感到欣慰的是大肚子好多了（我原来不知道她有大肚子）。

wuxuanx 发表于: 2010 – 08 – 25

　　桂茯牛黄汤的活血化瘀下血的思路是临床一个重要思路! 瘀血重者可加水蛭，犹如在委中刺血一样! 临床体征见少腹硬满、少腹胀、小腹肌肉梆硬，见月经不正常，如痛经、月经期少腹胀伴乳房胀痛、头疼及脾气暴躁等、腰椎病、坐骨神经痛、下肢静脉迂曲、皮肤瘀血、瘀斑、病灶处压疼、沉重、酸胀、麻木、浮肿、痧疹、瘀血、发乌、肌肉条索状等瘀血症状都可以先刺血，再用本方调理!

嘟嘟 发表于: 2010 – 08 – 25

　　不知道这样的处方对于治疗下肢静脉曲张是否有效?

黄煌 发表于: 2010 – 08 – 26

　　桂枝茯苓丸对下肢静脉曲张是有效的，但仅仅是缓解症状，控制发展，要治愈不可能。

Stebzwh 发表于: 2010 – 09 – 01

　　请问黄师，大黄不用生大黄而用酒大黄，酒大黄药性降中有升，是否用生大黄更好? 还是考虑患者年龄偏大，生大黄通下力量过强，有碍患者? 如果是年轻体质较好的患者是否用生大黄呢?

黄煌 2010 – 09 – 05

　　如果大便干结，可以用生大黄的。最近治疗一个产妇，顺产三周后恶露仍为红色血性物，B超显示子宫底有 7.8mm 以及 8.1mm 的强回声光条，医院建议马上清宫。病家畏惧，改服经方桂枝茯苓丸加大黄牛膝，9 月 1 日服药，3 剂血止，5 日复查宫内已经很干净了。

Meddragon 发表于: 2010 – 09 – 05

　　患者已经漏下不止，为何黄师还应用这方呢? 黄师可否说说诊断应用的思路? 有瘀血的体征?

医生哥哥 发表于: 2010 – 10 – 06

　　黄师: 怎么不用川牛膝? 怀牛膝以补肾为主，而川牛膝以活血、引药下行为主啊。

Yuananya　发表于：2010 – 10 – 29

感谢黄师。你的无私让我想起我在医院实习时遇见的那个老先生，他开处方用白大褂遮住不让我们学生看见，要不就写成什么肝1号、肝2号之类的代码。哎——悲哀啊。

jtlzl18　发表于：2011 – 06 – 29

近治一例子宫肌瘤术后患者，长期腰骶、小腹疼痛，下肢沉重者，经用桂枝茯苓丸加大黄牛膝，疗效卓著，患者诉从未如此轻松。

尖一　发表于：2013 – 05 – 02

我临床治一帕金森患者，长期便秘，大量用泻药，现诊断为黑肠病（肠镜）。目前便秘十分严重，需水冲方能下。其面色红润，脾气急躁，舌红苔薄白，脉滑，腹不松不紧，曾用大柴胡汤、济川煎无效，请黄老师及诸位高手指教？先谢了。

黄煌　发表于：2013 – 06 – 13

帕金森病的便秘确实难治，用柴胡加龙骨牡蛎汤加麻黄、厚朴、枳实看看。

甘草泻心汤专治白塞病

黄　煌

发表于：2010 – 10 – 29

　　黄连 3g，黄芩 6g，党参 10g，姜半夏 10g，生甘草 10g，干姜 5g，红枣 15g。水煎，每日 1 剂，分两次服用。这是我不久前给一位白塞病老者的处方。前天，患者来复诊了，他满脸笑容，说这方的效果真好！原来，他口腔、口唇黏膜溃烂已经多年，到处求医，服用养阴清热药无数，但均无效。让他没有想到的是，如此简单的药方服用不过半月，满嘴的溃疡居然奇迹般地消失了！

　　这是一张古方，记载在 1800 年前的《伤寒杂病论》中，方名甘草泻心汤。东汉医学家张仲景将它用于一种名"狐惑"的疾病。狐惑病的主要特征，是咽喉、阴部的溃蚀以及目赤如鸠眼。这种病，就是现代口腔科医生所说的"白塞病"。白塞病也称为白塞综合征（Behcet Syndrome），是一种自身免疫性疾病。典型的临床表现是指复发性口腔溃疡，阴部溃疡和眼色素膜炎的三联征。但此病可累及多个系统、多个器官，如血管、肠道、关节等。白塞病其实是一个内科病，而且与体质密切相关。局部治疗收效甚微，必须整体调节，而甘草泻心汤就是治疗白塞病的一张有效方剂。

　　用甘草泻心汤治疗白塞病的有效病例，我已经有不少。其疗效主要体现在溃疡发作频率以及程度的控制上，根治还不好说。但就是这一点，对于被溃疡痛苦折磨的患者来说，也已经是求之不得了。前面说到的那位老者，经常因为满嘴的溃疡，吃饭不香，说话困难，让他十分痛苦。

　　甘草泻心汤治疗白塞病，一般不需加减，用原方即可。我曾经治疗过一位来自福建的女孩转方多次，其中有加大黄，加连翘、栀子，加肉桂等，但比较下来，还是原方效果最好。这不得不惊叹古人的聪明，不得不敬畏古方的严谨！

　　白塞病是由土耳其皮肤科医师 Behcet 于 1937 年首次报告的，因此医学界也以其姓名命名此病。但我认为，张仲景才是第一个发现白塞病的医生。张仲景不仅有对此病临床特征的记载，更发现了治疗此病的专方——甘草泻心汤。因此，白塞病应该更名为狐惑病或甘草泻心汤综合征。

Sunchao 发表于：2010 - 10 - 29

敬遵黄师教导，坚持原方原量，我临床没有遇见过白塞综合征的，但我在南京跟黄师学过之后，治疗复发性口腔溃疡效果真是蛮好的。如黄师所讲的，确应为其更名为狐惑病或甘草泻心汤综合征。

jtlzl18 发表于：2010 - 10 - 29

不久前治疗了一例复发性口腔溃疡，病情迁延，屡治不效。我予甘草泻心汤原方，五日后复诊，原舌上多处溃疡已趋愈合。只是舌前右侧又起一小溃疡，效不更方又5剂。此患尚在治疗中，与过去的治疗相比，有此疗效，患者已感高兴。

甘草泻心汤确是复发性口腔溃疡的效方！

乡村医生 发表于：2010 - 10 - 29

请问各位老师，"唇炎"能否用甘草泻心汤？

r109 发表于：2010 - 10 - 30

提供两例。

1. 我一好友，三年前肛瘘，我予手术，不料抗生素过敏，口腔及前后阴肿痛破溃，遂内服外洗加输液，辛苦两个月才出院。今年又发肛瘘，术后不用抗生素，不料对维生素C也过敏，且破溃肿胀更甚，惨不忍睹。用甘草泻心汤一周即痊愈出院。

2. 一病友，两足外伤后患慢性骨髓炎，七八年间在我处陆续截去九趾。去年六月又发加重，脓臭不堪，提议截去足掌，因惧怕未行。聊以阳和汤一试（麻黄未减去），不料喜出望外，两周收口，摄片大好，至今未发。

Jingfang 发表于：2010 - 11 - 01

确实如黄师所言，原方原量应用效果好，不要自以为是地乱加减，否则反而降低疗效。

医生哥哥 发表于：2010 - 11 - 08

r109 的帖子：那是"固定性药疹"，停用药物一周后，我保证病自动好。

dream305 发表于：2010 - 11 - 09

本方在《金匮要略》里就是治疗阴阳毒的方子，照岳美中老的意

主题之一 ⊙ 我的经方医学

见，将《金匮要略》里的方子当做专病专方来研究。这个方子，刘渡舟老也常用作狐惑的治疗。

Chxwyf　发表于：2010－11－16

　　就在前几天，一朋友因为工作忙而经常熬夜，致牙龈肿痛。服黄连上清丸等"消炎药"多日无效，且有疼痛加重之势，痛苦不堪……刚好我到他们家有事，观其舌，舌淡苔白厚略腻，牙龈肿痛处基本显示白色，口腔内有溃破疼痛的感觉，于是给他开了一个方子，其实就是甘草泻心汤：生甘草15g，半夏10g，黄芩10g，黄连5g，党参10g，生姜4片，大枣8个，2剂。昨天在QQ上告诉我，牙龈不肿了，也不疼了。此外，这个药既好喝，效果还相当好。这算是我治疗的一个小小医案吧，第一次用这个方子，感觉很好，愿与大家分享！

r109　发表于：2010－11－16

　　此例可自愈，但一周内不现实，你保证不了。我用中药的目的是促使尽早愈合。

新疆1　发表于：2010－11－16

　　多提一思路，如体质是甘草体质，有心悸、口腔溃疡症状者，用炙甘草汤效佳。

医生哥哥　发表于：2010－11－17

　　请问r109：

　　（1）在临床上固定性药疹的重要特点是外生殖器、口唇等部位出现溃疡，再次用同样药物会复发。

　　（2）任何抗生素对某些特殊体质的人都可以出现固定性药疹，而不仅仅是磺胺、解热镇痛药，如安乃近、阿司匹林、速效感冒胶囊等。

　　（3）停用药物一周后完全可以康复。

　　此外，不可否认你提供的临床经验是好的，我则是提出个人看法。

　　再就是我在做博士研究期间，在中国科学研究院南京皮肤病研究所学习了半年，看到很多这样的患者。临床上我也经常遇见这样的患者。当然，也有一些人在一周内就是用药物治疗也是不能康复的。

syfsyf1974　发表于：2010 – 11 – 17

　　前两天的一例口腔、阴部溃疡患者（眼部无症状），用甘草泻心汤无效，后仿朱良春法：土茯苓 30g，百合 30g，乌梅 10g，生甘草 20g，藿香 10g，栀子 10g，石膏 20g，防风 10g，蒲公英 20g，竹叶 10g，黄连 10g。吴茱萸、生山栀研粉，晚间外敷两足心涌泉穴，6 剂而愈。所以，甘草泻心汤对白塞病不是万能的。

柴胡加龙骨牡蛎汤也可调经

黄　煌

发表于：2010 – 10 – 31

　　L 女生的月经已经连续 3 个月以上正常来潮，而且经期也基本正常了。这让我高兴。她大学三年级，今年春节后因闭经 3 个月来求方。她初潮以后月经周期紊乱，4 年前开始服用性激素调控月经，先后服用过苯甲酸雌二醇、补佳乐、黄体酮、妈富隆、醋酸甲羟孕酮片等药。服药期间，月经能来，但周期依然不规则，后来发展为经量减少，2009 年 11 月以后月经停止，体重 3 月内上升 4kg。

　　她身材高挑，皮肤白皙，文静寡言。除疲劳感外，余无所苦。那天是晚上，灯光下面色显得苍白，眼睑似有浮肿，时有腹泻，初断为湿，我先用五苓散合麻黄、牛膝半月，告我药后尿量增加，但月经无动静。我急于催经，转方便用葛根汤加当归芍药散，药进三周，月经依然不至。

　　再诊时，我陷入了沉思。形体不憔悴，皮肤不干燥，腿上无多毛，脸上白净无痤疮，为何月经不调？其中必有隐情。我开始和她细聊，言谈之中，发觉她的语速偏缓，表情比较淡漠，眼长神冷，是柴胡体质无疑；询得容易疲劳，睡眠不好，不易入睡且多梦，食欲也不佳，时有腹胀，是神伤气滞的迹象。缘由何在？再细聊得知，她初高中阶段因父亲工作调动而不得不频繁转学，身为高干子女，在新的环境下压力甚大；入大学以后，身为党员学生干部，严格自律，宣泄不足，压力与日俱增。原来她的月经不调与情怀不畅有关！我对用方思路做了大调整，使用了善于调神解郁的柴胡加龙骨牡蛎汤，并加枳壳、厚朴以理气除胀，加川芎以活血。此方服用半月后，先是白带增多，继而月经来潮。此后，原方续服，观察 4 个月后，月经按月来潮，人变瘦了，神情也活泼许多。

　　柴胡加龙骨牡蛎汤也可调经，这是我从 L 女生调经案中获得的心得。

SFDfsakfdc　　发表于：2010 – 11 – 01

　　若对病对体对证的确精准，方方药药皆是调经方，方方药药皆是减肥方……真真有鸟飞鱼跃活泼泼之妙！

Sunchao　　发表于：2010 – 11 – 01

　　从此案可以看出，黄师辨证选方之深奥，经方使用的妙处之所在。我心里也隐约有些不小的感受，临证的时候不能只局限在本身主观症状。我最近治疗了一位23岁男性患者，他反复咳嗽2年了，各种化验检查均未提示有异常病变，中西医治疗均未间断过。患者除了晨起和睡前咳嗽严重外，其他时间均好，精神状态、饮食都无异常。我按黄师体质辨证也找不出切入点，想起在黄师门诊看病抄方的过程，想起黄师的话。看到这个患者一直皱眉，而且眉头间皱成一个"川"字，其中必有隐情，问其原因，是为失恋造成。遂用黄师的除烦汤加排痰散10剂，大见功效。现在隔日1剂，仍在服药中，谢谢黄师无私的教诲与指导。

long1438　发表于：2010－11－01

皮肤白，不干燥，身材高，很容易就认为是桂枝体质，有时候还蛮难判断的。

Zyyczlsp　发表于：2010－11－01

我用本方治疗了几个月经先期的患者，效果也比较好。当时患者10余天或者20天左右月经即来潮，前医用了好多调经方，有辨证的、有周期疗法的，但都没效果。转到我这里，我就从调体入手，整体治疗，当月见效。

最近我一直思考一个问题，原来我们妇科讲究月经的四期阴阳变化、心肾子宫轴，但为何有时临床效果不理想，尤其在多囊卵巢综合征的治疗上。跟随黄老师学习后，遇到常规方法不行时，一定要从调体入手，辨体与辨证、辨病结合一起。

新疆1　发表于：2010－11－02

黄师体质辨证救了我父亲。我父亲患急性气管炎、前壁心肌梗死收住入院。入院时咳嗽气短不能平卧，卧则气短咳嗽甚，睡眠2小时。无浮肿，精神尚可。七天后出现脸肿，双下肢浮肿、全心衰竭，医生说转上级医院。父亲要求用我中药。体瘦，桂枝舌，杏仁证，小便少，大便正常，纳呆，因病急想给黄师打电话但又怕其忙，所以给黄师高徒黄波求方：真武汤加肉桂、桂枝茯苓类加龙牡、桂枝茯苓丸加杏仁当归红花三方让我自己选择。通过问诊有气上冲，脐旁有压疼，故选桂枝茯苓丸加杏仁当归红花汤。茯苓30g，桂枝15g，桃仁10g，赤芍15g，丹皮15g，杏仁10g，当归10g，红花10g，葶苈子10g。1剂能平卧，2剂无咳嗽，3剂浮肿全消而出院。现在家服中药，病情平稳。心情激动，写出此方献给黄师及黄波。

Zhaowenhua　发表于：2010 – 11 – 02

调体让我们在临床上多一条光明大道。

爱山　发表于：2010 – 11 – 07

感受：患者是有生命的人。黄师语春雨润如酥，读后心里舒坦。

竹根　发表于：2010 – 11 – 10

读黄师医案感觉特畅快，如长者执手循循善诱，真是一种享受！

jtlzl18　发表于：2010 – 12 – 21

黄师手到病除的医术，不仅是"术"，更是一种深厚的文化，是黄师对生命的无限关爱。只有对患者无微不至的体察，方能准确辨证和用方，这是我们学习的榜样！

荆芥连翘汤调体能助孕

黄 煌

发表于：2010 – 11 –07

她是和妈妈一起来的，一定要让我摸摸脉。其实，月经50多天没来，两次试纸测试已经是阳性，基础体温在37℃以上，但她还不敢相信自己真的怀孕了。当我肯定地告诉她是怀孕时，她哭了，那是激动的眼泪，是幸福的眼泪。

她结婚两年，一直没有怀孕。体检时，发现有比较严重的阴道炎、宫颈糜烂。她也努力治疗了，症状减轻了，但怀孕一直没有成功。她焦虑，她失眠，她陷入深深的痛苦之中。

她其实很健康。白里透红的皮肤，红润的嘴唇，乌黑油亮的头发，只是那焦虑不安的神情、急速的语气显示其内心的不安。我问她的月经，为正常来潮；问她的带下，为较多、色黄；看她的咽喉，为充血。显然，她是热性体质。

我给她用的是荆芥连翘汤原方，当然还有心理疏导。我说，生孩子的事是天道，不可强求，当顺其自然。当她抬起头，含着泪眼问我她能不能生育时，我说："能生！"我的回答十分干脆。

荆芥连翘汤是日本汉方流派一贯堂的经验方。此方多用来调理年轻人的体质，这种体质，他们称之为腺病体质，也就是容易淋巴结肿大，容易扁桃体发炎，容易有痤疮及毛囊炎，容易眼睛红，容易流黄涕的体质。我临床多用于年轻人的痤疮、女青年的生殖道炎症，特别是对于面部油亮、咽喉充血者，效果最好。月经正常但总不能怀孕的青年女性服用荆芥连翘汤后，常常能如愿以偿。

荆芥连翘汤虽不是经典方，但其配伍严谨，基本结构可以看做是四逆散与黄连解毒汤、四物汤等的合方。由于疗效明确，方证实在，此方虽出于后世，但也不可忽视其临床价值。

咖啡猫猫　发表于：2010 – 11 –07

此案的成功给我们一个很好的启示：治疗不孕并非只是盯着补肾、温阳、补血等不放的，辨体施方、改善体质，定能水到渠成！

李小荣　发表于：2010 – 11 –07

昨天下午，一对外地打工的夫妇来致和堂，带来一个精致漂亮、缠绕彩纸的大果篮，因为女方现在已怀孕5个多月了。男方精子质量低下、女方内分泌失调，男用柴苓汤，女用四逆归芍散，不出三月即经停观察。2个月前，一个曾服用3瓶温经膏的病友发来短信报喜，剖腹产下"小王子"。还得感谢西强，是他去年帮我到南京传统中医门诊买的温经膏……

经方这道光 发表于：2010－11－07

　　黄老师多次跟我说中医其实很简单，我权当作对我的鼓励。但看黄老师的文章，各位经方医生的医案，加上我自己的亲身实践，发现若是识得体质，辨得方证，中医真的不是那么玄的，普通经方的疗效就真的能超越想象！

虔心问道 发表于：2010－11－08

　　老师临诊的大局观是耳濡目染者最为印象深刻并镌刻心田的，以人为本，以体质为抓手，这个技法鞭辟入里，直指核心。不绕弯，不玄虚，扬弃诸多不切实用的路数，从体质展开去，形成独具特色、行之大效的技术体系。

Huangmujun 发表于：2010－11－23

　　去年我们的一位同事电话问我，她有个患者，全身过敏，出了好多红疹，热、痒。我马上想起了荆芥连翘汤，我告知了她处方，给患者服药后，当天就大好，几天就痊愈了。

jtlzl18 发表于：2010－12－26

　　荆芥连翘汤确是一张大有用处的方子。其功能散风理气，和血泻火解毒。适用于以红、肿、热、痛为特征的头面部的炎性疾病及热性体质的调理。用本方调体助孕，别开生面！

牙周脓肿与甘草麻黄汤

黄　煌

发表于：2010 – 12 – 13

上周，我的牙周脓肿又发作了，连续两天服用附子理中丸。上周三开始，右边的下磨牙龈漫肿无头，疼痛绵绵遍及左侧头部，牙齿浮出，说话不小心咬到便痛得钻心，右腮肿，本来不白的脸变得暗红。周四晚上又逢喜事，喝点茅台酒，回家便更觉疲惫。我冲了点葛根汤颗粒便上床睡觉，但右侧面部无法着枕，两小时后身上依然滴汗全无。我想这不行，必须发汗！便起身，抓生麻黄一把，生甘草一撮，放铁锅内，嘱咐家人翻炒几下，然后放水煎煮数沸后递我。药液麻、涩嘴，我只喝两口。因牙痛齿浮，晚饭没吃啥，又进食热粥一碗，便盖被躺下。不久，心率加快，心搏颇强，脉约近百，迷迷糊糊睡去。至半夜，浑身出汗如水，衣被尽湿，但让我高兴的是，牙痛也大好，只是无睡意，直到凌晨方小睡片刻。晨起精神好，但见右腮肿依然，不过讲话和吃饭已经无大碍，去北京开会和在海口讲课均顺利。

我用的是中医外科的温散法，方用经方甘草麻黄汤。甘草麻黄汤方载《金匮要略》，药仅麻黄、甘草两味，治疗浮肿无汗者。后世用麻黄、甘草炒至微黄，研为细末，每服三钱，用水盅半，锅内滚一大沸，温服后盖被，不使透风，汗出为度。可治疗诸风寒感冒头痛，疔疮初起，风痹不仁，手足麻木，皮肤癣等。因起效甚捷，方名走马通圣汤。牙周脓肿，在我身上是属于阴疽之类，用清热泻火往往无效。我服用过黄连上清丸，腹痛便溏，人反而不舒服。用附子理中丸则腹内温暖，全身舒服。不过，牙周脓肿光温中不够，还需要温散，麻黄不可少。甘草麻黄汤发汗甚灵，我的亲身试验可以见得。发汗是现象，温散是实质。发汗的背后，有全身机能的振奋，有头面部血液循环的加速，这些都有利于深部感染的控制和吸收。外科著名的治疗阴疽的阳和汤，就是这种思路。

奇难杂病　发表于：2010 – 12 – 13

有一民间牙痛古方就是甘草麻黄汤加大黄、薄荷。

槐杏　发表于：2010 – 12 – 14

放血和发汗，法不同理同。用消毒后的针灸针刺破患处，疏散气血，亦是一种简便有效的方法，还可选合谷、曲池、下关等阳明经穴配合治疗。牙周脓肿，无非毒结，虽有阴阳之别，必以散，以有去路为要，是以局部针刺放血，疗效最捷。本人亦有此疾，都以此法治疗。

rst39583　发表于：2010 – 12 – 14

请问各位高手，此方可治上门牙根尖炎脓肿吗？

Creek　发表于：2010 – 12 – 14

赫兹年轻时就得牙龈脓肿，一直未能根治，37 岁就辞世了。

guilian　发表于：2010 – 12 – 17

我处流传一方：升麻、麻黄、细辛、甘草、石膏，疗牙痛效如神。黄先生如用此方，好得更快。

神农派　发表于：2010 – 12 – 20

上次也是牙周肿胀，先用附子理中汤，后用三黄泻心汤，都无大效。细想温的、寒的都不行，那就来个寒温相合的大黄附子细辛汤吧，结果一剂见大效……

Dazuifang　发表于：2010 – 12 – 20

曾见一中医师疗其爱人牙周脓肿，因患者本人为西医，遵口腔科医师使用抗生素点滴 3 天无效，后劝用中药治疗，即用上方。不过方中不用麻黄，而是用白芷，一剂大效。说明方中细辛、石膏配伍疗实火牙痛，止痛效佳。

Andrea　发表于：2010 – 12 – 27

我常牙痛，但并不剧烈，只是在晨起用凉水刷牙或漱口时会有明显牙痛，与自己脾胃寒凉有明显关系，服柴胡桂枝干姜汤治脾寒缓解后显著好转。此外，还有老年人齿龈不红不肿之牙痛，用金匮肾气丸好转。所以有表证时，须散表，有时温里即可有效。

王胜　发表于：2010 – 12 – 27

按照仝小林教授的说法，文中所描述服用麻黄后的身体状态即进入了"麻黄化"。

中药治病常有"一剂知，二剂已"或者"覆杯而愈"的美谈，对外感病的治疗尤其如此。但一些患者在服用麻黄类方，如葛根汤、小青龙汤的时候，常常需要反复服用、冲击，才能推动机体逐步达到麻黄化状态，达到最终治疗效果。反复服用药物就是在积蓄势能，最终在人体内部构筑一道防御之盾，亦如同高高举起蓄势待发的利剑，可消灭全身各个部位的病原体，如细菌、病毒、真菌，其部位大到气管、肺部，小到脚趾之间的黏膜、牙龈。所以有的患者在服用麻黄剂进入麻黄化状态以后，居然发现自己缠绵多年的脚癣明显好转，这真是意外的收获。

这就是麻黄化的力量，也是经方的力量。它的治疗是全身性的，杀灭病原体是广谱性的。

Zhangyd 发表于：2010－12－27

比这个方子更烈的一个经方是麻黄醇酒汤。黄教授的甘草麻黄汤在茅台酒后服用的，是不是和这个暗合呢？

感谢感冒

黄　煌

发表于：2010 – 10 –07

　　很久没有发热了，这次居然连续发热三天，而且是在我出国前后这段最忙的时候。9 月下旬的南京，秋雨淅沥，气温下降十余度，我先是感觉烦热，穿着短袖，然后开始流清鼻涕，如水，整整流一天。以后是连续三天的发热，头昏头痛，无法思考，特别是在赴澳的航班上，浑身不适，食欲不振，心率一直在 110 以上。到布里斯班后的第二天，是先前服用的三袋葛根汤的作用，也是连续一天一夜的睡觉休息，体力恢复，浑身出汗如洗，脉方静，身方凉。发过烧的身体特别轻松，虽然鼻孔周围疱疹满布，虽然咳嗽有痰，但毕竟是病的余氛，接连四天的讲学，我依然精神抖擞。

　　人是需要感冒发热的，特别是发热后的全身透汗，更是有利于疏通表气，活跃气血。回想起来，近一月来，背部皮肤瘙痒干燥，面部如有蜘蛛丝，牙周时有肿痛，这都表示机体早就在积聚能量，等待发泄了。这场感冒，给了机体调整的一次好时机。感冒后的透汗，犹如夏天闷热异常以后的一次滂沱大雨，给人以清凉；也如农夫给板结的土壤松土和锄草，可以让禾苗茁壮成长。我发现，许多肿瘤患者，大多多年不发热，也很少感冒。我也发现，许多感冒发热后的孩子，往往食欲大增，个头猛长。

　　我感谢感冒，庆幸发热，更为能得透汗而高兴。

晓君　发表于：2010 – 10 –07

　　发烧是良药！

槐杏　发表于：2010 – 10 –07

　　是黄老师体质好，浑身汗透，能得脉静身凉。换个体质差的，恐怕就不是这么个结果了吧。

Ldylzl　发表于：2010 – 10 –07

　　好一个黄师，好一个经方痴，把感冒也调侃一番，足见老师心态平和，乃长寿之本也。

王晓军　发表于：2010 – 10 – 07

我敬仰黄师的文章，更加敬仰黄师对待疾病的态度是乐观、是一分为二地看问题，令人明白：要勇敢地去承受痛苦。从某个角度说，是为了迎接快乐的到来乃至感知和体验经方的魅力，这是睿智，也是一种情怀，更是黄师长期运用经方在不知不觉之中养成的透过现象而直达问题本真的一种思维方式和思辨方法，这也正是我们需要认真学习的地方！

Shengping　发表于：2010 – 10 – 07

我发现体质弱的老年人感冒是一场灾难。

一得堂主　发表于：2010 – 10 – 08

一部新机器从没出过问题，一旦坏了就不用修了。所以有经验的售后服务人员都说，机器最好开始用的时候能出点小问题。

人也一样，不光是感冒，偶尔生些小病也是好的，如腹泻、疖肿甚至脚气，都是邪气的出路。

Sbqq　发表于：06 – 06

葛根汤真是一个好方呀！前几天因为在外面吃坏了东西，回家又吹了风，受了凉。第二天一早就腹泻，中午开始就浑身疼，手都抬不起来，而且总是有点想吐。直觉告诉我就是葛根加半夏汤证，于是就让老公买药，回家熬。晚上脉搏跳的也很快，喝完半剂后，体温还有38℃。三小时后，喝完剩下的药液就开始汗出。第二天诸症皆失。说实话，我不是学中医的，我也不能解释，可是《伤寒论》中的条文背熟了之后，有的时候就是会有一点感觉。其实回家前带好了一片泰诺和二片止吐的胃复安，以备不时之需。可是心里就是想用经方，学以致用的感觉真好。

膏方热的冷思考

黄　煌

发表于：2010 – 11 – 07

今天立冬，是我国民间冬令进补服膏方的时节了。这几年，膏方很热，逐渐从江南波及全国，大有波澜壮阔之势。膏方热了，但我们的头脑要冷。

冬令服用膏方调养，本来是江南地区人们的一种生活经验和生活方式。找个名中医，对体配方，将许多具有滋阴养血的药物经反复煎熬浓缩，融入阿胶、龟板胶、鹿角胶等胶类药物，调入冰糖、蜂蜜、饴糖等辅料，使得药液变得浓稠如膏，每天早晚冲服，不用每日煎煮之烦劳，方便可口。对于体质虚弱羸瘦，需要每日调养的虚劳慢病患者来说，这种剂型确实有其优势。

但现在不是所有的人都适用膏方的，也不是膏方越大，补益药越多，价格越贵，效果就越好的。

膏方是药，凡药三分毒。中医用药，贵在对证。药证相对，虽是大黄、芒硝，也是良药；药不对证，就是人参、鹿茸，也是毒药。对证，关键是对人，人有寒热虚实之别，体有郁瘀痰湿之分。胡乱用药，服后就会出现不良反应。

膏方不一定用贵重药。就如菜肴，未必是鱼翅、鲍鱼才是美食，家常菜味道亲切更香醇，而且养胃。所以，常用的食物中药，如红枣桂圆、核桃芝麻、蜂蜜饴糖，寻常食品最补人。

膏方也未必是大方。薯蓣丸可以熬膏，炙甘草汤可以熬膏，二至丸也可以改丸为膏，芍药甘草汤加上饴糖熬成的膏滋味道不错，而且疗效甚佳，价格还便宜。

膏方是一种制剂，补益方可以熬膏，驱邪方也可熬膏。比如黄连阿胶汤熬膏，就可以用来治疗月经过多淋漓者。用生地黄、人参的琼玉膏可以用来治疗吐血不止，被徐灵胎先生称之为"治血证第一效方"。还有大家熟悉的川贝枇杷膏、龟苓膏、十全大补膏，都是这种剂型。

膏方也未必冬令可用，夏天也可使用。古代没有冰箱，夏天无法保存膏滋，也就只能在冬天推行了。所以，冬令进补服膏方的方式也大可不必迷信。

现在，膏方热得烫人，但开膏方一定要谨慎，对适用群体的选择一定要严格。滥用膏方，不仅不能起到治病调体的效果，而且还会浪费宝贵的中药资源，更会挫伤对中医中药寄予热切期望的民众。说不定，方舟子先生又会就此为题发几篇批判中医中药的文章了。

Skw 发表于: 2010 – 11 – 07

如果膏方不贵的话，不知道有没有那么多医生开?

丁香 发表于: 2010 – 11 – 07

膏方——中医的挽歌。

Zure 发表于: 2010 – 11 – 08

"补"，成了一种文化了……吃膏方也是追求这种心理的满足吧?

xiaozheng 发表于: 2010 – 11 – 08

记不得哪位医家先人说: (无病呻吟者) 虚则补，补则堵，堵则虚，虚则补，补则堵，堵则虚，虚再补……

什么时候补齐了，生命也到尽头。不过还有说辞，命该如此。就是呜呼了，心理很满足，也算补家一大功绩。

医学生 发表于: 2010 – 11 – 11

"治未病"这个理念一定程度上导致了膏方热。

顾志君 发表于: 2010 – 11 – 11

深入研究一下，用多了就知道它有无存在的必要，我往日在北京从未接触过膏方，回沪以后经过学习发现，膏方确实有使用的必要，但要冲着患者的实际情况去，不能胡乱蛮补。我已经开过将近1000张膏方了，收到大量的反馈，大多数还是很好的。我个人认为，膏方这个问题只能由临床经常使用膏方的医生来讨论，因为没有经常使用的人是无法体会的。

十世遗风 发表于: 2010 – 11 – 11

呵呵，我不喜欢开膏方，一个膏方想半天，一天开三张方很好了。

我自觉开膏方没有经济价值，吃了我的膏方，身体好得很，没病了，呵呵，我没有生意了。

上海邢斌老师，无锡小荣，还有我，都觉得开膏方治疗鼻炎神效，看来膏方治疗鼻炎可以做专题。

顾志君　发表于：2010 – 11 – 11

　　说的是，我今天就有一个女患者和我说，去年吃了我的膏方后一年来没生病，连感冒都没有一次，开心得很，她父亲、母亲、姐姐都在我这里开膏方，今年都来了反馈。体力各方面都比去年明显好，说得我都心动，也想吃点调理一下，只是这一好，我就将近一年没见他们了。不过我在公家单位，患者多少与我经济利益无关，我和您目前立场不同，思路各异，呵呵。

un – hjyt　发表于：2010 – 11 – 30

　　到医院看看吧：现在的患者基本都是吃出来的，营养过剩，没有一个是饿出来的毛病啊！

汤一笑　发表于：2010 – 11 – 30

　　也算是一种复古行为吧。近来在琢磨《五十二病方》，发现秦汉时代的药方中就有很多加入胶或膏同煮的情况，不知当时的胶是专门的药物，还是一种常见食物类的东西或是一种黏结物或其他东西的黏结剂，也搞不清楚当时的胶是专门特意制作的还是烹制食物的副产品。

红枣的回忆

黄 煌

发表于：2010 - 11 - 19

　　我喜欢吃红枣。红枣的甜，清爽，不腻嘴，而且有特殊的香味。春节的糯米团，我喜欢枣泥馅的；夏天的粽子，我要红枣豆沙；秋天外婆烧的百合红枣羹，百合嫩白，红枣滚圆，我专挑红枣吃。小时候吃的糕点，凡有枣泥的，都是爱吃的。老家有土特产马蹄酥，用面粉油酥，里面嵌有甜甜的枣泥豆沙，表面洒着芝麻，香甜可口；老家方桥有家饭店，早晨专卖一种叫枣泥方糕的食品，用半干的米粉，在木制的模子里压得方方正正，然后放大锅上蒸熟，里面是一坨甜甜的枣泥。小时候常经过那里，看着那热腾腾、白乎乎的方糕，常常发呆。还有，就是苏州枣泥麻饼。有次父亲出差带回一纸桶，那满是白芝麻的小圆饼，里面是满满的枣泥，掰开后可以看到半透明的红枣丝，一吃就上瘾了，以至现在去苏州，总忍不住要买桶那香甜的苏州特产。

　　小时候，家里不富裕，红枣也不容易吃到，倒是外婆那里，经常有些红枣干或黑枣，那是人家送给她的补品。每次去外婆家，一进那大宅门，外婆就会拉我到她的房间，从那老式木床里面的罐子里，抓几个枣放我手中。那红枣好吃，黑枣也不错。黑枣是红枣蒸熟后熏制而成，有点烟味，有嚼头，甜得有余味。

　　红枣是我国土生土长的果实，也是一味传统的药物，《伤寒论》《金匮要略》中用枣的方很多，经方中多称为大枣。大枣具有养胃补中理虚的功效，张仲景多用于调理虚劳病或经过汗吐下后的患者。比如治疗虚劳的薯蓣丸，方用大枣百枚；治疗心动悸，脉结代的炙甘草汤，大枣用30枚；治疗妇人脏躁的甘麦大枣汤，也取大枣与甘草的甘甜缓急。治疗老年人肢体麻木的黄芪桂枝五物汤，取红枣与生姜、黄芪、桂枝、芍药配合，能补气血，壮筋骨。还有桂枝汤、小柴胡汤、半夏泻心汤，都用大枣，大枣与诸药相配，既能和胃健脾，还能矫味。特别是具有峻下逐水的十枣汤，将有毒药物的粉末入大枣中煎煮，可以防伤脾胃。用大枣，可以让人有力气，可以安神养血，可以健胃，可以增加食欲，其虽是平贱之品，却有不寻常的功效。红枣是中国老百姓日常保健品，也是中医不可或缺的良药。

　　我国地大物博，各地多有枣树，但好枣多出在北方。记得研究生毕业后，河北同学吴兄让人捎来一纸箱，那是正宗的天津小枣，别看它个小，

主题之一 ⊙ 我的经方医学

67

但皮薄肉极甜，而且核小，煮熟的小枣，滚圆，入口皮即脱出，枣汤更是甘甜爽口。后来学生朋友们知道我爱吃枣，便经常给我带家乡的枣，河南的、山东的、河北的、山西的，还有新疆的。我吃过的质量最好的是新疆红枣，个大，如小苹果，肉厚味极甜，但不知何地出产。后来，朋友听说我爱吃新疆红枣，便托人捎来两盒，名若羌红枣，虽没有原先那种个大，但皮薄，色红亮，肉多，味也甜，生吃味道尤其好。还有，是山西的壶枣，形状如茶壶，上小下大，肉质口感不在新疆红枣之下。河南的骏枣，也是个大而长，价格极贵，没几个，上百元，不过，也好吃。最近去山东枣庄，又馋枣，但品尝了号称该地的特级长红枣，感觉质量一般，甜度好，但肉质薄，皮也厚，嚼一颗，碎皮吐半天。倒是有位河北朋友送来的自家种的枣，个不大不小，皮虽皱巴巴的，但煮熟后味道很甜，很实在。

　　红枣的吃法很多，一是干嚼，此时枣的味道最浓，但需要选择肉质厚皮薄的好枣。而且不可多吃，特别是吃枣不吐皮，容易胀气和腹泻。二是煮食，红枣经水一煮，常常满屋飘香，一般不需久煮，待枣皮饱满，就可以熄火。红枣常与其他食物共煮，如生姜红枣汤，甘甜微辛，能健胃驱寒。红枣桂圆汤，补气养血，能治疗心悸。红枣百合羹，能润肺安神。红枣莲子羹，能健脾养心。还有红枣煮熟后溶入阿胶，能止血补血，最适用于女子月经过多导致的贫血。红枣与红参同煮，可用于肿瘤化疗中的养生茶。红枣与黄芪同煮，可以治疗黄胖人的多汗。红枣与甘草同煮，待水煮干，但食枣，可以作为瘦弱的神经症患者的日常调养剂。清代无锡名医王旭高，治疗小儿消化不良，用六君子汤研粉，纳入红枣之中，煎煮后让孩子吃枣喝汤，称之为药枣。现在有人介绍将红枣与红豆、红皮花生等煮食，说能补血，取色红入血之意。三是取枣泥，即红枣煮烂后去皮核，可以做各种甜点。现在花样更多，如饭店有红枣与黑米、核桃等打汁，作为饮料，颇受食客欢迎。更有红枣果汁、红枣糖等。

　　红枣固然是传统保健干果，但含糖量高，药性甘温。若血糖居高不下之人、满面红光大腹便便之人、经常腹胀腹痛之人、经常牙龈肿痛之人、咽痛舌红出血之人，就不能多吃红枣了。我的血糖也不低，但有时面对红红的大枣，就是挡不住那甘甜的诱惑，因为它给我的是一种温暖的回忆。

Creek　　发表于：2010－11－19

　　我烧粥放八九粒，每人二三粒，我瘦，先生胖，他的那份我吃。

十世遗风　　发表于：2010－11－19

　　无锡枣泥方糕还有，现在是无锡王兴记非物质文化遗产了，下次请黄师和师母吃。

何运强　发表于：2010 – 11 – 19

沧州是金丝小枣的故乡！每年秋季，金凤摇曳之时，那沧桑的古树枝上就挂满了玛瑙般鲜红而晶莹的小枣，方圆几百里煞是好看！非常渴望等小枣成熟时，陪同老师共步枣林，去欣赏那道迷人而甘甜的风景！枣是一种精神，就如我们酷爱的经方，朴素而丰富，广博而清香！

泓澄　发表于：2010 – 11 – 19

"一日三颗枣，一辈子不显老"。喜欢拿新疆和田枣、山西骏枣当零食吃；天津金丝小枣炖着吃；河南新郑枣核太大，但"好想你"的枣片做成口香糖的样子，好带好吃好玩。最爱苏州东山白蒲枣、三山马眼枣，一采下就急不可待地往嘴里塞，鲜甜脆，爽口，好吃，想想都流口水。

Freshman　发表于：2010 – 11 – 20

我现在每天吃 4 颗枣，山西的枣，我喜欢一下蒸一碗出来，每天吃几个，很甜。

芳草　发表于：2010 – 11 – 22

好枣很难碰到，我会买最普通的小红枣，6 ~ 8 元一斤的，皮完整，没有破，没有黑斑，先用开水煮两遍，再蒸一下吃，就很甜，味正。这个法子还是看张锡纯的书里学到的。

橘龙　发表于：2011 – 03 – 13

1. 红枣可以促进细胞的新陈代谢，还含有黄酮和葡萄糖，可以起到镇静安眠的作用，在补充营养的同时还有利于睡眠。其功效是补血养血，帮助睡眠，延年益寿，预防疾病。通常煮粥时可以放一些枣，也可以用红枣泡茶。

2. 红枣 5 ~ 10 颗，枸杞子 10 ~ 20g。红枣洗干净切成条，枸杞子洗净去核，用开水冲泡。如果喜欢吃甜的，可以放些红糖，这样补血作用更好。此外，如果怕上火，可以加点菊花。菊花凉性，一热一凉就平和了，不会出现上火的症状。

3. 双红补血粥：红薯 500g，红枣 10g，红糖适量，清水 2000mL。一起下锅煮开，红薯熟后才下红糖，喜欢吃南瓜的也可以把红薯换成南瓜。

4. 黑糯米补血粥：黑糯米、桂圆、红枣、山药。方法：煮粥。桂圆虽然可以补血气，促进血液循环，但因为不易消化，每次七八个就可以。

5. 祛斑粥：生薏苡仁 10g，芡实 10g，莲子 15g，生山药 30g，白扁豆 10g，赤小豆 15g，红枣 10 枚，粳米 200g。除粳米外，加水适量，煎煮 40 分钟，再放粳米同煮，煮粥至熟后，加适量冰糖调味，早晚各吃一小碗，功效祛斑，久服效果甚佳。

《朱莘农医案》序言

黄 煌

发表于：2010 - 02 - 23

  继《朱少鸿医案》编辑出版以后，陈正平先生等又收集编辑了《朱莘农医案》。这是朱氏伤寒派学术经验整理工作的一大成果，可喜可贺！

  朱氏伤寒派是近代锡澄地区的中医流派之一，其最大特色是强调体质辨证，擅用桂枝类方，以治疗"夹阴伤寒"名世。朱家两兄弟中，朱少鸿先生的医学稳重平正，朱莘农先生奇峰突起，其对夹阴伤寒治疗的经验尤为丰富。从医案可见，朱莘农先生或用麻黄附子细辛汤温经散寒，或用桂枝汤扶阳固表，或用桂枝加桂汤、桂甘龙牡汤平冲救逆，或用五苓散通阳化气，或用真武汤温阳化饮，或用滋肾丸通关，或用白通人尿猪胆汤逐阴，或用附桂配羚羊角麝香平肝潜阳，还有独参汤的补气固脱、黑锡丹的温阳降逆、三甲复脉汤的养阴涵阳，更有麝鸽覆脐、姜艾灸脐、葱麸热熨等外治法以温散寒凝……方法多，变化多，其用药既有张仲景的质朴彪悍，又有江浙医家的精巧，但无不体现出朱莘农先生重视体质、顾护阳气的思想。从医案中所透发出的那股浓郁的中医味，值得我们细细回味。

  我对朱莘农先生崇敬已久。当年在江阴当中医学徒时，夏奕钧先生就时常谈起先师朱莘农先生的思想与经验。后来到南京以后，又得到朱莘农先生的高足曹永康先生的传授。日积月累，朱莘农先生的体质辨证思想，察舌望咽喉以及切脉诊脐腹等独到的诊断手法，使用桂枝类方的经验，给我留下了深刻的印象，也成为我后来倡导经方、倡导方人药人的学术根源。朱莘农先生一生忙于诊务，没有专著问世。当年我在江阴卫生局编写中医资料时，也曾征集过先生医案，但未能成功。这次，居然看到朱莘农先生比较齐全的医案，实在是让人高兴！

  朱莘农先生的医案，属于临床实录式医案，大多在诊疗中即刻完成，这是当时先生诊疗思路的记录，非常珍贵。先生的按语比较传统，所用术语相当纯正，与清代叶天士、张聿青等医案相近。案中用药有经方，但多化裁；有时方，或从《临证指南医案》中来，或有朱家习用套方，大多理法明晰，配伍显得轻灵善变。先生的医案相对好读，症状描述比较详细，特别是有关形、神、脉、舌、腹等体征记载较多，这对我们理解方证很有帮助。有些用药虽不是成方，但其中也有规律可寻。每个疾病门类，一般都有几种治法，并有相应的药物组合，如果细细分析，自然会有收获。特别是本集医案中有不少是复诊医案，有疗效记录，更是难得的好案。

没有涓涓细流，何来滚滚江河？地方医学流派经验的整理和研究，是中医学术史研究的重要课题，而其中的重要工作之一，就是名医医案的收集和整理。这些医案，既是十分珍贵的病历档案，也是不可再生的文物史料，而且还是中医学术研究的资料和教学参考资料。像《朱莘农医案》这样的名医医案，我国民间还有不少，亟待抢救性整理和保护。我敬佩陈正平、龚伟、花海兵医师等同道的精神，赞赏江阴市中医药学会和江阴市中医院的眼光，感谢许多有识之士的无私援助和热情奉献，因为你们做了一件有益于中华民族文化的好事！

泰山脚下的经方名医赵正俨

黄 煌

发表于：2010 – 09 – 20

这次去泰安讲学，有幸拜访了山东经方名医赵正俨先生。

那天，泰安市中医院王光辉副院长将他整理的《赵正俨医案医话》一书示我，我打开一看，便放不下了。书中的许多医案记载清晰，用方平正，药味少，但法度谨严。如用葶苈大枣泻肺汤治疗心力衰竭肺水肿，用风引汤治疗小儿癫痫，用十枣汤治疗胸腔积液，用小陷胸汤加味治疗湿热互结的胃痛，用泻心汤治疗胃溃疡出血，用赤石脂、滑石研末冲服治疗小儿腹泻等经验都来源于仲景，但活用于他手。而用大剂量赤芍、大黄、丹参等治疗胆汁淤积型肝炎，用右归丸加龟板治疗再生障碍性贫血，用地黄饮子加味治疗脑萎缩，用八正散加味治疗肾结石的经验等也实在可鉴。我非常希望拜访这位擅用经方的名老中医。

在泰安城内的一栋普通公寓里，我见到了赵正俨先生。他已经是90岁的高龄，耳朵虽背，但两目有神，思维敏捷，他听说我也是搞经方的，马上说："经方效果好！"他又说："经方便宜啊，老百姓吃得起。"他还说："现在北京提倡中医治未病，经方就能治未病。"我被他这三句话而感动，这就是经方人心中的经方，这也是经方人为何钟爱经方的理由。

赵正俨先生（1921—），山东泰安岱岳区人。1945年开始行医，1960年去山东省中医进修学校学习，结业后先后到泰安县中医研究所、泰安县中医院工作，其时又得到泰安市名中医王逢寅先生的言传身教，1966年自愿报名到泰安县第二人民医院工作，直到1988年退休。他是一个临床医生，在当地群众中有极高的威望。1986年被山东省政府授予"全省卫生系统先进工作者"称号。

我衷心祝愿赵正俨先生健康长寿！

主题之一 ⊙ 我的经方医学

73

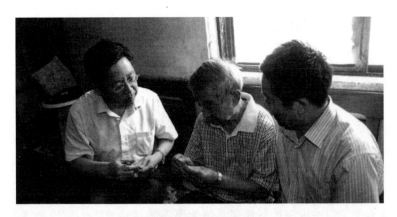

我在泰安拜访赵正俨先生

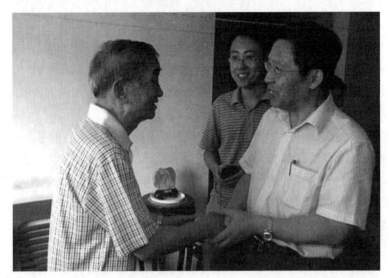

我与赵正俨先生亲切握手

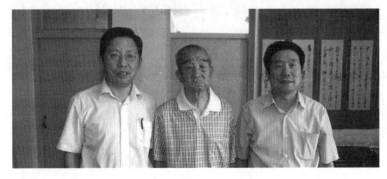

王光辉院长是赵老的学生，他整理了《赵正俨医案医话》一书。

黄煌经方医学言论（续）

李小荣

2010 - 02 - 14 11：44：14

134. 经方派古已有之，当今只是在复兴过程中。我的工作，主要在推广，其核心内容均可见《伤寒论》《金匮要略》以及后世的徐灵胎、吉益东洞等著作。先规范方证和药证，然后研究方证药证中的道理和机制，是经方研究的基本路径。目前，本人主要从事前面的课题研究，有兴趣、有能力的同道，可以从事后面课题的研究。到那个时候，经方医学的理论就完美了。什么是理论？理论就是具有指导实践、解释现象、预测未来等功能的学说。只能解释而不能有效指导和准确预测的理论是不健全的，中医理论是这样，其他学科的理论也是这样。《伤寒论》《金匮要略》中不是没有理论，其方证以及组合、分类，其对疾病、体质的认识方式和内容，均是理论，只不过解释性的理论不够罢了。

135. 肺癌如果可以手术切除当然选择手术，如果不能切除、全身状况差者，可以用炙甘草汤、麦门冬汤、薯蓣丸等治疗。如果手术后，全身状况较好者，除以上方药外，还有柴苓汤可以选择。

136. 大柴胡体质大多有胆病或腹痛，此人肤色黑且胖，可考虑葛根麻黄体质。发病诱因可能与疲劳受凉以及过度饮水有关。

137. 仲景用方也未必方方有脉舌者，现代教科书有夸大脉舌诊断价值的问题。经方所重视的是方与人的关系，方与疾病种类的关系。前者，古代的经验最多；后者，则需要现代的临床观察。

138. 反流性胃炎有用半夏泻心汤的，有用大柴胡汤的，也有用八味除烦汤的，还有用三黄泻心汤合四逆汤加肉桂的。

139. 能活用麻黄、桂枝，才算入了中医的门。而当今许多中医，却视麻桂为蛇蝎，将仲景作腐朽，如此状况，能不让人胸闷心悸？

140. 访美回来，看到网上讨论甚热，很是高兴！中医要发展，必须提倡一种敢于怀疑、敢于争鸣、敢于坚持真理的风气！学术问题，由于各家看问题的出发点、角度不同，往往会产生分歧，但真理是越争越明的，有争论才有生气、才有活力！

阴阳五行学说研究本是学术问题，但上个世纪竟然演变为政治性的问题。章次公先生因为主张暂时不论五行，而遭到许多人的围剿，也可以说是中医学术史上的悲剧！至今，有许多老中医依然心有余悸，一些教授也不愿多谈，怕成为人们攻击自己专业思想不巩固的话柄。否认阴阳五行就是否认中医，批评阴阳五行就是批评中医，已经成为中医界的一种潜在心理。这是不正常的！

中医论理，阴阳五行不是不可以用，而在于如何应用。徐灵胎当年批评过当时的一些医生"袭几句阴阳虚实、五行生克笼统套语，以为用温补之地"，就是在没有掌握古代相传经验良方的情况下，简单地用哲理替代医理，用推理代替经验，用学说代替技术。中医与其他人文学科不一样，医生是要治病救人的，临床是要疗效说话的，所以，要当好一个临床中医师，首先要专注于医学本身理论以及技术的研究，在有一定经典文献基础和临床经验积累以后，然后去体会阴阳五行学说的学术基础和背景，可能会理解得深刻些。当然，如果有中国史学功底的话，那就更好了。

141. 温胆汤治疗精神分裂症的疗效是肯定的，但必须坚持服用，夏、苓、枳的用量一般在15g以上，原方即可。栀子厚朴汤合用的机会有，但不多，而且不能长期服用，否则会出现眼圈发黑。对于有麻黄体质的精神分裂症患者，可以配合麻黄。

社交恐惧症也应该是温胆汤的主治范围，但还要看人而定。

西药是否减量或撤退的问题比较难以说清，建议先联合服用一段时间后，看症状是否减轻，病情是否稳定，如各方面状况可以的话，逐步减量。

栀子导致眼圈发黑的现象不少见，尤其是皮肤比较白的人。对于有些对容貌比较在乎的年轻人及女士，长期服用栀子方要注意，并应该事先说明这种可能性。

142. 好中医的评价标准是什么？是群众的口碑，不是某些人评定的职称。

好中医的本领在哪里？在能够传承的方法和技术里，不是听不懂用不上的空论里；

好中医的地位在哪里？不在主席台，而在老百姓的心坎上；

好中医的一生，积的是德，聚的是善，求的是真，务的是实。

143. 评"大柴胡汤治脑萎缩案"。不知从什么时候开始，有些中医师一听萎缩就认为虚，补字横胸，乱投滋补，岂有疗效？读此案当知方证识别的重要。

144. 阴阳五行学说融于天地人之间，不可捉摸，不可言传，唯有实践躬行之中，方能体会其存在。学中医，还是从那些看得见摸得着的地方开始为好！

145. 陈会心先生是沈阳名医，擅用经方。据杨麦青先生说，20世纪

50 年代末，沈阳麻疹流行，其合并肺炎、心血管病（并发症），用温病法抢救无效。经陈会心老师指导，用真武汤回阳托邪，抢救重危患儿数以千计。佩服之至！

146. 姜春华先生是现代著名的经方家，但由于时代的限制，他的学术思想没有得到主流中医界的关注和重视，这是令人痛心的！今天的中医，仍然需要沿着姜春华先生指引的道路向前！

147. 张子和的医学与李东垣、朱丹溪的医学显然不同，他保留了古代医学的疾病观和治疗观，可以说是金元的华佗。

148. 科学是没有国界的，用科学的态度搞中医，应该要有国际眼光，要有拿来主义的主张，要善于吸收他人的长处。日本在中医经典以及经方的研究方面，有许多国人不及之处。吉益东洞、尾台榕堂、汤本求真、森立之、浅田宗伯、和田东郭、大塚敬节、矢数道明、细野史郎、龙野一雄、奥田谦藏、山本严、藤平健等许多日本名家的思想和经验，都有很多可取之处，但我们了解得太少了！总是认为日本汉方是不讲辨证论治的，是死板的，于是关上了交流学习的大门。其实，很多结论需要深入下去才能知道真相。胡希恕受到汤本求真的影响，岳美中先生也是受到日本汉方影响的，但限于那个时代，限于他所处的政治地位，他说话是很谨慎的，否则，他的命运可能还不如章次公先生！我希望年轻的中医人多读点书，我国古代医家的原著要读，日本医家的书也要读，韩国四象医学的书不妨也读一下，开阔思路很有必要！虚怀方能灵动。

149. 评"20090223QQ 群经方病案讨论"。以上讨论很热闹，我看了很高兴，也很有启发。两案均复杂难治，但用经方效果相当好，这说明病本无难易，关键是难在我们的思维没有到位，或受以往经验影响而定势，或尚无细细观察而疏漏指征。

150. 学中医的人其实是行的，素质差不到哪里去，问题在于大家都是对着那几个人，对着那遥远的天空，在说中医，在学中医。能不能低下你的头，看看自己的脚下，踏踏实实走几步？邓小平在改革开放初期曾有这样的话："鼓励试，允许看，不争论。"这同样适合于当今中医界。中医界，特别是中医教育界的改革还没开始。

151. 不管形而上、形而下，能指导人看好病的就是好学问。

宁要能看得见、摸得着、用得上的"器"，也不要深奥莫测、故弄玄虚的"道"。

让"士大夫"们瞧得起的东西又有何了不得？要让广大年轻人追求、让老百姓爱用的东西才是真正了不得！

152. 当医生，不仅仅是要懂得方药的用法，更应懂得患者的心理需求。在诊所里，面对患者的时候，你会感到医学又是一种艺术，一种与人相处的艺术，一种驾驭患者心理的艺术。

153. 一个中医门庭冷落的原因很多，陆先生是何种原因，我无法评说。不过，如果有失人情世故，常常使一些很有医学功底的中医失去患者的敬仰或崇拜。

有的时候，玄虚能增加人气，让人弄不懂的中医术语，对不少患者来说，具有很大的吸引力，因为神秘感也是一种药物，但神秘感过浓，也会让一些患者反感甚至反对。

神秘的中医，对于初学者来说，是最不利的，很容易让初学者误入歧途，浪费青春年华。作为中医教育工作者，我坚决反对在青年学生中推广神秘中医！

154. 对儿童的中医知识普及，还是可以从了解中医历史人物故事、熟悉身边的草药和食物中药入手为好。

155. 有志者事竟成。志向确立以后，就要一步步地向前走。学经方，关键是实践，是动手，要在实践中学习。要开经方万次，读仲景书百遍，方能成良医。

156. 陆渊雷、章次公两位先生的性格是特立独行的，学术思想是先行于 20 世纪 50 年代中医界的，他们两人是学者而不是政客，在中医科学化的时期是弄潮儿，在中医的政治化时期是落伍者。而如今的中医学正处在市场化时期、政治化时期与中医科学化时期相重叠的时期，讨论这两位先生的学术思想与历史贡献，就必然会有不同的看法。在我看来，两位先生的学术思想和治学态度对于发展当今中医学术是有益的。当今我国中医界，学者型中医太少了！

157. 黄芪类方多用于杂病，半夏类方少用于伤寒。黄芪与半夏很少有合用的机会。

158. 三黄泻心汤也能治疗心下痞，特别是有高血压、有胃出血、有便秘的胃病患者，在半夏泻心汤的基础上加少量制大黄则效果更好。

159. 古代煎煮炙甘草汤用清酒，也就是酿造的米酒。现在米酒不易买到，所以改用酿造的黄酒。

160. 评 ZURE 感冒案：如咽痛咽红，只要加桔梗石膏就可以了。如牙龈肿痛，加大黄也可。葛根汤和小柴胡汤两方均可这样加味。

161. 经方有简洁、自然、沉潜、淡雅、脱俗之美。

162. 就 2 月 27 日发表在《中国中医药报》的文章说明：这篇文章不是我主动投稿的，而是报社从网上摘编的。我赞赏编者的眼光与勇气。学术刊物应该提倡一种百花齐放的氛围，尤其是中医的学术刊物，更应该让各种流派和学说展示并讨论。至于方人药人说，是"法"还是"技"的问题，我向来是不在乎的。因为对于临床医生来说，我们更关心的是这种"法"或"技"能不能有效地指导临床实践。能指导医生看好病的学说，就是好学说。

163. 请教黄师，讲讲治疗耳鸣的经方吧：除爱好经方者所提供的经方（还是要从体质着手，如柴胡加龙骨牡蛎汤、大柴胡汤、温胆汤、八味活血汤、黄芪桂枝五物等）外，还有葛根汤、荆芥连翘汤、栀子厚朴汤、酸枣仁汤等，方证颇多，也比较难治。守方是关键！

164. "《人民日报》不吐不快：下一代中医在哪里"：那天我在办公室也看到了《人民日报》这篇文章，这是一个有关中医教育的专版。我剪下了这篇短文，因为高兴，因为惊奇。高兴的是中医教育问题党报关注了，惊奇的是党报居然也关心中医教育！说到当今中医的困境，是让人伤心的，也是无奈的。总感到这是个大病，非下大方不可！党报关心，这是个动向，说明解决中医后继乏人的问题已经有望！

中医绝对不会绝种，经方派也不会断流。中国的民间，优秀的中医很多，经方的高手也很多。我们的管理高层、高等院校和科研院所，包括中医相关媒体，是否能眼光向下？是否能够不以文凭论中医，不以职称用中医，不以资历年龄看中医？

165. 其实人的身体也会自己调节抗病的，过度用药不好。

166. 中医体质问题尚在研究过程之中，急于推出"标准"，不妥。

167. 体质评分标准的研究是十分复杂的，需要大量的基础性工作，目前我的研究还是初步的。

168. 经方的普及十分重要，中医界还是有很多人不了解经方，不敢用经方，这个问题不解决，中医不可能振兴，中国的中医也不可能引领世界传统医学的发展。

经方是平易的，经方是实用的，经方是普世的，因为经方是大众在生活实践中创造的。

169. 我们的研究需要海量的数据库，如果不充分利用大量的文献资料，不注意收集并整理研究大量的临床资料，仅仅依靠动物实验数据，要安全、有效、便捷、经济地使用经方是不可能的。当今的中医研究，需要重视文献研究，重视临床研究。

170. 黄煌按（娄绍昆：我的老师——民间的经方医学研究者张丰）：这是温州娄绍昆先生撰写的回忆文章，读后十分感人。经方的研究一直不乏传人，只是在现在的主流中医界有关经方的声音弱了，有关研究的成果少了。如果我国有许许多多像张丰先生那样的经方研究者，则经方医学必定兴旺，中医必定辉煌！希望各位网友多多提供民间经方研究者的生平、学说与经验，经方医学的发展历史不能忘了他们，经方的研究更需要他们！

171. 说得好！方证相应，不仅仅是个技术问题，更重要的是方法论问题。

172. 我坚信经方惠民，方证普世；坚信经方不朽，大道永恒！

173. 经方家要不爱钱，要敢于顶真，勇于实践，他们追求的不是名利，而是真理。

174. 读爱好经方的医案后，十分高兴！这说明经方是规范的，经方的疗效是确实的，经方是可以推广。这些医案，记载详细，方证突出，可以为教学之用！谢谢爱好经方为我提供了这么多佳案！

个案的总结和整理是中医传统的学习与研究方式，这是与中医学注重个体差异的学术思想有关。但有不少人总认为个案不科学，非得要大样本，这种认识我一直心存疑惑。因为我的学医之路中，就与医案的整理密切相关，往往一个个案就让我懂得一个方证，悟出一个道理，而且多年不忘。我想很多中医都有类似的体会。

我希望大家和爱好经方一样，将自己使用经方的案例发表出来。由于《经方沙龙》第三辑已经编辑完成，我将在《经方沙龙》第四辑中专门开设经方医案一栏，收录发表的个案。

175. 我很少参与中医的会诊。会诊最好有共同的思路和方法，否则差异太大，反而不利方案的统一。

经方派中医和其他中医的相处有时比较困难，难在学术思想上的不兼容。但如果大家都出于治病救人的目的，倒也能沟通，可以用疗效说话，光讲空道理是很难说通的。如果经方派中医遇到了中医骗子或江湖中医就麻烦了！

176. 城里娃的脑子绝对好使！他敢于怀疑，敢于求证，敢于探索，而且看问题自有独到的视角，是研究经方、研究中医的好手！如此下去，必有大进！

177. 青年中医的自信与自尊，比什么都重要！

178. 中医开方要练好"减法"的提法十分贴切！现在方中杂药太多，要删，但如何删得当，这不容易。

179. 我接触胡希恕先生的学术，是从20世纪80年代《中医杂志》中的胡老几个医案开始的，其独特的用药风格给我留下很深的印象，但可惜案例太少，无法更深入地学习胡老的学术思想和经验。后来，中国中医药出版社出版的《胡希恕》（中国百年百名中医临床家丛书）出版了。当我看到书时，应该是 2002 年左右，他的经验给我很多启发，也给我推广经方以极大的鼓舞。《我的中医之路》是 2003 年春节在台湾讲学时接受学生采访时的谈话记录稿，主要谈 20 世纪 70～90 年代我的学习探索的经过，那时胡希恕先生的影响还不是很大，所以没有提及，但如果以后我再谈这个话题，是肯定要提胡希恕先生的。

180. 陈慎吾先生是位了不起的经方家。他说过："《伤寒论》是中医基础医学，同时又是临床应用医学。"临床擅长运用仲景方，据说他对 90% 以上的《伤寒论》方及 80% 以上的《金匮要略》方都用过。临床尤其擅长使用桂枝剂、柴胡剂、苓桂剂、四逆剂、泻心汤剂等。可惜，我手头没有先生的医案医著。

181. 临床是检验中医理论的唯一标准！中医的话语权只有掌握在临床家的手上时，中医的发展才有可能。

182. 我们还要在临床上做足文章，尤其是临床科研。我们非常需要统计高手帮助设计临床科研方案。

183. 然不及汤网友提出的问题很尖锐。在肿瘤的治疗上，江湖的黑幕很多，科学的疑团也很多。

184. 日本汉方有古方与后世方之分，日本在古方的现代应用方面有许多值得我们借鉴的经验。

185. 我是开方的，但不是硬要人家吃药。药是药，不是饭，药不能当饭吃。人本身有抗病能力，不能依赖药，尤其是孩子，尚很娇嫩，能不吃药就不吃药，这是对孩子的身体负责，尽到一个医生的责任！

186. 无论是药证方证，还是体质，都是动态的、区间性的、灰色的。药证相应、方证相应是个终极目标，是临床医生应该努力追寻的最佳目标。

187. 中医是不会灭亡的，尽管现在步履维艰，但光明就在前面，大家要阔步向前！

188. （我）没有专论体质的书，其内容在《中医十大类方》《张仲景 50 味药证》《经方的魅力》以及《黄煌经方沙龙》中。

189. 仆本恨人道友的比喻很有道理！有时候，在见患者的瞬间就浮现的方证是最准的，但也有错误的，或有偏差的。这与医生的经验有关，也与医生的即时状态有关。

190. 医生是开方的，不是卖药的；医院是治病救人的，不是经营挣钱的。

191. 对中医学历史的反思，可以让我们的眼光更清亮，思路更清晰。我对经方的正确认识，始于医学史的学习以及各家学说的比较研究。

192. 甘草敏感人应该与五苓散体质相近。

193. 名中医不是培养出来的，是自己奋斗出来的；名中医也不是官员捧出来的，而是必须由老百姓口碑传出来的。

大师不是菩萨，而是有深厚造诣的学者，是对学科发展有极大贡献的伟人，是同行心目中的领袖，是学术发展的旗帜。

194. 体质问题是中医学术的核心，楼上的思路非常好！很有价值！

195. （在线调查：你是如何知道经方的?）这个调查很重要，我也希望通过这个调查了解目前经方普及推广的情况。目前经方推广最薄弱的环节在高校，而最需要推广经方的领域在高校。

196. 我是通过读余听鸿先生《诊余集》初识经方，后得朋友赠送曹颖甫先生的《经方实验录》再识经方，到南京后细读徐灵胎先生《医学源流论》《兰台轨范》等始觉经方重要；去日本后与日本汉方家交流，更觉经方宝贵，回国后反复临床、终日体会，终于爱上经方，迷上经方，以至不可一日或缺！

197. blankbamboo 网友说的对，实证医学不等于对症用药。如果面对临床纷繁复杂的症状不能进行归纳分析，不能建立各种模型，那是无法运用经方的，也是无法进行治疗的。目前有不少中医用药，满目症状，没有联系，于是开方就是对症状下药，结果开出了林林总总大锅煮的杂烩汤。

经方医学是实证的医学，其强调的方证，不是症状，也不是病机，而是由客观指征组成的、具有特异性的临床应用证据和指征。方证有的是证候群，有的是某种疾病，有的是体质状态，更多的是夹杂体。对这些证候群、疾病、体质的解释，可以用抽象的理论，可以用现行教科书中的病机概念，其中有阴阳，其中有水火。只是经方家所关注的不是解释，而是方证这种比较直观的表现形式。对经方家来说，疗效永远比解释重要。

198. 望诊是四诊之首，望神是望诊之首，而望神中尤重望眼神。这是辨体识人最重要、也是最直接的途径，但此技甚难，真是用得上那句话：可以意会，难以言传。

张锡纯的眼神是含蓄内敛，吴佩孚的眼神是神采外露，前者有智慧，后者有勇气。这是看其人的社会心理特征。如要看其属于何种疾病趋向，当用何方何药，则需要结合其面容肤色、光泽加以判断。张锡纯眼睑松弛下垂，面容虚浮，缺乏光泽，应是阴寒体质；吴佩孚眼睑紧密，面庞肉坚皮紧，当有油光，应是阳热体质。如同是牙痛，张锡纯可能用葛根汤或黄芪桂枝五物汤，甚至要用四逆汤加肉桂之类。而吴佩孚可能用三黄泻心汤，或者黄连解毒汤，或白虎汤，或在上述方子的基础上加细辛、附子。

199. 晓军的工作很有意义！经方是经验的医学，经验的医学需要实践，实践的经验需要总结和交流。晓军提出的守方问题十分重要。不仅是因为疾病难愈，体质不变，还因为许多经方的配伍严谨，不宜随意加减。但守方之中，可以调整用量，这也是一种变化。

200. 用药与用兵，都是一种思维方式，一种处理复杂情况的智慧。

201. 老年性痴呆患者大多是抑郁性格，用柴胡加龙骨牡蛎汤为基本方。如脑血管性的，可以加桂枝茯苓丸。

202. 然不及汤先生深刻地揭示了中国医学存在的弊病，值得深思。经方医学其实是一种精神，是一种思维方法，也是一种人生态度，更是一种社会责任。

203. 柴苓汤与当归芍药散均有调节免疫的作用。南杏仁医生提出的那个习惯性流产患者如果没有柴胡体质的特征，可以单用当归芍药散。

204. 当今中医，已经不仅仅是中国的了，中医属于全人类。

中医学发源于中国，但也可以移植于其他国家和地区，今后国家间的发展竞争将异常激烈，我国中医界必须有清醒的认识和充分的准备以迎接挑战！

知己知彼，百战百胜，如果连对手的情况也不熟悉，人家最新的动态不掌握，谈何竞争，更凭何取胜？我国的中医界感觉不要太好！生于忧患，死于安乐！

205. 中国地大，各地风土人情不一；中医学博大，各种思想、各种流派纷呈也是必然。要提倡中医学术的多样性，宽容失败，允许竞争，这样的世界才具有活力。

206. 用《伤寒杂病论》方，按一两约等于5g的标准换算，用于现代汤剂的一天量似乎比较合适。

207. 五苓散、附子理中汤都是夏令常用方。

208. 《经方杂谈》一书的出版，雄辩地说明中医研究的前线在高校的实验室，更在广大基层医生的诊室里；传承经方的大业需要政府的支持、高校的引导，更需要广大临床医生的直接参与和亲身实践！经方是古代的，但也是当代的！经方是治病的，不是给你卖钱的！经方的疗效是可以信赖的，经方的规范是可以传承的！经方源于中国，经方属于全人类！传承经方，大有作为！

209. 经方就应该用通俗易懂的语言去表述，让普通老百姓也能明白则更好。

210. 我国宋代的科学技术最为发达，印刷术、造纸、指南针和火药等都在这个时代得到改良和广泛地应用，而这个时期的医药成果主要集中在验方的收集与应用上，这说明方剂的技术含量最高。

211. 天下的学问未必都是看得见摸得着的，但真学问必定是从看得见摸得着的地方开始的。学经方，学中医，还是务实为好。

212. 口苦可以用小柴胡汤，也可以用大柴胡汤，还可以用半夏泻心汤。

213. 剂量问题可以说是经方研究中的一大难题。我们在研究这个问题时，是不是要考虑以下几个条件：第一，古今度量衡不同，但古人今人的胃容量应该是一样的，所以，方剂的总量应该相差不会过大；第二，历代换算标准差距甚大，但中医代代相传，没有断裂，对于上一代传给我们的用药规范似乎也应该尊重。

214. 谢谢芭窗夜雨！我明白您转发此帖（贾平凹4月演讲——《当下社会的文学立场》）所要表达的信息。体会如下：

第一，对于中医来说，目前也是处在一个"厚云积岸，大水走泥"的时代，浑浊而具有活力，各种思想，各种流派，各种主张，都希望在这个天地里张扬。

第二，做中医有各种各样的做法，可以将它当赚钱的行当，可以将他装饰文化墙，也可以将他作为从政得民心的手段，还可以将他当做骗术，但真正做中医的是为了看病，看病才是医学最根本的目的！

第三，做中医的学问，做法要笨些。不要先有什么目的，不是先有一种理论体系横于胸中，看病也不是为了某种理论，某种解释，而是如实地反映临床实际，该是什么就是什么，在那些具体的事实里面，别的研究者自然可以去发现一些东西，自然可以抽出一些理论，但毕竟不能替代那些具体的事实。

第四，中医也有自己的母语，方家更有自己的祖方，但是许多人不会说中医的母语，也不会用方家的祖方，这是一种悲哀，这是一种没有文化的表现。

215. 个案是经方临床研究的重要资料，经方现代应用的线索和经验主要从个案中来。同时，个案也是学习经方的教案，一些佳案常常给读者带来新的启迪。

216. 这位女患者已经来我的门诊3次了。处方（大柴胡汤加黄连）基本不变，但症状不断改善。胃不再难受，口苦没了，原来严重的口臭也消失了。还有让她非常开心的是两下肢流水、暗红、瘙痒的皮肤也明显变了样。她笑着说，这下遇到好医生了！望着她的笑脸，我也有一种满足感，同时，也有一种忧虑。为什么当今中医的临床水平不能满足广大民众的需要？为什么培养一个好中医那么难？说到底，还是两大问题：一个是为什么行医的问题，那是医生的宗旨和职业道德。还有一个是读什么书、用什么方的问题，那是学中医的门径、方法、思路的问题。当前的许多中医对这两大问题是不清楚的。

217. 认为经方必须加减，加减才是辨证论治，那是现代中医教科书的最大误区。我坚信，经方会回归中医教学的正统地位。道理很简单，因为中医人必须是会看病的，空谈不解决临床问题。

218. 经方派的出路在于与大众结合，普及经方，推广经方，让经方回归大众，让经方为大众服务。

219. Graydragon 的建议非常好！我最近考虑比较多的是经方理论研究以及经方大众化的问题。经方理论研究的主要课题是经方方证的分类问题，经方方证的构成问题，经方方证的识别技术问题，经方的体质问题，经方方证与现代医学的关系问题，经方方证的路线图问题等等。后者就是要普及经方，让大众感受经方，为经方呼吁。而做好这些工作的关键是人，需要一大批懂得经方、热爱经方的专业人士。

220. 从目前的状况来看，经方还没有占据中医界的主流，其原因有以下几方面：第一，经方太便宜，医生开经方赚不到钱，于是不用经方；第二，经方的理论很多人不了解，有认为古方不能治今病，认为方证相应就是对症状论治，有违辨证论治的原则，于是鄙视经方；第三，经方教学资源奇缺，临床上经方家寥寥无几，中医院校中没有开展经方教学，学生大多不懂，于是淡忘经方；第四，经方没有引起政府的重视，经方普及和推广极其艰难，于是经方沉寂于民间，自生自灭。

但从长远来看，经方前景光明。理由是：第一，经方安全有效、价格低廉，符合我国国情；第二，经方规范，可重复性强，可持续发展，最容易走向世界，是中华民族对人类文明的重要贡献，是中医学中最令人骄傲的内容；第三，经方派虽沉寂于民间，但余绪未绝，只要政府重视，社会关注，将迅速发展壮大！

当今经方派的任务：一是立足临床，以疗效折服人；二是重视科研，以规范引导人；三是加强普及，以切实的事实和通俗的理论说服人；四是培养传承者，保证经方之学脉不断。

我是持经方乐观论者。我坚信：仲景之学，古今咸宜；方证之学，至简至易；经方之门，人人可入；中国经方，必将走向世界，辉煌永远！

221. 谢谢江厚万先生！此文值得细读！当今中医发展最需要的是科学思维，如何走出困境，要靠哲学的指引。经方医学不仅仅是方的技术，其实是以方为载体的一种思维方式，一种哲学思考。

222. 麻黄体质见有火性者，可称为"火麻黄"；见湿水泛滥者，就是"水麻黄"。柴胡、半夏……均可如此细分。

223. 中医需要交流，需要讨论，更需要创新！要敢于想，也要敢于说，不保守，不神秘化！

224. 历代伤寒注本，一本有一本的伤寒，一家有一家的仲景，都是用《伤寒论》注解自己的学说。

225. 皮肤是人体最大的器官，皮肤的疾病也与整体密切相关，其个体差异极大，因此，辨体质然后用经方，优势明显。一壮汉，腹大如鼓，脐部尤其饱满，荨麻疹频发，服用防风通圣丸一月，不仅瘙痒消失、血压稳定、体重减轻，而且肚子也小许多。

226. 我与英国中医药协会托尼主席在药用植物园内曾一起讨论了这样一个问题：古代的欧洲人也喜欢用草药，但为何没有产生如《伤寒论》《金匮要略》那样的"经方"？托尼先生认为是思想方法问题。我认为还有很重要的原因，那就是中国是个大国，人口众多，有其他小国无法相比的"试验样本"。其次，中华烹饪源远流长，技艺极其纷繁，也是催生经方的土壤。

白种人的桂枝体质不少。在白金汉宫广场我看到一个孩子晕倒，白白的，瘦瘦的、高高的，就是那种该服用小建中汤的体质类型。此外，柴胡体质、半夏体质的也不少。托尼先生看上去基本属于桂枝体质。

227. 对于中医药的普及，政府要有责任感，企业要有积极性，学者更应有使命感和实际行动！对于经方来说，我主张藏方于民，还方于民，让经方成为大众手头治疗疾病、强健体质的有效便捷的手段。

228. 本文读后，心情十分沉重！中医的疗效固然与医生的识证水平有关，但更与药物的质量相连。从附子炮制质量所反映出的中药质量问题，真是触目惊心！如果这种问题不解决，我们中医将无生路可言！

229. 自强不息网友的文章很值得一读！日本汉方的历史给我的启示有三：第一，传统医学的发展不仅仅是个学术问题，与政治密切相关；第二，是好东西，必然会得到传承。20世纪的日本汉方复兴以及当今日本汉方的现状就是明证；第三，传统医学也必须与时俱进，与现代医学的交融，吸收各家的长处，是汉方医学的发展方向。

230. 下肢静脉曲张用桂枝茯苓丸，可以改善症状，但无法治愈。

231. wuxuanx 医师的经验十分宝贵，谢谢提供！第一，麻黄配红参或附子是好办法，虚人感寒用之颇妥；第二，九味羌活汤临床效果不错，方证如明晰些就便于推广了。

232. 五苓散有猪苓、泽泻重在利水，苓桂术甘汤有甘草重在治悸。此案一开始就应该用五苓散，但我还以暑湿常规方藿香正气散投与，故无效。有时临床常常有如此误区。

233. 真武汤证用于那些精神萎靡、脉沉弱，且大多重要脏器功能低下的患者。

234. 现在的流感，不是柴胡剂，就是麻黄剂，病毒虽一，证因人而变。

235. 没有偏性不成药，不用毒药难为医。不必大惊小怪！关键是识别体质。

236. 临床所见，柴胡体质容易出现瘀血病症，故大柴胡汤、柴胡加龙骨牡蛎汤、四逆散经常与桂枝茯苓丸、桃核承气汤合用。与下瘀血汤合用的经验不足？欢迎交流。

237. 对于那些面色黄，生长缓慢，食欲不振的孩子来说，有时感冒发热以后，食欲明显增加，肤色红润，确实有改善体质的效果。

238. keke说得有理！当今中医界，空论者多，实干者少。这种状况才最让人痛心！大家谈得很好！目前中医也处在一个转型期，出现变动更迭是正常的，是好事。经过时代大浪的冲刷，中医将变身，会以安全、有效、便捷、经济的面貌出现在人们面前。

是的，当今社会，中医不与市场同步，不和企业合作，是会吃大亏的。

做中医，只要有开方的机会就能进步，只要有行医的资格就不会违法。我看到很多不在医院的经方爱好者，其方开得非常好，我认为他们就是中医，而且是真正的中医。

239.（十世遗风医案）好案！大剂量用熟地治疗二阴瘙痒的经验可取，记得《诊余集》也有类似经验。黄连桂枝治疗发热，是夏奕钧先生擅用的方法。对于桂枝体质夹有湿热者最有效果，其着眼点在微汗出、热不退而恶风，舌苔白厚。

240. 男性的手足皲裂能否使用温经汤？没有试用过。慢性肝病能否使用温经汤？也没有试过。凡事不经实践不敢乱说。

241.（咳嗽了五个多月求助）很有可能是工厂的毛尘过敏，可以用小柴胡汤合茯苓甘草五味干姜细辛汤。

242. 小半夏加茯苓汤人滋润，吴茱萸汤人干瘦，人不同而已。

243. 经方派的收入不靠卖药，要靠挂号费。

244. 葛根汤功同黄体酮，是比喻其催月经的效果，是为了增加趣味性，而不是谈作用机理。但对此各人理解不一，也不可强求统一，也不可能统一。

此患者不用温经汤，是因为其丰满且有痤疮，此种体质应该月经紊乱前就存在了，只是月经紊乱后的体质特征更明显了。

任何事实里面均有许多规律性的东西，这种规律可以有各种理解和表述。我希望大家争论，更希望大家在临床实践中检验理论。对于医生来说，疗效是最重要的。

245. 眼神与方证之间的关系值得研究。要建立各种药人方人的眼神谱，以便于临床望诊参考。

246. 我一直为中医界开大方贵方杂方的现象而担忧，因为其带来的问题对中医学术的发展是致命性的：杂乱的处方导致经验无法总结，学术无法传承，最终导致中医萎缩。

247. 《经方沙龙》之所以兴旺，缘于有一大批经方爱好者的积极参与和精心呵护。《经方沙龙》每天都有许多网友在线，其中绝大多数是临床医生，而且是在基层医院甚至是诊所的临床医生。他们热爱中医，执着地使用经方治病，支持他们不断奋斗的兴奋剂，不是金钱，不是荣誉，而是在经方治愈大病难病后的那种愉悦感，那种只有属于医生的那种职业快感。他们不保守，无私地奉献自己的临床经验和用药心得，因为他们知道经方医学是经验的，经验是需要交流的；他们更求实，敢于较真，真理面前人人平等。我敬佩他们，因为他们，《经方沙龙》才精彩，才有人气！

经方，本来是大众在生活实践中发明的经验结晶，经方属于大众。在经方不被主流中医界重视的当下，让经方走向基层，回归民间，藏方于民，还方于民，是经方发展的重要途径。在这一进程中，不仅要发挥广大基层中医的积极性，还要充分地利用网络媒体的作用。

248. （gaogefei 肝硬化腹水医案一则）好医案！经方医生要敢于看大病重病。此病难治，但此案近期效果很好。其中用茵陈术附汤、水蛭等药是取效的关键。此外，那半斤大蒜的功效也不能忽略。记得以前听恩师叶秉仁先生说过一个故事。三年自然灾害期间，生活极其困难。某村有一肝硬化腹水患者，已告不治。时值隆冬，此人饥寒交迫，蹭到公社食堂帮助烧火做饭，一望取暖，二望吃些残羹剩饭。一日饿急，发现有一堆大蒜头，遂每日偷些，放灶中煨食，大蒜吃完，腹水竟消！

249. 十世遗风好样的！发热的阵地一定要夺回来，中医光讲治未病是不行的，不会治疗急病的不算医生，治疗急病首先要会治疗发热病。当年江阴的老中医们大多都研究发热性疾病，特别是朱莘农先生的朱家伤寒派，治疗那些发热不退者特别有经验。麻黄桂枝方、柴胡黄芩方、黄连黄芩方、白虎承气方均常用。《伤寒论》一定要学好，学好《伤寒论》就能做好中医！

250. 好文章！对中医的爱，对中医的恨，全在嬉笑怒骂之中了！我喜欢十世遗风先生的文风，也欣赏他看问题的角度和方法，没有在基层拼搏的经历和胆量，是不可能说出那些话语的。

中医如何发展？还是那句话，疗效第一。我们经方医生一定要研究那些现代医学棘手的疾病，要以疗效证明经方医学的价值。

251. 中医的灵活性，很大一部分是体现在用量上的。现在大家对大剂量用药比较关注，而忽略了小剂量用药的研究和经验总结。四两拨千斤的说法，还是有其深刻含义的。

252. 我对经典的直白解说是为初学者而设的，是读经典的门径，是通往经方医学的阶梯，是为了激发学生们的兴趣的探索。目前这种解说也还只是起步阶段，而非终结，更不能说是代替了经典。经典就是经典，无法替代。

253. 这本书（《经方100首》）是杨大华、温兴韬、赵永前、赵立波、仝太峰集体编写的。其中，大华为我统稿，做了大量的工作。这五位编者都是基层医生，几乎都没有职称，但他们对经方有研究，运用经方有心得，更有普及经方、宣传经方的激情。当时，我编这本书的目的，就是要说明一个道理，那就是中医的水平不必看学历，甚至不必看职称。在民间有大量的中医人才，经方的普及与推广必须依靠他们。

254. 温胆汤没有特殊的煎药注意点，代煎与自己煎差别不会太大。服药的时间可以根据症状而定，有症状就服，没有症状可停。症状严重时可多服，症状不明显时可少服。

255. 听到彭老谢世的消息，心里十分难受，眼前不时浮现老人的音容笑貌。一位体格柔弱的老者，面色有点苍白，头发花白稀疏，微微有点驼背，经常点着一支烟，窝在那张旧藤椅里，看书，写文章……这就是彭怀仁先生。

那时，彭老是旷世巨著《中医方剂大辞典》的主编，我当时是《南京中医学院学报》编辑部的主任，编辑部就在彭老的楼下。彭老经常下楼来与学报的许济群先生聊天。他二人讲得最多的，还是主编大辞典的烦恼事。他说一口浓浓的金坛方言，嗓门不小，讲到高兴时，也会哈哈大笑。我曾向彭老约稿，他拿来了几篇关于方源的考证文章，这是他在编辑方剂辞典时的副产品。他干事非常认真，来稿均自己手抄，一笔一画十分工整。彭老曾动员我去和他一起编大辞典，我也动过心，终因阴差阳错没能进入他的团队。

彭老走了，我感到一阵寒冷。当今的中医界，还有多少人像他老人家那样耐得住寂寞，坐得稳板凳？中医文献的研究，中国还有几人？

256. 我的生活很滋润。我常对学生说，我必须体面地在社会上生活。我应该有舒适的住房，有稳定的收入，有较高的社会地位和国际影响。因为我的学生们在看着我，我的现在就是他们的未来，我是他们的希望，是他们的标杆，是他们奋斗的动力。如果老师为中医、为经方奋斗数十年，依然贫困潦倒，那学生学中医还有什么希望？贫穷不是中医，贫穷更不是经方人！更何况有真才实学的经方人只要有合适的行医环境，一定能迅速地致富成名！不信，你问问沙龙论坛的网友们！

257. 一清胶囊就是经方泻心汤的新型制剂。如果我们国家能将经方均开发出一些疗效好、服用方便并有较高经济附加值的现代制剂，那经方医学的发展就会步入新的发展阶段，中医药就能为我国的经济和社会发展做出更多的贡献了。

258. 感动！像何运强医生这样有中医家学渊源，自身又热爱中医的中青年医生，全国应该还有不少，这是中医学传承的中坚力量。如果他们都能像何运强医生那样精究经方、埋头临床，则日后对继承、发扬中医的大业必定大有贡献！

259. 当前，不少中医教科书将脉诊的价值夸大了，脉诊的思路也僵化了！凡是热证，必定脉数；凡是寒证，必定脉迟；湿证脉濡，痰证脉滑，虚证脉弱。如此这般，给人感觉十分简单，但一到临床，学生往往一片茫然。

260. 脉有心理脉、病理脉、生理脉之分。半夏体质的脉滑利，是心理脉，待心平气和，自然脉归平静；附子证的脉微弱沉细，是病理脉，大多循环系统功能低下；瘦人的浮脉以及胖人的沉脉，是生理常态。

261. 脉象的变化最多，其中有感觉，有实证，有江湖，有科学。骗子借脉象惑人，玄学靠脉象藏身，高人凭脉象露脸，医家从脉象诊病辨体，病家据脉象考核医生……患者伸出双手，充满对医生的崇敬，对疾病康复的期待，可以定神；医生搭上三指，可以沉思，可以揣度，可以小憩。方寸之地，却藏有无数的玄机，古往今来的中医，无不以脉诊为职业的标牌。脉诊能不神乎其神？

主题之二

经方实验录

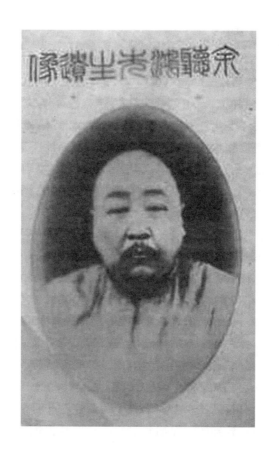

　　仲景之方人皆畏难不用，然病至危险，非仲景方不能挽回耳。

　　人云仲景之法能治伤寒，不能治调理者，门外汉也。

　　　　　　　　　　　　　　　　　　　——余听鸿

经方治疗一位欧洲老人的骨性关节炎

Huangmujun

发表于：2010 –01 –07

女儿生活在比利时。女婿的养母实为姨婆，今年85岁，欧洲白种女人。一年前的一天，女儿打电话给我说，老太太动则胸闷痛、心慌、浮肿重，她原来就有严重的膝骨性关节炎，不良于行，我让她立即去看心脏科医生，检查为急性心肌梗死，住院治疗后缓解出院。因年高有多种慢性病，医院拒绝手术，并暗示无多少治疗办法，只开了一些口服药物。我大致知道她的情况：

身高大较胖，肌肉松弛，易汗，家庭经济情况好，活动少，属于尊荣人。皮肤干燥，下肢浮肿重，舌暗红。我让她吃中药，她同意试试。

遂用了黄芪桂枝五物汤、五苓散、瓜蒌薤白汤、四味健步汤：

生黄芪30g，炒党参10g，桂枝10g，肉桂10g，赤芍20g，白芍20g，丹参20g，丹皮12g，桃仁10g，怀牛膝30g，全瓜蒌15g，薤白12g，猪苓10g，泽泻10g，白术10g，茯苓10g，生姜4片，红枣12枚，石斛10g。

服药后症状明显好转，胸闷痛消失，浮肿明显减轻。她的生活习惯本来是自己开车，常去超市购物，三天两头去饭店吃饭。病后就停止了出行，病情好转后，又自己开车出去了。大约治疗三个月后，她又去看心脏科医生，那位医生看到她的情况如此之好后，感到很惊奇。我女儿也未告知患者在服中药。

去年八月份，我去女儿家，正好他们买药的中药房关门休假，一时断了中药（欧洲商家关门休假是常事）。他们当地无中药房，每次都要打电话发传真去荷兰的海牙（就是国际法庭所在地的海牙）。老太太又肿了起来，精神也萎靡不振，停止了自己开车出门，整天坐在家里。正好那家中药房又开门了。我们赶快开车去海牙买中药。正在此时，我看到了黄煌教授的一篇关于用猪苓汤的文章，遂改方，在方中加用了猪苓汤。

生黄芪30g，肉桂10g，赤芍20g，怀牛膝50g，全瓜蒌20g，薤白10g，猪苓10g，泽泻20g，白术10g，茯苓20g，红枣12枚，阿胶10g，飞滑石10g，栀子10g，黄柏6g，甘草6g。30剂

（但缺石斛，药房的人告诉我们是因欧洲禁止进口石斛之故）

买回药后，立即给她煮服。她说这个药比以前的好吃多了。第二天，情况就出现了好转，浮肿大消，精神好转。关键的一点，是她对中药的态

度出现了根本的转变，以前是要她吃药，现在是她主动要吃药。几天后，又恢复了自己开车出门的生活习惯。不久前，她又去看那位心脏科医生，那位医生见她情况后，更感惊奇。我女儿说，下次去看那位医生时会告诉他，患者一直在服中药。

我想，此患者高年多病，已经是靠中药在维持她的生命。如果停用中药，情况一定不会乐观，看来她还会长期服药。

守方柴苓汤三年治愈妻子三十多年的慢性腹泻

Huangmujun

发表于：2010 – 02 – 21

我妻子今年66岁，从小就身体单薄，月经也一直量多，三十多年前生第二个孩子时，月子里未保养好，得了个慢性腹泻，中西医治了多少年也不见效，但肠镜检查未见异常。人们都说月子里的病很难治，平时怕冷、怕风、易感冒、心烦易激动、口渴喜饮水。即使在夏天四十多度高温的阿联酋，到海边去游泳，一阵风吹来，腹部就受凉，立即腹中肠鸣，只好立即回家，泻出大量稀水样便即安。平时也从未有成形的大便。后来，逐渐出现了脂肪肝、冠心病，心电图 V_5 T波倒置、频繁期前收缩。我认为她的病是免疫功能低下所致，遂给与柴苓汤（一剂药服两天），坚持长期服用，到现在已三年多，渐渐地，她不怕冷，不怕风，也不易感冒了。在治疗期间，还随症加减。如胸闷时加瓜蒌薤白汤及复方丹参滴丸，心悸基本上不再出现，心电图检查 T 波也已正常（我院心电图室的医生认为 T 波是不可能恢复正常的。现在复查正常了，她们感到很惊奇）。两个多月前，她发现大便成形了，开始时大便虽成形，但排便不是很畅快，现在排便畅快了，超声波检查脂肪肝也痊愈了。原来服中药时，只要加白芍，就一定腹泻加重，连熟地、当归、首乌等都不能用，现在都可用了，人们都说她要比实际年龄年轻许多。

我想这就是治病的人，而不是直接治疗人的病，结果是人好了，病也好了。

经方真是宝贝啊，如果在未病时就加以服药，很多疾病就可能被预防。

Bsdfan 发表于：2010 – 02 – 22

能坚持守方三年实属不易，所幸患者已见好转。但经方是利器，一般是不会用这么长时间的，不知楼主有没有想过药方不是很对证呢？

从陈述看，患者的早期表现有较明显的表虚，而且又与新产这种特殊生理阶段相吻合。如果从固表起治，如桂枝加附子汤、新加汤，再缓图他证，恐更正确一些。

Huangmujun   发表于：2010 – 02 – 25

1. 经方应该是可以长期服用的，尤其对慢性病调理体质时。黄煌教授在谈到用柴苓汤治疗肿瘤时，就说要小剂量长期服用。在谈到炙甘草汤时，也说可做成膏剂长期服用，本病例说明了这点。

2. 柴苓汤可以提高机体免疫功能，我就是冲着这一点用的。此病例以往也用过附子等，但用后几天就会出现口腔溃疡等内热证。她这个病用的药，是热不得也冷不得。曾在江苏省中医院看过不少医生，用过不少办法，但始终未见起色。直至看到黄煌教授所说柴苓汤可以提高机体免疫功能时，我才考虑用此方。因开始服用未见明显变化，但亦无不适，和以往不是热就是寒不同，所以坚持了下来。

3. 现在人们都在谈论亚健康状态，我妻子以前就是处于这个状态，经体质调理后走出了这个状态。

所谓亚健康状态，我认为实际上是机体处于一种低水平的阴阳平衡状态，而其免疫功能亦处于低水平状态。机体稍受外邪，就很容易失去平衡，引起种种疾病，如不调治，就可能变成大病。而处于亚健康状态的人群中，很多是可以用柴苓汤等经方来加以调理的（黄煌教授提出了不少关于增强免疫功能的经方）。我妻子正是受惠者之一。

临床上如有较长期和大量用柴苓汤等来改善亚健康状态的研究，那么也许有一天，人们会将柴苓汤等经方作为纠正亚健康状态的专方。

黄煌教授常用柴苓汤来治疗癌症，那为何不可以在得癌症前就先使用它呢？

孕妇感冒的中药治疗经过

沙丘沙

发表于：2010 – 01 – 28

　　据说在患"甲流"的患者中，孕妇的死亡率明显高于其他人群。我最近治疗了三例孕妇的感冒发热，是否为甲流，未能确诊，但均是用纯中药治疗的，且疗效很好。现介绍于后，供大家参考。

　　第一位，于 2010 年元月 22 号就诊，23 岁，孕三月。恶寒发热，体温 38℃。舌淡，咽干，鼻塞，周身发酸。脉右寸浮数而滑、左寸浮紧而数。给大青龙汤 1 剂。麻黄 30g，肉桂 15g，炒甘草 15g，杏仁 10g，石膏 50g，生姜 25g，大枣 6 枚（掰），加水 1000mL，煎取 400mL，分两次温服，从此再无消息。25 日在路上遇见其夫，问及服药后的情况，回答说："没事了，药还没有全部服完就好了！"我又问："药喝了吗?""喝了"。因在路上，各自有事，没容细问。我想，他说的没有全部服完就好了，是形容服药见效快，说明这样用大青龙汤是安全的。

　　第二位，2010 年元月 23 日，在成都定居，孕几月不详。电话咨询，言发热 39.6℃，口干渴，手足有汗，不恶寒，二便正常。嘱其用白虎加参汤：石膏 100g，知母 30g，炒甘草 15g，太子参 20g，粳米 30g，加水 1500mL，煎取 500mL，分 3 次温服，2 小时服药 1 次。次日，回电话说："体温 37.2℃，有轻度鼻塞。"上方加蝉蜕 5g，麻黄 5g，嘱连用两剂，体温正常，就可以停药。谁知药店得知是孕妇之后，拒绝配药，言对大人和孩子都有损害。我只能让其再换一家药店，不必告诉他们是孕妇喝的。好在女孩对我信任有加，不然，被他们这样一说，还不恨死我。怕白虎加参汤，难道就不怕 39℃ 以上的高热对母子的损伤，真是不可理喻！

　　第三位，2010 年元月 25 日早晨就诊，孕两月。体温 38 ℃，不恶寒，发困，咳嗽，面赤，唇红，脉寸浮滑，口干，咽干，给小柴胡汤去人参加石膏桔梗陈皮：北柴胡 30g，制半夏 10g，黄芩 15g，炒甘草 10g，石膏 50g，桔梗 10g，陈皮 10g，生姜 15g，大枣 6 枚（掰），加水 1500mL，煎取 500mL，每间隔 2 个小时服药 1 次。至晚 6 点，体温 38.6℃，嘱其不必惊慌，明天早晨或许会有所下降。果然，次日 7 点测体温 36℃，仍有咳嗽，上方合半夏厚朴汤治疗。

李小荣　发表于：2010 - 01 - 28

《内经》言："有故无殒，亦无殒也。"

经方医说："有其证用其方……有病则病当之。"

有一次，给感冒孕妇开小柴胡汤，家属愤慨：小柴胡颗粒说明书上说不能用！前两月还有两例更搞笑，一例肿瘤术后失眠者，开柴胡加龙牡汤用肉桂，因为要享受慢性病补偿到某大医院中医科转方，中医医生说这张处方不能开，原因居然是，肿瘤患者不能用肉桂，用了会使肿瘤复发的……还有一例前列腺炎后综合征的神经症，开柴胡加龙牡汤合桂枝茯苓丸用肉桂，某大牌教授说，你的病是湿热，是不能服肉桂的！晕！倒！

存一　发表于：2010 - 01 - 28

前几天治一12岁儿童，经西医治疗发热不退。刻下：发热不恶寒，无汗，咳嗽，咽痛，口干，面赤唇红，疲乏无力。脉浮滑数。体温38.2℃。处以小柴胡加桔梗石膏汤，其中柴胡24g，石膏45g。药后体温反升到40℃，家属害怕找西医输液去了。

请问沙前辈是不是方中有党参的缘故，还是辨证错了？敬请指教为盼。

jszyxby　发表于：2010 - 01 - 28

沙丘沙师兄的用药真是令人佩服，对于外感病，经方更体现了一剂知，二剂已。

每个人的天分都有定数，而平庸之辈往往躺在地上还在说天，这样的人值得去气愤吗？重视自己的感受是最关键的。

王晓军　发表于：2010 - 01 - 29

支持沙兄！请教沙兄：白虎加参汤中用的粳米在药店能取得到吗？如无粳米，可以用大米或是山药替代吗？

耕读世家　发表于：2010 - 01 - 29

沙版主有胆有识，赞一个！另外，我们说要抢回西医治感冒发热的阵地，不能口说，要有实际行动，希望论坛提供网络空间。再有，感冒是常见病、多发病。每天碰上的概率很高，案例很多，大可活跃人气，一般的爱好者也会比较关心。请论坛管理团队充分考虑这一建议！

江湖医侠 发表于：2010 - 01 - 29

　　经方对时行病发热的疗效绝不比输液差，找我看发热的患者也很多，如沙兄治此类的病案也很常见，且此类孕妇感冒非中药治疗不可，其优势路人皆知，关键是必须有速效，患者才会信服你。

沙丘沙 发表于：2010 - 01 - 29

　　回王晓军的帖子：粳米药店多不备。我也是让患者自备的大米，不过应嘱患者用质硬的大米，不要用质黏的大米。我曾按仲景原方，用大米汤煎其他的药，结果煮成了粥。可能就是用的质黏的大米。

沙丘沙 发表于：2010 - 01 - 29

　　存一的辨证没有问题，用量也恰到好处。至于说为什么变为高热，除了疾病本身的因素之外，我主要是考虑柴胡的质量问题。柴胡不仅有南北之分，尚有家种和野生之别，更不用说伪品了。汉用野生北柴胡。中药治疗发热，最短也要以 24 小时来判断结果，我的案例中就是服完 3 次，至晚 6 点时已近 10 个小时，体温仍未降，嘱其勿惊慌，次日清晨便降至 36℃，其中也不乏先升后降者。用中药治发热，医生首先得沉住气。

桂枝加大黄汤治验

hoh999

发表于：2009 – 04 – 04

1. 赵某，女，39 岁，有慢性阑尾炎病史。平时大便 5 ~ 6 日 1 次，这次因阑尾炎急性发作到医院切除了阑尾，但手术后第 6 天，患者因腹痛难忍、便秘，灌肠后缓解。手术后第 8 天，患者要求出院，在家里由我继续输抗炎药物，但出院 4 天后又因腹痛、便秘而再次灌肠（出院后一直服用通便灵胶囊、果导片）。在我的建议下，尝试服中药。当时诊得阑尾手术切口处仍有压痛，其余按压无疼痛，舌质暗红，苔薄白，脉沉细，诊脉时触及肘以下皮肤凉、湿润。当时只考虑患者惧怕再次便秘之苦，想其方中应有大黄，翻开《伤寒论》，选择了桂枝加大黄汤：桂枝 15g，白芍 30g，甘草 10g，生姜 15g，大枣 25g，大黄 10g，3 剂。服此 3 剂药时，每天大便 1 次。二诊时，减大黄用量：桂枝 15g，白芍 30g，甘草 10g，生姜 15g，大枣 25g，大黄 3g，6 剂。大概过了 1 个月，患者因感冒来诊，我问起患者服中药的情况，患者回答说："服药后大便一直很好，多年的便秘也治愈了。"

2. 孟某，女，60 岁，三日前因食不洁物出现腹部隐痛、恶心欲呕，但无腹泻，某医院诊为肠炎，输抗炎药治疗无效，故来我处诊治。刻诊：患者体型中等，平素无便秘，前述症状无任何改善，并出现全身发冷，欲解大便，但每次只能费力解出少许软便，无后重感，腹部按压隐痛，舌质淡红有齿痕，苔薄白，脉沉。当时不知该从何处着手用药，此时患者说："如果我要是痛快解一次大便就好了。"于是就先用了桂枝加大黄汤以观察疗效：桂枝 15g，白芍 30g，甘草 10g，生姜 15g，大枣 25g，大黄 10g，3 剂。患者晚饭前先服 1 次，到早上 5 点钟又煎了 1 次服下，至中午前解了大便 2 次（大量软便）。随之腹痛、恶心症状全无，但仍感身冷。余药弃之不用，未再进行任何治疗，逐渐而安。

以上两例均用了桂枝加大黄汤，当初的想法只是为了通便而用，其他有关六经辨证等问题没有想到，却想不到取得了较好的效果，贴在此处与大家共同学习。

大黄剂通腑止痛神效

医海一粟

发表于: 2010 - 04 - 24

1. 张翁，72 岁，胃穿孔修补术后 7 年，常以积食不消就诊。其人弓腰驼背，自行车修理业者。中午食冷饭后，脐上、胃下胀痛难耐 5 小时，刻下不大便，不排气。处方：厚朴 40g，炒枳壳 40g，生大黄 20g（后入），1 剂。复诊，顿服半小时后，胀痛即大减如失，上方小其量加焦三仙而愈。

2. 史妇，哺乳 5 月，剖宫产者，以饭后脐上胀痛两周就诊。刻下：脐上、胃下喜温与轻按，重按则痛甚。大便不干，每日 1 次，舌红苔白厚腻，脉细数（口服莨菪剂）。西医针药不效，说是源于痛前吃生醉咸蟹所得。处方：炮附片 10g，厚朴 20g，炒枳壳 10g，生大黄 10g，生苍术 10g，陈皮 6g，生甘草 3g，生姜 25g，黄酒 100mL，水煎服，3 剂。复诊，诸症大减，上方继服 3 剂，随访愈。

3. 衣翁，86 岁，以右胁下胀痛拒按七日就诊。大便不行七日，经彩超检验：胆囊结石伴胆囊炎，输液三日，疼痛反剧。现舌苔黄腻而厚，自言是吃肉之故。方用大柴胡汤加减：制元胡 10g，黄芩 10g，炒枳壳 10g，生白芍 10g，姜半夏 10g，生大黄 6g（后入），酒水煎服 3 剂。

复诊，疼痛大减，大便十日未行。上方加芒硝 6g（兑服），继服 3 剂。

后其妇来诊，说翁自服芒硝后得大便，腹即不痛至今。

按：先前迷信西医消炎抗感染效果，经此种种，以后逐渐认识到医学远非消炎抗菌之一途。不论中医西医，能治病就是大有理在。理论再好，治不了病就是谬论，所谓"破除迷信，崇尚科学"。还要加一句：不但要崇尚科学，更要相信真理！

当归芍药散的运用体会

李小荣

发表于：2010－04－24

（一）案例

案一　妊娠腹痛泄泻案

吴某，女，21岁，2008－08－25初诊。

初孕4个多月。左侧下腹部疼痛不适十多天，痛时欲便，大便日行2次，近四五天来泻稀水样便而舒畅。腰酸痛，白带多，如豆腐渣样，有异味，伴阴痒。口渴，渴饮冷水，纳眠可。B超：胎儿双顶径4.0cm，单活胎。

当归芍药散合葛根芩连汤：当归9g，白芍18g，川芎9g，生白术9g，泽泻12g，茯苓12g，生苡仁20g，芡实9g，炒杜仲12g，桑寄生15g，葛根30g，黄芩9g，炙甘草6g。6剂，腹痛泄泻愈。

案二　妊娠呕吐腹痛泄泻案

丁某，女，23岁，2008－10－15初诊。

初孕7个月。三天前呕吐一次后腹痛泄泻，大便呈稀水样，日行三五次，伴恶心。现感心下痞痛，下腹隐痛连及腰酸不适。脉滑有力，舌淡苔薄水滑。与当归芍药散合小半夏汤加味：当归12g，白芍18g，川芎9g，生白术9g，泽泻12g，茯苓12g，法半夏12g，藿香9g，砂仁9g（打），生姜3片。一剂知，两剂愈。

案三　带下案

黄某，女，41岁，2008－04－28初诊。

带下频多、气腥、质稀如水而黏已1年多。嗳气，夜则口干口苦，咽喉不适，眠则梦多而恐怖。乏力，纳可，二便平。脉右弦左细，舌质暗红，苔厚黄腻滑。有痔疮手术史。常感左肩痛。素有痛经、色暗、量少。体瘦肤黄少光泽，贫血外观，咽暗红，心下按之痛、腹肌较紧张、有抵抗感。当归芍药散合黄连温胆汤：当归12g，白芍12g，川芎9g，生白术

10g, 炒苍术 9g, 茯苓 15g, 炒泽泻 18g, 黄连 3g, 法半夏 30g, 炒竹茹 6g, 炒枳壳 9g, 生苡仁 30g, 丹参 30g, 生姜 3 片, 6 剂。

二诊: 白带大减。5 月 2 号来月经, 量仍少, 痛轻微。夜醒后口干口苦, 眠浅。脉涩按之有力, 舌淡红嫩, 苔薄滑。

处方: 当归 15g, 白芍 15g, 川芎 10g, 生白术 12g, 炒苍术 9g, 茯苓 30g, 炒泽泻 18g, 法半夏 30g, 炒竹茹 6g, 炒枳壳 9g, 桂枝 9g, 陈皮 9g, 生姜 3 片, 6 剂。

三诊: 白带较少, 头昏乏力。脉弦滑, 舌淡红嫩, 苔薄腻。与完带汤 6 剂善后。

案四　肝硬化腹水案

雷某, 男, 69 岁, 山区农民, 2007 - 11 - 20 初诊。

便溏十余年, 消瘦、乏力、腹胀一月余。大便稀溏, 日行 3 ~ 5 次, 全身乏力, 动则气短, 头晕眼花, 腹胀纳减, 右下腹有包块、时聚而痛、时散而消。素嗜好烟酒, 既往体健。

昨抽血查肝功能: 血清总蛋白、白蛋白低; 各项酶增高。乙肝病毒表面抗原 (+)。B 超示: 肝脾为肝硬化典型表现, 有少量腹水。AFP 在正常范围。

舌淡红, 苔厚腻滑。脉左尺弦劲有力, 寸关濡弱; 右脉弦劲无柔和感, 沉取无力。

处方: 炙鳖甲 12g (先煎), 生牡蛎 15g (先煎), 生龙骨 15g (先煎), 黄芪 30g, 陈皮 9g, 当归 15g, 白芍 30g, 醋柴胡 15g, 茯苓 30g, 焦白术 15g, 桂枝 9g, 炙甘草 3g, 川芎 10g, 茜草 10g, 丹参 20g, 生鸡内金 10g, 泽泻 20g, 砂仁 9g, 三七粉 6g (冲服)。5 剂。

二诊: 患者家境贫困, 上方每剂煎 3 次。现腹胀消失, 头晕眼花、乏力好转, 纳食略增。大便日行二三次, 质转干。尿量增多。诉左侧胸胁部及右腿脚疼痛不适, 睡眠欠深沉。舌淡红, 苔厚腻。脉左尺弦劲有力, 寸关濡弱; 右脉虚弦。继健中补土法。

处方: 炙鳖甲 12g (先煎), 生牡蛎 15g (先煎), 黄芪 36g, 陈皮 9g, 当归 15g, 党参 15g, 白芍 24g, 醋柴胡 15g, 茯苓 18g, 焦白术 12g, 桂枝 9g, 炙甘草 3g, 川芎 10g, 丹参 20g, 生鸡内金 10g, 泽泻 20g, 砂仁 9g, 三七粉 6g (冲服)。5 剂。

服药后感觉很舒服, 自行停药。于 2008 - 08 - 09 复发来诊。

案五　肝硬化腹水案

叶某，女，36 岁，化工厂工人，2007 - 12 - 30 初诊。

腹胀、尿少月余，伴右胁疼痛、乏力、干咳。腹胀以餐后甚，欲食而纳少。便溏，却二三日一行，矢气几无；无口干渴，睡眠不深。一周前每于下午 3 点到夜里 10 点发烧，烧前伴微畏寒，烧自退而半夜有盗汗。如此约有一周。

在化工厂一线当工人十余年，有风湿性膝关节炎史。今年 7 月份孕 8 月时行利凡诺羊膜腔内注射引产术，术前未做肝肾功能检查。

近日 B 超示：肝区光点粗，门静脉直径 11mm；脾脏增大；胆囊壁毛糙、增厚；腹腔内大量腹水。肝功能检查：血清总蛋白、白蛋白低；球蛋白增高；A∶G 为 0.8；谷丙、谷草转氨酶增高 70 ~ 72U。乙肝病毒表面抗原（＋）；余项均在正常范围。

刻诊：神少疲倦，面色萎黄而略白，巩膜青黄，腹膨脐凹。舌质淡，体宽，苔白腻；舌下静脉瘀盈。

当归芍药散合五苓散加味：当归 15g，白芍 15g，川芎 10g，生白术 30g，茯苓 30g，炒泽泻 30g，桂枝 10g，猪苓 10g，生黄芪 30g，陈皮 10g，泽兰 10g，丹参 20g，大腹皮 10g，生神曲 10g。7 剂。

二诊：腹胀稍减，尿量稍加，大便每日 1 ~ 3 次，质稀溏。时有矢气，夜卧肠鸣。纳平眠差。脉细滑而略数，舌质偏淡，苔白。

处方：当归 15g，白芍 15g，川芎 10g，生白术 30g，茯苓 30g，炒泽泻 30g，肉桂 6g，猪苓 9g，生黄芪 30g，陈皮 10g，泽兰 10g，炒丹参 20g，干姜 9g，炒神曲 10g。7 剂。

后腹胀、胁痛、乏力明显好转，干咳同前。因家属与单位交涉，认为系化工厂毒害所致，而转到省里住院治疗。

案六　慢肝、胆囊积液案

纪某，男，45 岁，2008 - 09 - 19 初诊。

慢性活动性肝炎稳定后停药 2 月。昨因进食花生后腹胀，泄泻 3 次，泻后腹胀稍缓。尿短黄如茶水。B 超示：胆囊积液。舌淡嫩边有瘀纹，苔薄腻而淡黄水滑。巩膜黄染。予小柴胡合当归芍药散 4 剂。23 日复诊：腹胀减，大便稀，日一行，尿黄稍长，纳食增。舌淡嫩边有瘀纹，苔薄腻滑。脉左稍弦、右小软。予小柴胡合当归芍药散加味。

处方：柴胡 12g，姜半夏 12g，党参 9g，茯苓 12g，泽泻 12g，炒苍术 9g，川芎 9g，当归 9g，赤芍 12g，炒枳壳 12g，丹参 18g，郁金 9g，砂仁 9g，土茵陈 18g，生姜 3 片。7 剂。

腹胀大减、纳食大增。大便转坚，尿黄而长。巩膜黄染不明显。守方7剂。

（二）拓展

对于生殖道感染性不孕症、慢性盆腔炎、慢性附件炎，本人常以当归芍药散合薏苡附子败酱草散改汤内服。观苔之水润度、舌之淡与红及脉率之快慢定附子的用量，一般 3～12g。体会到：佐入附子能显著提高和加速慢性炎症的吸收和消散。当然也有薏苡附子败酱散合入大黄牡丹汤或仙方活命饮或五味消毒饮的病例，以辨方证为准。同时结合用中药灌肠、药渣炒热后用红布打包热敷下腹部，可大大提高疗效。灌肠方则以桂枝茯苓丸为底方加生牡蛎、海藻（有盆腔积液者）、橘核、香附、制乳香、制没药、酒大黄、蒲公英根等。

（三）方证

当归芍药散，此真神方也！《金匮要略》言"血不利则为水，名曰血分"。当归芍药散正是治疗这种血分病证的，以上选了 6 例合方的案例。我常改散为汤，除了用于妊娠腹痛、妊娠合并病证及以质稀白带为主症的妇科病（据证可加薏苡仁、芡实及椿根白皮、鱼腥草药对）外，对于很多肝硬化腹水之效捷令人难以想象！当然要辨方证，有合柴胡桂枝干姜汤者，有合茵陈五苓散者，也有合真武汤者。当归芍药散总以体质偏差，面色少泽而暗黄或贫血貌，舌质偏淡，苔面水滑，舌下静脉盈瘀为指征。其他湿象，如脉濡或缓、颜面虚浮或足肿、身困头重、眩晕便溏等均可作为佐证。主证多取客观之真实征象。

仲景方剂临床应用 26 例

Loushaokun

发表于：2010 - 05 - 07

　　这是我一篇 30 多年前的临床病案总结，经谷振声教授审阅并提出了一些宝贵的意见。当时正在努力运用方证辨证的方法，发表于此仅供参考。

　　十年前，我开始接触中医。在翻阅中医书籍的过程中，听说《伤寒》《金匮》是中医立法处方的典范。因而就以涉猎的心情浏览了二书，尽管二书辞义深奥以至不能尽解其意，但仍然为其叙述之周详、处理之严慎、立法之简洁所深深吸引。于是开始研读了一些所能弄到手的各家关于《伤寒》《金匮》的注释本。这样就更加感到《伤寒》《金匮》条理严密和方剂的神奥。然使我感到疑惑的是，一般中医尽管崇奉仲景，而对仲景诸方却绝少采用。询诸各相识中医，则众说纷纭。归纳起来，不外两点：一是仲景和我们相处的时间、地点不同，因而仲景所立诸方难以采用，特别是流行性热病的治疗，温病的卫气营血分证治疗已取代了伤寒的六经。二是仲景的方剂严密简洁，如辨证不慎或稍有疏忽，即祸不旋踵，不如后世诸方平稳而易于掌握。以上两种说法虽然言之成理，但总难以消除我心中的疑问。1972 年暑假，我自身偶患流感，诸医遍试桑菊、银翘及其各式变方均无疗效。自忖诸症状极似麻黄汤证，即自拟麻黄汤一剂以试，方内麻黄用至二钱，谁知方至药店，营业员拒不给药。理由是："时值夏月，重用麻黄二钱，真是以人命为儿戏。"经再三说明，始勉强给配，不料服后，竟霍然汗出，一剂而愈。因而心中以为，只要方证相符，仲景方剂既不会不适于今人，也不会招来飞祸。随后偶尔为相识者进行治疗时，只要症状符合仲景诸方所列证候，就给予开列经方，而时常效如桴鼓。现将我运用仲景方剂的典型验案数则条列于下：

　　案一　1975 年 3 月 9 日，本校教师的一个七岁女孩，平日身体一向强健，五天前突发高热（40℃），喘咳，血象检查：白细胞 20×10^9/L，中性 78%。一医院医生诊断为支气管肺炎，按西医常规处理，效果不好，家长央求我予以中医治疗。诊之见发热恶寒，鼻流清涕，直喊头痛，气喘而咳，无汗，脉浮紧数，脉搏 110 次/分，舌苔薄白。断为外感风寒，太阳为病，表卫不宣，虑其化热内传，拟解表发汗、宣肺平喘，处以麻黄汤（生麻黄钱半，桂枝一钱，杏仁二钱半，生甘草一钱）。服后三小时，微微汗出，体温下降，诸症悉除。

案二 1975年8月10日，陈某，三岁女孩，住离校20多里外之关元公社徐岙大队。四天来由于持续高热、神昏嗜睡、颈项强直等症状送医院治疗，西医认为有"乙脑"可疑。因其家人拒绝抽验脊髓液等检查，故未确诊。仅予中西药物对症治疗，但病状自加，特来邀诊。当时病儿处于嗜睡状态，体温高达41℃，头额极烫，而两足冰凉，脉浮数（130次/分），家人见其高温不退，整日以冷面巾敷额，大扇搧风，以求降温，而病儿却毛孔悚立呈恶风寒状，查其苔白而滑、项部强直，问之无汗，并时有喷射状呕吐。当时我以其项背强直、发热恶寒无汗、脉浮数、苔白滑为主证，并顾及呕吐等症状，断定应予葛根汤加半夏汤以求解肌发汗、升津舒络、止呕降逆。主用葛根三钱，生麻黄钱半，桂枝一钱，白芍二钱，生甘草一钱，大枣三枚，生姜二钱。并告其家人："外感表证高热为机体抗病的征象，无须进行任何外力强求降温。"服后2小时，汗出，体温降至38℃，口渴求饮，呕吐止。再试以大扇搧风，再也不见畏风寒之状，而精神却极度疲乏，恶衣被，小便变黄，大便未解，脉象转为洪大，知病情已转向阳明阶段而"阳明无死证"，乃知险期已过，即予以白虎加人参汤二剂，后热退身凉，诸症消失，无任何后遗症。

以上二例，似乎明示，外感热病初期，表热并非病态，而为正气抗病能力外现之征象，无须强求排除。相反，若能因势利导，予以辛温解表药物，协助机体将病邪由汗腺排出，则立即病去身安，而不致旷时持久，徒伤正气。

案三 1976年8月9日，吴某，男，三岁。笔者外甥，发热晨低晚高（37.3℃～38.2℃），半月不退。永强区医院诊为麻疹后头疮引发的慢性败血证（限于化验条件未能确诊），注射种种抗生素，白细胞反上升，后用红霉素、青霉素等，口服羚羊角，症状更趋恶化，嘱即送市医院治疗。其家人因时届盛暑，转送不便，因而央我以中药试治。当时见病儿精神萎靡，表情淡漠，面色淡白，安静嗜睡，鼻流清涕，喜衣被，不渴厌食，小便清长，手足凉，额有冷汗，舌质淡，苔薄白，脉沉细无力（100次/分），白细胞 19×10^9/L，中性72%，血红蛋白9g，体温37.4℃。针对以上症状，我认为病由气血虚少、正气不足，又有外感风寒、正弱邪强所致。当务之急为助阳解表，即予麻黄附子细辛汤（生麻黄六分，附片二钱，细辛六分）投之，并停用一切西药。服药后五小时，精神大有起色，体温恢复正常，手足亦稍温，日内排出臭软便两次，鼻水冷汗均消失。这正如陆渊雷先生所说的，"少阴病在治疗中，手足温、下利为正气恢复，抗病所生之代谢废物积于肠间者因而排除，显为阴证回阳之机。"（《伤寒论今释》）知表证已解，正气将复，连投三剂附子汤，第四天复诊时已能自行下床嬉戏，大便、体温均转正常，惟稍怕冷易疲劳、脸色仍白、脉细沉、舌尖较前稍红。血检：白细胞 $16.6 \times 10^9/L$，中性 76%，继予附子汤七剂后则证情日趋进步，渐致复常。此证在我诊后的 11 天，血检才达正常，白细胞 $9.8 \times 10^9/L$，中性 42%，嗜酸性粒细胞也出现了。

由此，我进一步体会到仲景少阴病篇诸方的意义。少阴病，"脉微细，恶寒（依诸家注释补），但欲寐"，显然为机体机能衰竭现象。由人参扶正，附子回阳就为当前急务，只要正盛阳回，病邪即非自退亦可由重转轻，化险为夷，摒除舍此，一切均为舍本逐末治法，无效少效也就在所必然了。

案四 1975 年 8 月 4 日，王某，女，40 岁，状元渔业大队家属。12 天前因纳凉受寒，头痛发热寒慄，服西药三天无效，改服某中医所予之银翘散两剂，症情反而加剧，后又服祛暑解表药亦无效，乃邀我诊视。症见脉弦，苔白，寒热往来，体温 38.5℃，口苦目眩，头剧痛，咽燥疼，胸闷，胁胀，小便短烫，大便四日未解，面色发黄，无汗，鼻塞流涕，干咳无痰，全身酸痛，纳差，口渴喜饮，饮入不适，恶心欲吐，失眠等，三阳合病，症状杂乱。我先从调理少阳入手，予小柴胡汤和解少阳，服两剂，诸症显缓，食欲亦好转。但咳嗽痰多，痰稀色白，微有恶寒发热，脉浮苔润，乃改予小青龙汤两剂，以解表化饮，服后热退咳止，诸症悉除。

此例症状复杂，一时颇使人迷惑，然当时显为小柴胡证为剧，故先予小柴胡汤，致主证解而他证亦迎刃而解，只余留一些轻微表证与饮而已，故继予小青龙汤两剂以克奏全功。

案五 吴某，男，30 岁，永强化学工艺厂工人。外感后三天来头痛恶寒无汗，口渴烦躁，小便黄，咽部红肿痛，脉浮数，苔微黄，体温 38.7℃。此为外感风寒，表证未解，寒邪化热已向里传。又大青龙汤发汗解表，清热除烦，一剂热退身安。此例极似第 4 例，此始因失治内传，由大青龙汤一剂而安。彼则始而失治，继为误治，西药不顾病体，单纯透表于先，继而畏麻桂而取寒凉阻拒了机体抗病能力于后，于是诸症蜂起，以致缠绵日久，徒伤正气。

案六 1975 年 9 月 10 日，阿波妻，40 岁，状元渔业队家属。三天前，胆囊炎发作，脘腹部剧痛，呕吐剧烈，滴水难以下咽，水入即吐。经注射杜冷丁，以求暂时止痛，邀余往诊。其脉洪弦，苔黄腻，寒热往来，口苦，胸胁苦满，右侧更甚，胆区及心下胀痛拒按，大便秘结三日未解。证属少阳阳明合病，以大柴胡汤外解少阳，内泻热结为治。家人恐服中药不能下咽，我嘱之放心服下，服后并未见呕吐，而十分钟后，腹痛截然而止。

主题之二 ⊙ 经方实验录

109

此例似在说明一点，服药而吐是药证不符，机体对不适于己之药物的一种抗拒作用，惟所见不多，有待先辈指教。

案七　1975年3月6日，陈某，男，43岁，状元渔业队队员。肝病后血压持续波动在200/100mmHg左右，两年来经服种种中西降压药物，未能根治，延我诊治。见其脉沉细，舌质淡，苔白，颈项强，胸胁苦满，右胁下压痛明显，右腹直肌强急压痛，气上冲胸，脐周时时悸动，便溏一日三四次，小便不利。证属水饮阻于少阳部位，处以柴胡桂姜汤。病者以方中有桂枝、干姜等辛热药物，不敢贸然服用。余谓之曰："中医是依证论治，不是墨守成规，血压高仅为症状的一部分，而不是症状的全体。高血压是某种原因作用的结果，而不是病因。诚观历来降血压诸药物未能控制住血压，就可知其大概。我认为，现在病由水饮滞留少阳而成，因而开导少阳、逐除水饮为所必行，而疏导少阳、逐除水饮则非柴胡桂姜汤而莫为，放胆服之，绝无他碍。"因此，连服十剂而诸症大减，血压降至正常，多次测定血压均在145/75mmHg左右。

此例显然说明，中医治病不应为西医诊断而定的病名所束缚，也不应为常规成见所左右，而应按证用药，否则高血压病服姜桂等辛热之药是难以理解的，更何谈能治愈病证。

案八　1975年7月4日，姜某，4岁，男孩，状元渔业队渔民之子。几月来拉脓血便，西医诊断为慢性菌痢，屡治无效。后转中医治疗，给服白头翁汤等苦寒之剂，病情加剧，转来我处诊治。诊其脉沉细（90次/分），舌淡，苔薄白。腹部柔软无力，心下痞坚。不渴，小便色清，大便一日八九次，量少形细，黏液状，偶夹便血，无腹痛啼哭表现。证属中阳不足，脾胃虚寒。予以理中汤加味：党参三钱，炮姜炭二钱，白术三钱，炙甘草一钱，地榆炭一钱，荆芥炭一钱。二剂痊愈。

下痢服白头翁汤，似为治痢常规，但临床中往往不足为例。

案九　1974年10月5日，杨某，男，30岁，状元四大队社员。患病半年，西医诊断为低血压兼慢性肠炎，屡治无效，后经友人介绍来诊，见其人瘦削暗黄，语声低哑，神疲无力，心下痞满，有明显振水音，头眩，小便不利，大便溏薄，一日数次，口不渴，恶寒，多睡液，嗜睡，白天常见眼睑下垂，大有昏昏欲睡状，脉象二尺二关均沉迟，舌淡苔白，血压60/30mmHg。证属太阴病，中阳不足，脾胃虚寒。治疗理应温运中焦，补气健脾。予以附子理中汤，服后大效，深知病证相符，除嘱其边服该汤30剂外，并嘱其购备艾条每日自行熏灸中脘、左阳池一次，每穴各灸10分钟，随后诸症即行消失，血压亦恢复正常，只是在劳动之后还容易产生疲劳，因而嘱其再照上方继服一段时间，以求根本改善体质。

案十 1974年11月5日，陈某，男，33岁。温州东风化工厂职工为笔者同学，七年前患肝炎后，大便长期溏薄，早晨五点钟时，即便意急迫，难以忍耐，量多，便后极度疲困，从而体重日见减轻，口腔终年糜烂破碎，小便时黄，中医都误断为湿热，接连予以清热利湿之药，结果越服越差，终而对治疗丧失信心。一日偶然相遇，话及病情，央为诊治。其脉濡软，舌苔淡黄厚腻，舌尖红有溃疡，嗳气，心下痞，按之有抵抗，微感不适，且肠鸣而无恶心呕吐。证属少阳病类变为胃虚痞结，中气升降失常。投以甘草泻心汤三剂，但服后未效。我以为方证相符，必须耐心服几剂方能奏效，遂劝其坚信勿辍，及服至十余剂后才开始见效。后连服两月，诸症消失一年后，见其面色红润、精力充沛、体重增加，与前相比似换一人，当时我的处方为：甘草三钱，半夏三钱，黄芩一钱，干姜一钱，红参钱半，大枣三个，黄连三分。前十剂用红参，后易红参为党参三钱。

上两例使我感到：中医可以改善体质的，而体质的改善往往是祛病的根源。但治病易，改善体质难。治病，数剂即可奏功，但改善体质则需长期坚持服药而收效。

案十一 1975年9月17日，王某，男，30岁，状元四大队社员。腰疼数月，数治无效，后来我处诊治。诊其脉见全濡，左寸更为沉微，问之有否失眠、遗精、头晕等症状。患者惊愕之余，连连点头，腹诊见左右腹直肌挛急，按之不弛，脐上跳动亢进。证属心阳虚损，精关不固，而致肾虚腰疼。先予桂枝加龙牡汤加肾气丸三剂，后继服20余剂，诸症悉除。特别是失眠一症，缠绵数年难以治愈，这次亦得到了一起解决，实属意外。至今已将近一年了，一切都归正常。

案十二 缪贤发妻，50岁，状元四大队队员。患慢性肾盂肾炎多年，经常急性发作，年来发作更勤，身体越来越差，服中西药多剂无效。后我诊视其脉二尺浮大，沉切微细，舌淡苔白厚腻，根部更甚，腹部右腹直肌挛急压疼，头眩目花，腰疼背疼，难能久立。时值初秋却特别怕冷，全身肌肉经常筋惕肉动，脐周更为厉害，小便频数量少，尿检正常，纳差，便时溏。证属肾阳虚衰，水气内停。亟须温肾散寒，健脾利水为治。即处以大剂真武汤（茯苓五钱，白芍三钱，白术三钱，生姜三钱，炮附子二钱）三剂，诸症消失。

案十三 1974年5月6日，林某，女，23岁，本校教师。近周来常觉脸上发烫，两耳火热，自觉烦躁，体温、血压均正常，西医无法确认。我诊视之，其脉洪，二寸更为有力，舌质红，苔薄黄，心下痞，按之濡，深按觉不适，平时便秘，近几月来常出鼻血，经期每月提前4~5天，量多色红。断为邪火内炽，迫血妄行。须降热泻火，使血行归于宁静。予泻心汤

（生大黄二钱，川连一钱，黄芩三钱），服后诸症悉退，继予凉血养血之剂以善其后。

案十四　泮某，10 岁，女，状元渔业小学学生。几月来经常腹痛，时发缠绵难愈。近来痛次日增，并常嗳酸，纳减，尪羸日甚，有医者诊为患蛔，而经多次驱虫亦未见效。后我诊视，见其脉伏苔白，腹诊时又见其腹皮薄，按之凹凸不平，并有微痛，大便时溏时秘，腹部辘辘有声，且手足冰冷。认为患者中阳衰弱，阴寒内盛。必须温中补虚，降逆止痛。予以大建中汤（蜀椒一钱半，干姜一钱，党参三钱，胶饴五钱烊冲），三剂服后，呕酸腹痛都止，食欲好转，奇怪的是腹诊时所见之凹凸不平现象亦随之不见了，一年来一切都感正常。

上几例，我的体会是腹诊应是中医诊断中不可或缺之一环。仲景在他的著述中，处处明确地提及腹征与腹诊，后世医家对此却多略而不述，忽而不行。转是日本汉方家自德川时代起对此就极为重视，至今有所发展，我们若采取日本汉方家的见解，对中医诊断、处方不会无所裨益。

案十五　1976 年 8 月 5 日，陈某，男，50 岁，状元渔业队队员。三天前的一个夜晚，于纳凉时突起寒忾，继之呕吐、头眩、体温正常，医生一时不能确诊，给予对症治疗而无效，乃邀我诊治。按脉濡，苔白腻，不思饮，心下微痞。证属厥阴病胃中虚寒，肝气上逆。应温中补虚，降逆止呕。予大剂吴茱萸汤，一剂而愈。

案十六　1976 年 4 月 9 日，王某，3 岁。麻疹期中日夜啼哭不能眠已一周，住永强区医院治疗。西医注射盐酸氯丙嗪后沉睡 24 小时，醒后仍复啼哭不休，如此又连续两个日夜不眠与哭喊，其家人惶恐之余，无计可施，乃延我诊视。只见病儿神情相当疲乏，加又烦躁不安、哭声沙哑、皮肤上留有麻疹后的特异色素沉着，有糠状落屑，口奇渴，喜饮，脉虚数，苔微黄而干燥，腹肌柔软，额头及手足微烫，体温 38.3 ℃，大便焦黄而溏，肛口深红。此证因疹后邪热未净，业已伤及气液之故。治宜清热生津，益气和胃。予以竹叶石膏汤两剂，服后当夜即行安睡、体温亦降至正常，诸虚烦也随之全部消失，二月后逢见其家人，问及情况，据说一切均好。

案十七　1975 年 8 月 23 日，江某，男，70 岁，状元渔业队退休渔民，近月来每隔两天发作一次恶寒颤抖，后出现全身及角膜黄染，有腹水，肝约肋下三指、质硬，限于化验条件，西医未能确诊，其家人惶恐转而央我给予中药治疗。其脉二关弦、二尺沉细无力、右尺更甚，舌苔白腻，中部微黄。口苦，目眩，寒热往来如疟状，恶心，不欲食，水入即吐，黄疸色晦。小便不利、色黄，大便秘结、三四日一行。腹诊：胸胁极度紧张苦闷，按压有抵抗，患者觉有窒息感，体温 37.3 ℃。此证系湿热郁滞少阳，法当和解少阳、化湿利水、消疸清热为治。当即以小柴胡汤与茵陈五苓散合方三剂，后诸症大减，精神振作，以后再增减上方药味分量，复予三剂。诸病皆愈，一年后追访，此人一切均好。

案十八　史某，女，六岁，状元四大队队员之女。疹后咳嗽不止，西医诊断为百日咳，而缠绵月余，服药未效，转来我处诊治。诊其脉甚沉细，舌白鼻流清涕，无汗，晨起眼睑水肿，痉咳连声，发作剧时，口唇发绀，体温 37.5 ℃。证属风寒客表，水气内停。以小青龙汤解表化饮，化痰止咳。一剂知，再剂咳声大减，三剂痉愈。半月后，因食生辣菜，又引起咳嗽，家人按原方服两剂顿愈，后即无反复。当时处方如下：生麻黄一钱，白芍钱半，细辛六分，干姜一钱，甘草一钱，桂枝一钱，法夏二钱，五味子八分。

案十九　1976 年 8 月 20 日，张某，24 岁，永强青山大队队员之妻。婚后患肾盂肾炎已将两年，时有发作，以至迟迟未孕。后我为其诊视，见脉涩，唇舌色暗，面色萎黄，腰酸痛、捶之舒服，人疲思卧，纳差，小便不利，左小腹触之有抵抗压痛，但不急结，大便正常，经期不定、经色暗、有块。诊断为瘀血停滞为害，予以桂枝茯苓丸料煎服，从活血化瘀法着手调治。三剂后，诸症悉消，精神亦复，后数月遂孕，全家欣喜无限。

案二十　张某，24 岁，女，张某之小姑。见其嫂嫂如此迅速治愈，也来诊治。患者素有痛经，婚后三年未孕。据谓：经前小腹腰围疼痛已有六年之久，延医诊治终不效，深觉烦恼。来诊时，月经期结束刚一周，诊见二尺脉浮弱，沉按不见，舌根苔白腻，舌质淡，面色偏贫血，腰背、两膝、脚跟酸痛，少腹无力，有不仁感。此证系属肾阳不足，予以金匮肾气丸料煎服，嘱其一直服到下次月经来潮为止。患者遵嘱服药，连服 15 剂，经来腹疼消失，后即怀孕。

案二十一　阿光媳妇，25 岁，状元四大队社员，1976 年 5 月 6 日来诊。产后半月小腹疼，恶露淋漓，脉沉细，舌淡，面色苍白，晕眩，脚抽筋，自感恶寒，二腹直肌挛急，按之不适。证属产后营气均虚，投以当归建中汤以补血温中、缓急止痛，一剂知，三剂痉。

案二十二　1976 年 5 月 15 日，杨某，女，24 岁，笔者妻。怀孕四月及渐感全腹胀疼，胃中嘈杂，大便秘结，肠鸣不已，夜间益显，失眠，心烦，脉濡，舌红苔白，体温 38℃。证为痰热互结心下，又兼下焦蓄血。更宜清热涤痰，开结，破血，下瘀。拟予小陷胸汤与桃仁承气汤合方，但虑其怀孕在身，恐过峻药物招致意外，迟迟不敢以投。后观诸症日剧，已致卧床不起，细思古人有"有故无殒"之教，由是放胆投之：半夏三钱，炒蒌仁四钱，川连钱半，桃仁泥三钱，桂枝二钱，大黄二钱，甘草钱半，玄明粉三钱冲服。服后三小时，泻下大量秽物，诸症顿大减，次日再服一剂，病即痊愈。

通过以上几例，我感到妇科病常致全身症状，而全身症状也常引起妇科病，错综复杂，互为因果。治疗上，只要全力抓主症，主症得治，他病自愈。

案二十三 李某，男，25岁，一同事的阿舅，状二大队社员。腰疼两月，屡治无效，求为诊治。其脉沉迟，舌苔白，右腹直肌挛急。自觉腰部寒冷，疼痛沉重，转动不便，两下肢均感酸软无力，有麻痹感，两膝部更甚。证属水湿停滞于肾之外府，予以苓姜术甘汤健脾利水、温中散寒。一剂知，三剂痛止，行动自如。

案二十四 1974年8月30日，王某，23岁，状四大队社员。右腰腿痛，行步困难，三个月来渐至加重，经各方治疗均无效，有人建议至上海诊治。后经一医生介绍来我处就诊。诊见痛沿足少阳胆经及足太阳膀胱经同时发散，次髎、环跳、跗阳压痛强烈，脉沉紧，白腻厚苔，厌食，大便溏、形细，日行三四次，时有怕冷感。因见病情如此，忧虑重重，致又失眠。诊其腹，见两腹直肌拘挛，右侧特甚，知其营卫二虚，肌肉不得营养以致拘挛。遂治以芍药甘草附子汤服三剂后即见效，及十剂，症状愈半，后针药配合，双管齐下，历经两月有余，终于彻底治愈。两年来，参加农业劳动，未见有任何不适。

案二十五 1974年9月10日，周某，60岁，状元街园艺师傅。患者右腰腿痛已三月，经多种治疗未效，近疼痛剧烈，不能站立，请我诊治。证见右腿皮肤紫暗，轻度痿削，冰凉，全腿刺痛，抬腿试验阳性。脉沉迟，心下痞坚，右腹直肌挛急，并有压痛。背部常有冷感，咳痰，痰白多稀，小便量较前少。愚以证属阳虚体弱，寒湿内侵。即予以附子汤温经助阳，祛寒化湿；再配合针灸，十剂而愈，至今三年，未见复发。

案二十六 1975年7月4日，泮某，男，51岁，状元二大队队员。右肩关节痹痛，半年来曾经市各大医院伤科的种种疗法医治，结果日益恶化。当时见其右上臂不能上举，后转右肩脖颈僵硬挛急，头不能自由转动；天宗穴压痛特甚，感应可达上肢后侧（相当于尺骨神经线路）；按压缺盆，疼痛可达整个上肢；掐压右肱二头肌感到剧痛，全臂肌肉明显萎缩，手臂稍有碰及硬物即疼痛不堪，提重不过五斤。这例是我所见到"五十肩"患者中最严重的一个。脉涩，舌质暗红，根部厚黄腻苔。心下痞硬、按之剧痛，左少腹急结（沿左髂骨窝上下可触及索状物，此物存于腹表附近，按压有抵抗与急迫性疼痛）。便秘，溲黄短，头重如束，口苦，纳差，夜间因痛而不得安眠。此证为痰热互结，予小陷胸汤与桃仁承气汤合方三剂后，泻下大量黑臭便，全身轻松。患者说，此三剂胜似过去所服的一百多剂中草药，手臂提高 10cm，少腹急结与心下痞痛大见减轻。复诊时，腹征变轻了，我把原方分量减半后再服五剂，腹征消失了。除右臂活动不利等局部症状未完全恢复外，全身症状几乎消失。后予葛根汤加苡仁及耳针（交感、神门、上臂肩等），前后经过一个来月的诊治而愈。半年后随访，红光满面，已能从事各种体力劳动。

以上几例，让我体会到整体与局部的辩证关系。局部疾病，除特殊情况外，都应从整体出发，整体调整了，局部病变也就能相应地自行痊愈了。

重用半夏茯苓治疗失眠

邢　斌

发表于：2010－05－19

张某，男，64 岁。初诊：2007 年 5 月 22 日。

主诉：失眠一年余。

病史：失眠已一年余。每晚 12 点入睡，能马上睡着，但 3 点即醒，醒后难入睡。即使入睡也是梦多纷纭，睡眠质量很差。乏力，盗汗，畏热，口干、口腻，有时心烦。纳可，便调，夜尿 1 次，无腰酸。舌苔白腻带黄，脉沉。

处方：制半夏 30g，茯苓 90g，陈皮 6g，苍术 9g，川朴 9g，甘草 3g，石菖蒲 30g，远志 9g，生苡仁 30g，杏仁 9g，蔻仁 3g，滑石 9g，通草 3g，7 剂。

2007 年 5 月 29 日二诊：服药 1 剂，当天晚上即犯困。服药 3 剂，睡眠已安，能连续睡 7 小时。即使中间小便，亦能马上再睡。一般能从 11 点多，睡到早上 7 点。精神已振，仍口干、口腻、盗汗。舌苔已减薄，脉沉。

处方：守方，改苍术 15g，7 剂。

2007 年 6 月 5 日三诊：睡眠正常，精神振，口不干，但略腻，盗汗减轻。舌苔减薄，脉弦。

处方：守方，改苍术 20g，14 剂。

药后病除，以后多次相遇，均告诸症皆痊。

按语：半夏、茯苓治疗失眠有良效，但必须剂量大。我大约从 2001 年即开始重用半夏、茯苓。半夏常用 30g，甚则 60g；茯苓常用 60g，甚则 100g。治疗失眠多获捷效，并拟定了治疗痰湿型失眠的平陈宁神汤。

兰洪喜1　发表于：2010－06－02

有一患者，半夏体质，用半夏 30g，服用以后嘴麻，楼主没有遇到重用半夏嘴麻这样类似中毒的患者吗？

邢斌　发表于：2010－06－19

重用半夏 30g，也常用至 60g，已经 9 年，不计其数，从未出现嘴麻等类似中毒的现象。

仆本恨人医案九则

仆本恨人

发表于：2010 – 05 – 27

1. 男，19 岁，学生。半年来自语自笑，少眠，懒散，迭进抗精神分裂症药无效。其人肤白而胖，舌肥大，苔薄白腻，脉滑。予温胆汤，一月后症状消失，自己主动要求复学。

2. 女，54 岁。几年来头晕、咽干、唇口干燥。查白细胞（2 ~ 3）× 10^9/L。其人中等偏瘦，肤黄暗，黑眼眶。舌淡红，中心有一裂缝，苔薄白腻。予小柴胡汤合归芍散。14 天后复查白细胞 4.1×10^9/L，自称近来花粉过敏，继往有过敏性鼻炎，此小柴胡汤证之铁证。嘱效不更方。

3. 女，70 余岁。盗汗，头晕，失眠有年。继往有脑梗史。其人面色虚浮，肌肤松弛，而眼神灵活。舌暗，舌下静脉曲张成团，脉滑有力。予温胆汤加连翘、丹参。半月后盗汗减，夜眠好转，活动较前有力，腹部也觉宽舒不少。再予温胆汤合酸枣仁汤治之，后期或可予黄芪桂枝五物汤合桂枝茯苓丸治之。

4. 80 老翁，午后高热 3 天。人略瘦，气促，无痰。舌红少苔，脉浮数。予柴胡、黄芩、甘草、连翘、生石膏。前四味，黄师方也，一剂得微汗出。愈。

5. 女，50 余岁。瘦而色悴，长年咳嗽，咽痒则咳，苔白腻。予柴朴汤 7 剂，大有好转，同村某，患咳也有年，依方配药，亦大效。

6. 女，50 余岁。盗汗数年，他医以为虚，愈补愈重。其人壮，目睛有神，右脉滑。予除烦汤，7 剂小效，14 剂大效。怒谓名医原来亦不可凭。

7. 女，70 余岁。患眼疾两月，痛则不可挡，有时张口即痛，难以咀嚼，疑三叉神经痛。痛则不通，况舌下静脉怒张乌黑。其人体胖，肤松弛。予黄芪桂枝五物汤合桂枝茯苓丸加全蝎，7 剂即效，可以进食，偶作小痛，可忍。

8. 男，50 余岁，体壮实。患糖尿病 10 年许。5 月前以心下满求治，予小陷胸汤 3 剂，后不复诊。10 天前以胃部胀痛，大便稀溏，日 2 次而求治。持前笺来，称上次 3 剂即愈，屡服有效，此次自行配药多剂无效。处半夏泻心汤 5 剂。谓 2 剂后即痞消便软，转方予葛根芩连汤加地龙，许以之治糖尿病当有大效。加地龙者，缘指端麻木之故。

9. 男，70 岁，患慢支 10 年。时觉气闷，偶咳，无痰。其人肥瘦适中，单眼皮，精神可，舌暗苔心白腻。处小柴胡汤合半夏厚朴汤 7 剂后，觉少少宽舒。并谓右下腹年来时有扯痛，按之腹部紧而有力，右下深压痛。转方予大柴胡汤合桂枝茯苓丸合半夏厚朴汤 7 剂，大效。乃悔未做腹诊之过。

Gaogefei　发表于：2010 – 05 – 28

数日前，闻兄病患成倍数增长，九案之功底可见一斑！简洁，精炼！与兄商讨，3 案直接合上桂苓丸是否更好？

仆本恨人　发表于：2010 – 05 – 29

多谢鼓励。自从跟黄师学习经方以来，疗效见增，处中医方成为一种乐趣。贴出医案，意在与各位做些交流，奈何跟帖不多，为此也多谢高兄指点。

另 1 案之精神分裂症患者经用温胆汤一月，症状消失并复学半月余，一直服用温胆汤，昨日接其母亲电话，症状又有反复，令人气馁。烦请诸位出谋划策为盼。

王晓军　发表于：2010 – 05 – 29

案 1 不妨嘱其继服温胆汤调整剂量或药物比例，是否可合逍遥散？

十世遗风　发表于：2010 – 05 – 29

案 1 我看了，当时直觉会反弹。忧郁症的患者都会反复，我不喜欢看此类疾病。男性病也是如此，患者很怪异，说不出的怪异、诡异。

经方中　发表于：2010 – 05 – 30

案 1 复发是必然的，建议夏兄考虑一下癫狂梦醒汤，此方痰瘀同治，组方合理，用之多效。远期疗效应该不错，我有治验。

防风通圣散治慢性湿疹疗效卓著

jtlzl18

发表于：2010 – 09 –27

史某，男，58 岁，本市罗村人，2010 – 08 – 07 就医。

全身起皮疹，瘙痒甚十月余。去年十月病起，全身皮肤生红色斑丘疹。以肢体的伸面为重，瘙痒甚，温热后瘙痒加重。日夜不止，不停地搔抓，致心神不宁，非常烦恼！病后多次就医市皮防所服抗组胺类药，外搽皮质激素。药后症情稍减，停药后很快加重，十几个月旷日不愈，甚是痛苦！纳可，二便调。

PE：身体壮实，皮肤暗黑，粗糙，全身皮肤遍布或疏或密的斑丘疹和小结节，有的结节红肿明显。皮肤粗糙，布有多数抓痕。苔薄，舌暗红，脉无特殊。

治疗：防风通圣散原方10 剂，水煎服，每日 1 剂。

2010 年 8 月 19 日复诊，药后数日，瘙痒明显减轻，皮疹渐趋消退，刻下尚有瘙痒，较前已轻。

PE：原来的皮疹已隐退不见，皮肤趋平坦，皮色变浅。

效不更方，前方 10 剂。

2010 年 9 月 6 日复诊，满身的斑丘疹和结节样改变已全部消退，皮色变淡而显光泽，但仍偶有皮痒，续予前方以巩固疗效。

体会：全身慢性湿疹，旷日不愈，历经西医专科治疗，效果不好。这种顽疾令医患都为之困惑！终于在服防风通圣散后获得显效。虽其长远效果还有待观察，但就这近期的疗效也是西医所不及，这是中医药的魅力。

葛根汤验案一束

加减葛根汤提神真良方

医海一粟　发表于：2010 – 03 – 14

　　刘妇，45岁，其人体胖面黄暗，以嗜睡、头晕1月就诊。刻下嗜睡头晕，时时欲卧，乏力怕冷，项背酸痛，舌淡边有瘀斑，苔薄白。

　　处方：葛根30g，生麻黄15g，肉桂10g，白芍10g，甘草5g，制川乌10g，川芎10g，明天麻10g，秦艽10g，生姜10g。水煎服，三剂。

　　复诊：晚服药一次，汗出隐隐，清晨即觉头脑清醒，乏力、头晕、嗜睡几无。唯余项背疼痛为主，口中甜腻，原主诉已轻，次症反转为主的缘故，加羌活、防风、佩兰，调理而安。

　　按：读《经方的魅力》一书，见葛根汤提神之说，临床加减屡验不失。

long1438　发表于：2010 – 04 – 10

　　我爸爸61岁了，常开车回老家，一开就是3个小时，问题是他一开超过30分钟，就开始打瞌睡，真的是很担心他开车，于是开始给他吃补药，什么当归补血汤、补中益气汤没用，维生素B族大量服用没用，麻黄附子细辛汤没用。我在想，我学的什么中医，连麻黄附子细辛汤都没用，那好吧，来这看到葛根汤提神，葛根汤来点吧，奇效！早上五点多起床到晚上快12点睡觉，中间没午睡，开车大概有5个小时，也没打瞌睡，奇了。

　　后来想想，我爸爸脉是浮紧的，那麻黄附子细辛汤自然是没用的了，而葛根汤有改善颈部血液循环的效果，我爸爸腰背膀胱经总是按痛，肩膀颈部也是常酸痛，自然流往脑部的血液就少了，葛根汤就刚好改善这个情况。所以说，以后如果把到浮紧脉，可以大胆地推测患者肩膀颈部紧酸痛，重点是谢谢黄老师和在此努力的大家。

葛根汤加味治疗严重鼻窦炎

虬髯客　发表于：2010 – 05 – 03

　　患者乃本人远房外甥，年龄16岁，患鼻窦炎3年多，额头疼痛不堪，面目浮肿，夜间严重鼻塞，难以入眠，辍学一年多，多方寻求治疗未果。

经电话问诊得知鼻涕难出，即使有，也是黄涕。葛根汤加味6剂。

处方：葛根30g，麻黄20g，桂枝15g，白芍15g，炙甘草10g，牡蛎30g，苍术15g，菖蒲15g，辛夷10g，生姜6片，大枣12枚。一周后得知，浮肿消退，头痛、鼻塞皆无。为了预防以后复发，遂开桂枝汤6剂善后。

本案中为何使用牡蛎？考虑患者有鼻甲肥大，而牡蛎功能软坚，故用之。

加味葛根汤治脑震荡嗜睡案一则

医海一粟 发表于：2010 – 07 – 15

刘某，男，身矮体胖面白，35岁，厨师，酒后摔倒致脑震荡。住院五日，头痛基本痊愈。刻下以整日嗜睡，伴轻微头晕、恶心求诊。颈项不适，脉弦。处方：葛根20g，生麻黄15g，桂枝10g，白芍10g，生甘草6g，天麻10g，川芎10g，姜半夏10g。水煎服，3剂。

复诊：诸症皆愈。

按：运用葛根汤治疗嗜睡，前提必须排除患者是因失眠所致的日常嗜睡头昏，否则极易致心悸怔忡、烦躁焦虑难安。

此外，麻黄与白芍的比例应保持麻黄量大于白芍，最好就是原比例3：2，如白芍量大于麻黄量两倍，葛根汤也就毫无提神功用。笔者曾有因颈椎患者颈项拘急不舒而加大白芍量，致使患者由嗜睡变成入睡的多个病例。

SFDfsakfdc 发表于：2010 – 07 – 15

颈椎患者颈项拘急不舒，加大白芍的用量，可以更快地缓解颈项的拘急，但葛根的量也应该加大才好。

葛根汤治疗痤疮一例

程附子 发表于：2010 – 09 – 27

陈某，女，20岁，未婚，2010年1月5日初诊。

面部及前额痤疮密集，疮体大部分凹陷，形成一个个小坑和暗红色的硬性结节，有少部分痤疮凸起，病已半年余。据患者自诉，初起之时疮体饱满，红肿光亮，双颊和前额几乎布满。经一老中医治疗，服用大量苦寒泻火之剂，有所好转，痤疮比治疗前有所减少，但在治疗的过程中，痤疮却没有全部消失，而是陷在了皮肤里，形成暗红色的硬性结节，并不高出皮肤，严重影响美观。

患者已数次更医，全无效果，心情非常不好。观患者面色发青，但形体并不瘦弱。自从服前医所开苦寒泻火之药，遂出现月经延期，且行经腹痛。平时几乎不出汗，身体困乏无力，精神萎靡不振，且嗜睡严重。手脚常感到寒冷，大便干结，数日一行，食欲一般，进食较少。腹软无压痛，心下无抵抗，与患者握手时，发现双手手指冰凉彻骨，舌质淡，苔薄白。根据上述情形，予以葛根汤加大黄。

处方：葛根20g，生麻黄（捣）20g，肉桂15g，生白芍15g，生甘草10g，大枣5枚，干姜20g（捣），生大黄10g（后下）。

10剂，水煎服，每日1剂，分两次服。嘱：不忌食辛辣及鱼虾，适量食之，每日下午6点之前服第二顿药，以免影响睡眠。

2010年1月16日二诊：十剂药服尽，患者面色以青白转红润，原来的小坑已有部分长平，现已偶尔微微出汗，比以前严重的恶寒怕冷已经明显好转，纳食增加。大便二日一行，精神好，白天困乏，嗜睡明显好转。患者和家属对治疗效果非常满意，只是在服第一剂的时候出现过面部烘热感和心跳，曾电话咨询，嘱饭后服用。

原方减麻黄为15g，原方10剂。

2010年1月27日三诊：恶寒、嗜睡消失，手脚已不冰冷，正值经期，原来的腹痛已消失，在有暖气的家中或者吃饭时也会出汗，食欲大有好转，面色红润且有光泽，脸上的痤疮消失，小坑基本全部长平。患者及家属感激涕零，说半年来求医数人，都说需要清火，而且忌口甚严，到后来无效且不说，连食欲都大大下降。原方减麻黄至10g，继服10剂。后随访半年，痤疮无反复，身体无任何不适。

按语：此例患者是我2010年比较成功的一例，我认为最主要是用了较大剂量的麻黄，整个治疗过程以求汗为主，也就是"发"的过程，"汗"的方法。麻黄是兴奋机能和加快机体代谢的要药，但用此药的条件是：患者必须相对壮实，肌肉坚紧者。此例患者，痤疮凹陷是大量苦寒药伤了阳气，机体代谢缓慢的原因。但大量使用麻黄，还和地域因素有很大关系（本人地处内蒙古中西部）。

大承气汤临床运用经验点滴

医海一粟

发表于：2010 – 10 – 24

大承气汤是寒下的代表方，仲圣制以疗阳明腹实证、热结旁流证、里热实证之热厥、痉病或发狂。

笔者身处基层，时常面对饮食不慎，腹痛呕吐的患者，运用西药消炎解痉的方法，疗效不佳。检查中发现，多数患者做过腹腔手术，其中以阑尾炎手术（包括慢性阑尾炎尚未手术者）、剖宫产者居多。患者腹痛突然，之前多有饮食生冷油腻的病史，自腹痛开始，大便排气通而不畅，或呕或不呕，绞痛剧烈难耐，常喜温按。笔者一遇此等情况，就无论脉舌寒热虚实之辨，给予大承气汤加减治之，常一泻即安，遂停后服。

案一 张男，45岁，以酷暑清晨饮食凉茶、西瓜后，遂发腹痛欲吐半日就诊。予：厚朴40g，枳壳30g，生大黄15g（后入），芒硝6g（兑服），一剂。服后腹痛不减，真是咄咄怪事，细询方知药后腹痛暂安，立食油炸鸡蛋6枚，腹痛又发，又予芒硝20g冲服，随访得泻而安。（按：服大承气汤时，勿进饮食）

案二 窦女，12岁，酷暑食西瓜、雪糕，腹胀痛、呕吐二日，西药无效，查体实乃阑尾炎手术后一年者。予厚朴30g，枳实20g，生大黄10g（后入），芒硝10g（兑服），一剂。复诊：药后一小时即腹泻而腹痛呕吐即止。（按：芒硝用量一般在6g以上，大人剂量更大。平素便秘者，量要大至20~30g之间；平素便溏者，量在10~20g之间。）

案三 王妇，40岁，以脘腹绞痛、呕吐三日，不大便排气，病发前食黄瓜即痛，其做过剖宫产、宫外孕切除、阑尾炎切除数种手术，西药乏效。刻下脘腹喜温与轻按，拒重按。予：厚朴40g，枳壳30g，生大黄20g（后入），芒硝6g（兑服），炮附子10g，姜半夏10g，白酒100mL，水煎服，三剂，得泻即停芒硝。随访：得泻腹痛呕吐即减大半，尽剂而安（按：脘腹绞痛、呕吐、喜温与轻按者，合附子粳米汤加白酒效佳）。

案四 刘翁，80岁，身体素健，年初因"十二指肠狭窄"住院治疗，刻下旧证又发，呃逆频频，不时呕吐清水三日，饮食即吐，大便五日未行，腹软而左下腹如串珠，瘦骨嶙峋，听诊无肠鸣音，舌暗苔滑，脉细。考虑时下正是中秋过后，年尊人礼品以油腻食物为多，为了爱惜食物而伤及胃肠。年初曾以旋覆代赭汤服下辄吐，还是梗阻为主，先以元明粉20g

水化频服，从有肠鸣开始，即呃逆即止、呕吐大减。

处方：厚朴 40g，炒枳壳 30g，生大黄 20g（后下），元明粉 20g（兑服），水煎服，1 剂。一服大便通畅，呕吐遂止。嘱煎剩余药渣 10 分钟即可，药后服小米粥牛乳即可，待病情稳定后再进其他食物。随访：饮食已进，二便通利，唯瘦如旧。

案五　张妪，72 岁，以脘腹胀痛难忍 10 日就诊、拒按，大便通而不畅，饮食可，听诊肠鸣音亢进，子宫全切术后一年半者，先服四消丸，胀痛转为绞痛，时欲大便而排便极少。

处方：厚朴 40g，炒枳壳 30g，生大黄 20g（后下），元明粉 20g（兑服），水煎服，1 剂。随访：一服，得大便而安。其夫祖传中医，行医 50 余载，先是不服我之处方，老妪无奈，痛苦难忍，坚决服用。好在侥幸得效，老少皆欢。

按：大承气汤头煎的药效最好，剩余药渣，煎煮不得超过 10 分钟，否则，大黄变为涩肠，反为有害。服用大承气汤前后一小时，一定不要进饮食。否则，泻下的效果不好。再者攻伐之剂，中病即止，不可久服。

随着腹腔手术的日益增多，术后不慎饮食生冷油腻，大承气汤及其类方的应用也会越来越广泛，相信这些千年古方必将发出更加炫目的光彩。

正气液　发表于：2010 – 07 – 19

请问楼主，像这样的急性病，药是只煎一次顿服，还是煎两次分次服用，请赐教！

医海一粟　发表于：2010 – 07 – 19

太急者，可先冲服芒硝，急煎余药一次服下，不解，再煎第二次。

可能是小建中汤惹的祸

沙丘沙

发表于：2010 – 10 – 24

患者，男，9 岁。本村人，素有冷饮史。于今春时发腹痛，多自行缓解。于 2010 年 6 月 15 日突发大便下血两次，共 200～300mL，到邢台人民医院就诊，门诊怀疑为梅克尔憩室，但不能确诊，于是去北京儿童医院，B 超诊断为右下腹梅克尔憩室炎。建议回邢台做手术，因患者贫血，没有当下做手术。服抗贫血药十几天，不见好转，于 2010 年 6 月 28 日来就诊。见面色白，体瘦，脸欠红润，腹平而软，无压痛。给当归黄芪建中汤加味：黄芪 15g，当归 10g，太子参 10g，肉桂 10g，白芍 10g，炒甘草 6g，生麦芽 10g，龙眼肉 10g，山药 15g，生地黄 15g，神曲 10g，生姜 10g，大枣 20g。机煎，每剂药煎成两包，每包 150mL，每日早晚各一包。因当时无饴糖，所以用龙眼肉、山药、生麦芽代替。

患儿言此药甘甜，很乐意喝，共服药 11 剂。面色红润，食欲大增，嘱其禁生冷，停药。

于 2010 年 8 月 11 日在邢台人民医院行静吸复合麻醉下腹腔镜梅克尔憩室切除术，奇怪的是术中未见憩室。患者的父亲言，邢台的医生对北京的诊断毫不怀疑，因此，虽事隔两月，但并未复查就直接做手术了。没想到反复查找，就是找不到病灶。期间曾服过中药，估计家长未必说明，即便是说了，谁会想到几剂中药能让憩室消失得无影无踪呢。

每当我向一些西医朋友讲述一些病案时，他们的回答不外两种情况：一是个案没有统计学意义；二是此病可以不治自愈。我对梅可尔憩室炎了解得少，不知此病是否可以不治自愈？

医者易也　发表于：2010 – 10 – 24

请问没饴糖一直用上三味代替吗？再为何白芍没加倍。

沙丘沙　发表于：2010 – 10 – 24

是的。无饴糖时用上三药代替。因腹软无腹痛，故芍药未加倍。

桂枝茯苓丸合黄连阿胶汤治疗子宫腺肌症

缘分天空

发表于：2010 - 11 - 02

案一 某女，45 岁，经行腹痛 6 年余。

患者自 2004 年开始经行腹痛，经行第 1 ~ 2 天尤为明显，不能忍受，2006 年经南京医科大学一附院 B 超确诊为子宫腺肌症。自发病以来一直依赖消炎痛，经行第 1 天口服 1 ~ 2 次，每次 1 片（25mg）。不服药时，经量多，血块多，但服药后周身不适。月经周期准，一月一行，5 ~ 6 天干净。末次月经：2010 年 9 月 3 日。睡眠尚可，经前大便秘结难解，平时基本正常。舌质暗，舌苔白，脉滑。

处方：桂枝 15g，茯苓 15g，丹皮 15g，赤芍 30g，桃仁 15g，制大黄 6g，黄芩 10g，黄连 5g，阿胶 15g，炙甘草 10g，生姜 10g，红枣 20g，14 剂。

两周后复诊，述服药后大便不成形，余无明显不适。

原方减大黄，黄芩加至 15g，14 剂。

10 月 1 日月经来潮，经量适中，无任何不适，未服止痛药，5 天干净。

案二 某女，67 岁，舌尖疼痛半年余。

患者自今年 3 月份以来，舌尖溃疡频发，伴舌尖裂纹、疼痛，咸、热食物刺激后疼痛加重，影响进食。平时大便偏干，睡眠良好，无入睡困难。面色萎黄，皮肤松弛，老年斑明显。唇色暗，舌体胖大，舌质偏红，舌苔薄，舌面及舌尖裂纹明显，舌尖多处溃疡及紫斑。脉搏弦劲有力。既往有糖尿病史和高血压病史，血糖、血压控制良好。

处方：生地黄 20g，生石膏 30g，知母 10g，怀牛膝 15g，麦冬 20g，炒山药 20g，炒白芍 15g，生甘草 6g。

一周后于食堂偶遇，述服药 1 剂后，疼痛即减轻，至今已连服 3 剂，疼痛已完全缓解。查：舌面裂纹基本愈合，舌尖紫斑淡化。自述进食已无明显不适感，"起效快，效果佳"。

槐杏 发表于：2010 - 11 - 03

治一痛经，用 28 剂药，患者倒要有些耐性的。

中医老薛 发表于：2010 - 11 - 03

一案用大黄、黄芩、黄连，请楼主谈谈使用思路。

学童 发表于: 2010－11－03

　　子宫腺肌症案的远期疗效何如？

缘分天空 发表于: 2010－11－12

　　要说用药的思路，还要从我看这个病说起。

　　曾经于2007年看过一例子宫腺肌症，当时用的是麻黄附子细辛汤合真武汤，调经止痛效果非常好，本来是周期短，经期又长，几乎没有干净的时候。服药后，月经不再提前，5~7天干净。中间调过两次方子，总的原则还是以温阳为主。但是月经量多，改善不明显，今年还是因为贫血做了子宫摘除手术。

　　2008年又遇到一例子宫腺肌症的患者，是以前的一个老患者介绍来的。当时就是对病用药的思路，以温阳为主，但用后疼痛反倒加重。既然温阳没用，干脆反过来用清热药试试。这也是接下来的用药思路，于是就去掉附子、细辛、麻黄等药，加了三黄泻心汤，结果疼痛明显减轻。可是，服用一段时间后又出现了一个怪现象，患者由原来的经前及经行第一天腹痛转为月经快要结束时小腹隐痛，但尚能忍受。于是在原方中加入阿胶，以后方子基本固定，就是三黄泻心汤合桂枝茯苓丸加阿胶。

缘分天空 发表于: 2010－11－12

　　作为医生，我真的很感谢每一位来就诊的患者，尤其是那些效果不明显还执着地坚持服药的患者。她们的执着给了我很大压力，同时也促使我不断地思考，不断地调整用药思路，直至取得满意的疗效。我现在还清楚地记得那个用温阳药后疼痛加剧的患者，是一个外地人，因为来一次不方便，我第一次只给她开了7剂药，结果她回去又按原方配了两个星期的药，一直吃到月经来潮，没想到疼痛反倒加剧。但她还是来复诊了，当时对这个病还没有太多的认识，即使换方也没有十足的把握，就建议她再去找别的医生看。但她没有，说即使效果不好，她也愿意让我拿她做试验。后来就逐渐调整药方，形成了一个基本固定的方剂。

　　在她之后的患者就没太走弯路，直接用这个方子，效果都很好。我一直很感谢那个患者，她不但帮了我，也帮了后面的患者。自认为这个方子治疗子宫腺肌症的重复性还比较好，所以想与所有的经方爱好者共同分享。这也是我发帖的初衷。

缘分天空 发表于: 2010－11－12

　　再来看看最近的这个病例吧。自服药以来，已经有两次月经来潮，均无任何不适，远期疗效还在进一步观察中。

大黄类方验案四则

发表于：2010 – 11 – 04

1. 桃核承气汤

杨某，男，44 岁。右下牙疼痛 2 月余。夜间疼痛尤甚，吃西药打针可以缓解，停药后复发。刻下：牙龈肿痛，夜间疼痛明显，大便干，面暗红。右寸沉弦细，关沉向内斜，尺沉；左寸稍缓，关尺沉弦。此阳明蓄血证，桃核承气汤主之。

桂枝 15g，炒桃仁 15g，生大黄 15g（后下），芒硝 10g（冲），甘草 6g，3 剂，每日 1 剂。

二诊：肿消痛止，原方 3 剂以善后。

2. 大黄附子汤合大黄牡丹汤

宗某，女，26 岁。右少腹疼痛一天。有阑尾炎病史，右少腹有压痛，无肌卫、无反跳痛，大便干，舌苔白，脉弦紧。拟大黄附子汤合大黄牡丹汤去芒硝。

处方：大黄 10g，附子 10g，细辛 10g，丹皮 10g，桃仁 10g，赤芍 20g，冬瓜子 30g，3 剂。

二诊：一剂痛止，5 剂续后。

3. 桃核承气汤

李某，男，9 岁。因膝关节疼痛，双下肢内侧出现紫癜，被诊为过敏性紫癜。输液 7 天后，膝关节痛止，紫癜消失。停药后双下肢又出现紫癜，纳可，二便正常，左右脉滑。此下焦蓄血，桃核承气汤主之。

炒桃仁 10g，桂枝 10g，大黄 6g，芒硝 5g（冲），甘草 5g，3 剂。

二诊：紫癜消失，脉稍滑，原方 3 剂继续。

4. 大承气汤加味

杨某，男，54 岁。体质偏瘦。因左肾结石做体外碎石，术后 3 天未排便排气，腹胀过胸（平时是舟状腹），腹痛逐渐加重，呕吐一次，捧腹弯腰来诊。听诊肠鸣音短，有金属音。舌苔白稍厚，脉右寸关滑、尺弦，左寸弦、上鱼关尺沉紧。此阳明腑气不通之肠梗阻，复方大承气汤主之。

生大黄 20g（后下），厚朴 20g，枳实 20g，芒硝 20g（冲），炒莱菔子 50g，炒桃仁 20g，赤芍 30g。大黄煎 10 分钟，药汤冲芒硝，其他药煎 30 分钟，一剂。嘱咐泻下后停后服。

半剂药服下约3分钟即排气，随后泻下大量稀水便2次，腹胀痛全止，知饥索食，余药停服。叹！经方真乃覆杯而愈！

咖啡猫猫　发表于：2010－11－05
请教王兄，过敏性紫癜案用桃核承气汤的依据是什么？

经方中　发表于：2010－11－05
我用桃核承气汤治疗过敏性紫癜是学习杨麦青先生的经验，即用桃核承气汤治疗流行性出血热蓄血期的主方。尽管二病病因不同，轻重不同，但对全身毛细血管的损害却十分相近。在《伤寒论现代临床研究》第199页："从临床实验来看，桃核承气汤可奏破血下瘀，改善肾微循环之功能。因此，适时地使用桃核承气汤可以改变肾小球的痉挛状态，改善肾小球的滤过率，排出体内毒物及抗原抗体复合物……"

第213页："从临床疗效来看，桃核承气汤可能具有从肠道排出血内毒素，减少全身毛细血管中毒症状，改善血管壁的通透性与微循环状态，抑制或解除红细胞与血小板的集聚，纠正出凝血机制障碍……"

按传统中医理解，本案脉滑是提示体内有郁热，出血为血热妄行，还有离经之血便为瘀血（紫癜暗红也是瘀血指征），故用本方取得了疗效。过敏性紫癜西医分为5型，应用本方可能起到截断的作用。

虔心问道　发表于：2010－11－16
请教经方中先生，一案下牙痛诊为阳明蓄血，此蓄血之证从何判明？此外，施桃核承气汤是否系釜底抽薪之意？

经方中　发表于：2010－11－18
牙髓炎、牙龈肿痛多辗转不安，颇似"少腹急结，其人如狂"的描述。牙龈属阳明经，故可以理解为阳明蓄血。桃核承气汤治疗牙痛在《伤寒论今释》中也有记载，请参阅。

一例肾结石的治疗经过

沙丘沙

发表于：2010 – 11 –22

　　患者，女，26 岁，正在哺乳。2010 年 6 月 8 日做 B 超示：右肾结石，下腹肠管少量积液，服排石颗粒治疗。于 2010 年 7 月 11 日复查 B 超示：双肾泥砂样结石，伴右肾积水，仍服排石颗粒。于 2010 年 10 月 24 日来我室就诊，满腹疼痛连及腰部，人瘦高，面黄白，苔稍腻，根部微黄。脉左寸浮紧，关沉细，尺沉细紧；右寸浮细滑，关沉弱，尺沉细紧。葛根汤加味。

　　处方：葛根 60g，肉桂 15g，白芍 10g，炒甘草 10g，麻黄 6g，枳壳 6g，生姜 10g，大枣 20g，党参 15g，龙眼肉 15g，山药 15g，麦芽 10g，大黄 3g，附子 6g，细辛 3g，豆豉 10g，榆白皮 10g，三剂。

　　10 月 27 日复诊：仍腰腹交替疼痛，脉右关弱，尺沉紧，寸浮稍紧；左寸细紧，关沉细沉紧硬。改四逆散加味。

　　处方：柴胡 15g，枳壳 30g，白芍 15g，炒甘草 10g，山栀子 6g，豆豉 15g，大黄 6g，滑石 10g，冬葵子 10g，榆白皮 20g，山药 15g，党参 15g，生姜 15g，三剂。

　　10 月 30 日三诊：仍阵发性脘腹疼痛，食少欲呕，舌淡苔白腻。脉左寸浮紧，关尺沉细；右寸沉涩，关尺沉细。改小建中汤合二陈汤。

　　处方：肉桂 15g，白芍 30g，炒甘草 10g，山药 15g，龙眼肉 15g，豆豉 10g，麦芽 10g，冬葵子 10g，榆白皮 10g，滑石 10g，党参 15g，半夏 6g，陈皮 6g，云苓 10g，苍术 6g，鸡内金 10g，三剂。

　　11 月 2 日四诊：仍不时腹痛，胃胀，吐酸水，背沉舌暗，苔白腻。脉左寸浮，关尺沉细；右关细，尺沉细紧。仍改用四逆散加大黄附子细辛等。

　　处方：柴胡 15g，枳壳 15g，白芍 15g，炒甘草 10g，山栀子 6g，豆豉 15g，滑石 10g，冬葵子 10g，榆白皮 20g，大黄 6g，细辛 6g，炮附子 10g，生姜 15g，三剂。

　　11 月 8 日五诊：仍不时腰腹疼痛，少腹两胁窜痛，早晨夜间为甚，时欲吐，泛酸，自觉有物在腹中移动，脉两手沉细紧。至此，我方悟此乃大建中汤证。

　　处方：川椒 20g，干姜 20g，太子参 10g，山药 15g，龙眼肉 15g，麦芽

10g，大枣 15g。因无饴糖，所以用山药、桂圆肉、麦芽、大枣等甘温之药代之。

服上方三剂，痛若失，竟未复诊。十天后相遇，言病愈。

按：此真是愚者千愚，必有一得。初诊及三诊时已虑及其虚，所以处方中有小建中汤的意思。但终受西医 B 超诊断的影响，不离滑石、榆白皮、冬葵子等滑降之药。小建中汤虽也主腹痛，但其散寒止痛之力还是远逊于大建中汤的。

王晓军 发表于：2010 - 11 - 22

好案！不过，从本例的治疗过程来看，沙兄是从"自觉有物在腹中移动"，恍悟乃属大建中汤证，而其脉象则自始至终无大的变化，那么，脉诊在此例中对于选方用药究竟起到了什么作用呢？恕弟愚钝，兄可否教我？

沙丘沙 发表于：2010 - 11 - 22

脉诊可明显感觉虚寒，所以两次合小建中汤，只是受西医诊断的影响，加了滑石、冬葵子、榆白皮等滑降药。在特异的症状面前，不单是脉诊，任何诊断、思辨都显得苍白无力，这正是经方的魅力所在。

沙丘沙 发表于：2010 - 11 - 22

其实，脉从初诊的两寸浮，到复诊时的左寸浮、右寸涩，到最后的三部皆沉细紧，是有些变化的。从初诊时的里寒阳气外浮，到最后的里寒阳气内陷，说明治不得法，病势加重。但越是危重时，证候越典型。

orien 发表于：2010 - 11 - 24

川椒 20g 属于大量吗？我试过 10g，自己觉得整个肚子快烧起来。

沙丘沙 发表于：2010 - 11 - 24

首先应说明，我的一剂药只煎一次，分两次温服。这个患者用上方三剂，没有任何反应。

我对神农尝百草的说法从来就抱有怀疑的态度。神农在无病时尝各种药的味道、反应，和有病的人怎能一样？如果说神农是神仙，有神通，那就根本不需要尝。

楼上的朋友，你服 10g 可能是一次服下，和我的 20g 分两服的量是一样的。你是单服川椒，而我的方子中有山药、龙眼肉、大枣。或许能中和川椒的副作用；你是无病常人，和阴寒内盛的患者不同。比如黄连，无病之人尝之甚苦，可火热重的人服后并不觉得苦，等其病减或病愈后再用同等的量，就会苦不堪言了。这在临床上是屡见不鲜的。

沙丘沙 发表于：2010 – 11 – 25

后续：今天这位患者又来复诊，并于昨日再次做B超示：双肾未见结石、积水。仍有轻微腹痛，有转移性，来回翻滚，吃凉食加重，时腰痛，脉沉缓稍紧，左尺弱。

处方：川椒20g，干姜20g，党参20g，山药15g，龙眼肉15g，麦芽10g，大枣15g，杜仲10g，生地黄15g，枸杞子10g，菟丝子10g。

徐苏蓝天 发表于：2010 – 12 – 07

一般的结石发作性疼痛，用四逆散和大黄附子细辛汤效果很好，只是剂量的大小把握，有时多加一二味理气药的问题。有时加芒硝攻下，疼痛马上停止。

水云 发表于：2011 – 03 – 05

好案！只是除了根据大建中汤证原文"心胸中大寒痛，呕不能食，腹中寒，上冲皮起，出现有头足，上下痛不可触"之外，尚有何运用要点？大建中汤治疗结石只在日本人的汉方著作中看过，其他则未闻。

平常心 发表于：2011 – 11 – 08

每日服核桃仁50g，治疗泌尿系结石特效，我用其治愈过多例。

经方巧治盗汗 20 年

李国栋

发表于：2010 - 12 - 05

患者男，72 岁，2010 - 5 - 17 初诊。

患者自述 20 余年来，每日清晨 4 ~ 5 点钟盗汗，衬衣湿透，每晚睡前必备大毛巾于枕边。曾多次看中、西医，诊治无效。

诊舌后半部苔腻，脉缓。

予桂枝汤两剂。

患者二日后复诊：自述盗汗大减，病症好了 90%，仍于清晨四五点钟时微盗汗出，汗不沾衣。

续桂枝汤两剂。

又二日后，患者前来告知：仍微有汗出。由于天气逐渐变热，不想再熬药了，等过了夏天，天不热了，若病还不好，再来就诊。

2010 年 12 月 4 日，患者打电话告知，已经有两个月不出汗了，10 月份外出旅游，身体状态良好，回来后再没有出汗。患者说，不再出汗的原因，想是有三点：一是服药后的效果；二是遵医嘱适度饮水，不过多喝水；三是注意穿衣、盖被，冷暖适度。

经方中　发表于：2010 - 12 - 05

53 条："病常自汗出者，此为荣气和。荣气和者，外不谐，以卫气不共荣气和故尔。以荣行脉中，卫行脉外。复发其汗，荣卫和则愈，宜桂枝汤。"

54 条："患者脏无他病，时发热，自汗出而不愈者，此卫气不和也。先其时发汗则愈，宜桂枝汤。"

jtlzl18　发表于：2010 - 12 - 05

经方神效！关键在于"方—证—人"相应。

尚古山民　发表于：2010 - 12 - 05

精彩而可信！本人也曾经用桂枝加龙骨牡蛎汤治愈一个牢中囚徒的梦遗症，却遭到一个时方派的讥讽。

133

方药吟味

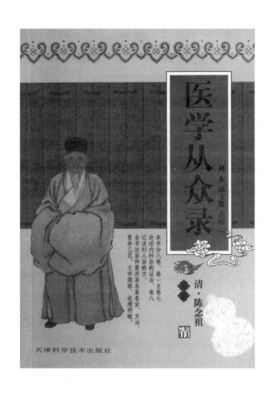

本书分八卷。卷一至卷七论述内科杂病证治。卷八记述妇人杂病方。全书法宗仲景并采各家名言，方治复参己见，文字简练，论理明晰。

河水·佛文图（点校）

医学从众录

清·陈念祖

天津科学技术出版社

　　长沙当日必非泛泛而求，大抵入手工夫，即以伊圣之方为据，有此病必用此方，用此方必用此药，其义精，其法严，毫厘千里之判，无一不了然于心，而后从心变化而不穷。论中桂枝证、麻黄证、柴胡证、承气证等，以方名证，明明提出大眼目，读者弗悟也……其药品……宜汤，宜散，宜丸，一剂分为三服、两服、顿服、停后服、温服、少冷服、少少咽之，服后啜粥、不啜粥、多饮暖水之类，而且久煮、微煮、分合煮、去滓再煮、渍取清汁、或用水，或用酒及浆水、潦水、甘澜水之不同。宋元后诸书多略之，而不知古圣人之心法在此。

——陈修园

慢性肾炎请教黄师

仆本恨人

发表于: 2008 - 01 - 02

黄老师，您好。我近来治一慢性肾炎患者，投以真武汤，不料三剂后眼睑益肿，何故？可否继续服？

黄煌　发表于: 2008 - 01 - 02

慢性肾病有不少内有瘀血，可以考虑使用桂枝茯苓丸加牛膝等。

仆本恨人　发表于: 2008 - 01 - 02

谢黄师指教。我翻阅了有关资料，说是正常反应，可惜语焉不详。该患者全身浮肿下至膝，腹也鼓胀，不堪转侧，上肢及睑也有浮肿。可否予真武汤（我已加地龙、桃仁、桂枝）加麻黄，以求提壶之效？

黄煌　发表于: 2008 - 01 - 02

用麻黄应小心。我看是否可以用济生肾气丸？

仆本恨人　发表于: 2008 - 01 - 02

我已于今日下午按己意处方，因为于此病无甚经验，于麻黄更有惧意，故惴惴不安。奈何病急甚，故不得已而痛下狠手。五天后如有消息再向黄师请教！谢您今晚不顾严寒作此秉烛之答。

咖啡猫猫　发表于: 2008 - 01 - 03

请教黄老师，一般来讲，肾炎水肿用麻黄剂是合适的，如越婢汤、麻黄连翘赤小豆汤等很常用，而心衰水肿则需谨慎。而此例为何须小心应用麻黄呢？

黄煌　发表于: 2008 - 01 - 03

麻黄若用错，往往有不良反应，所以，出于谨慎考虑，先用济生肾气丸。本患者不排除用麻黄的可能，但所提供的资料太少，无法判断。

仆本恨人　发表于：2008 – 01 – 04

　　患者为一七旬老妇，素健。一月前恣食酒蟹遂起畏寒，咳嗽，下肢浮肿。初以心衰论之，服西药利尿剂不应，乃予健脾化湿利尿之中药七剂，又不应。住院治疗予利尿剂点滴，一日而肿退净。家属窃喜，不意尿液检查发现红、白细胞及蛋白，尿素氮、肌酐高一倍许，告知为慢性肾炎急性发作，乃转入肾内科治疗。畏寒止，咳嗽除，而肿日甚一日。迭进西药，迄未见效，无奈出院。吾往诊焉，患者气促神疲，全身浮肿，面色虚浮，膝以下按之没指，舌淡苔心薄腻，脉律不齐、尚有力。

　　处方：真武汤加黄芪、地龙、桂枝。三剂后，诉腹胀甚而睑益肿，舌苔未变而脉律已齐。吾忧之，乃详阅资料，于书店见《经方沙龙》一书，归而上网求教于黄师，遂有黄师寒夜作答之事。今电话询之，已服药五剂而肿势日退，始服加用麻黄及桃仁水蛭方一剂，迄未见何不适，特告诸师友。

r109　发表于：2008 – 01 – 04

　　请继续，等待中。

仆本恨人　发表于：2008 – 01 – 08

　　已服毕五剂。上肢肿已退净，下肢踝以下肿，腹稍宽，睑虽肿而面色虚浮之色大减，舌脉未变。请教黄师：①该患者处方当否？②上肢肿退是否得之于麻黄之功？③为何并未见汗出？④下一步如何处方为当？

黄煌　发表于：2008 – 01 – 09

　　原方去麻黄续服。

仆本恨人　发表于：2008 – 01 – 09

　　谢黄师。惜乎腹胀为急，可否加干姜以增健脾之功，加商陆以强利水之力，请黄师指教。

仆本恨人　发表于：2008 – 01 – 09

　　吾素畏麻黄，视之为虎狼之药，从来不敢妄投，不意于此患者竟成可有可无之品，且麻桂合用，也未见汗出。望黄师指点一二。

鲁宏宽　发表于：2008 – 01 – 09

　　从上世纪50年代起，学者们就在研究慢性肾炎这个病，资料也很丰富。我是觉得这个患者应考虑全面些，既要重视西医的化验指标，又要注意中医传统辨证，要处理好正邪关系，注意一下湿热和瘀血的问题。

黄煌 发表于：2008－01－12

麻黄桂枝同用未必出汗，要看患者体质、疾病等因素。

仆本恨人 发表于：2008－01－15

已与原方去麻黄续服五剂。四肢肿已退净，睑稍肿，较前已大减。患者仍苦腹胀，而视之脐突转平。舌淡嫩，苔腻已化，脉转细数。请教黄师，是否有阴证转阳之虞？滋阴，恐阳不得化，腹胀难消；温阳，又恐伤阴。如何处方为妥？

黄煌 发表于：2008－01－15

如有效，就效不更方，继续服用观察。

仆本恨人 发表于：2008－02－01

黄师和各位网友新年好。该患者经过治疗已大好，全身肿已退尽，腹胀也消。查尿素氮和肌酐近乎正常，尿检蛋白弱阳性，红、白细胞（＋＋）。我本为西医，却素有中医情结，该患者西医治疗无效，经中医治疗而取如此近期疗效，为我2008年之最大收获，也算是对我平素钻研仲景之学的最好回报。还有就是因为此一病例为我引得了些许虚名，又有几个浮肿的患者来诊。呵呵，快乐如之，快乐如之！日后有疑难处，望黄师和各位网友继续不吝赐教。再祝黄师和各位网友新年好！

黄煌 发表于：2008－02－01

经方是中医之本，是中医之魂。学中医，从经方入手，初若难，既则易；若从后世杂方入手，初若易，继则大难！

仆本恨人 发表于：2008－02－20

黄师：该患者经治疗，目前情况如下：自觉体力较前好转，除稍感乏力外，无不适。尿素氮和肌酐未降，尿检蛋白弱阳性，红细胞（＋＋＋），面色较前黑。目前用方：八味地黄丸加黄芪60g，益母草30g。目前的问题是，面色较前黑是什么原因？如何使化验指标归于正常？谢谢！

仆本恨人　发表于：2008 – 10 – 06

患者肿退即已自行停药，已大好，面色转正常，识者皆惊其复生，未作化验。

雍乾　发表于：2009 – 11 – 15

"麻黄桂枝同用未必出汗，要看患者体质、疾病等因素。"恩师此句很重要，临床发现有浮肿和痹痛者用麻黄，尤其量不是很大时则不出汗，只有外感头痛、身痛、腰痛、骨节痛，且一定脉浮紧者容易出汗，多一汗而解。而杂病，如浮肿、如脉沉者多在少阴，一般无汗，但病可消于无形，麻黄神药也！

棘手的溃疡性结肠炎

云出岫

发表于：2010 - 03 - 10

    溃疡性结肠炎是我科的常见病，一般多在门诊用药，症状重的住院治疗。多以三黄泻心汤加减、锡类散保留灌肠，结合中药口服，配合美沙拉嗪、柳氮磺胺吡啶等，必要时还要结合激素、抗生素治疗，但通常只能缓解症状或达到临床治愈，常有反复。

    现有一患者经住院治疗 5 次，仍反复发作便脓血，不愿继续住院，找到我要求服用中药治疗。说实话，这种病确实棘手。以前曾有一个年轻女患者在北京东直门医院找专家治疗，使用激素灌肠、中西药口服后缓解，后来也时常发作。这次，我打算按照黄师体质辨证的思路用药，把治病治人相结合，争取在今后治疗本病时找到更加安全有效的方法。

    患者张某，女，54 岁，大学教师。身材颀长，体型适中。诉因夫妻关系不好，常常心情郁闷。面色白皙，有时泛油光。情绪激动时，面部充血明显。双眼皮，大眼睛，目光灵活而传神。语言表达清晰流畅，症状描述细腻生动。查咽红，舌暗红，苔黄白腻。心下、腹部按之无不适。现主症：寐欠安，不能吃水果或凉食，食后即泻；肛门重坠，自觉有拳头大的东西顶着；大便每日 1～2 次，成形或稀便，有脓血性分泌物排出。无口干口苦，无腹胀腹痛，小便正常。血常规正常，便常规可见红、白细胞。肠镜自 2002 年至今已做 5 次，均显示直肠部位充血水肿、糜烂。

    初诊时，我给予温胆汤、甘草泻心汤加减治疗。药后寐安，便血明显减少，肛门部坠痛感消失，患者对疗效满意。但用药近 2 个月了，以小柴胡汤、黄芩汤化裁，却始终不能彻底消除脓血便。患者信任我，这两天还要来开方。我想漂漂亮亮地打个收官之战，特请老师指点迷津。

    唉！这个患者对我而言，既是压力，又是动力。患者说："张大夫，你不管我，我就没信心了。"我告诉她："不抛弃，不放弃，我们一起努力！"

    请老师给我智慧和力量。

云出岫　发表于：2010 - 03 - 10

    补充一下，该患者不能耐受中药灌肠。

十世遗风　发表于：2010 – 03 – 10

白头翁汤合黄连汤，常服三七，日服 5g。这个病根治的少，疲劳则发，但症状轻微，患者多满意。

lyyhb999　发表于：2010 – 03 – 10

乌梅丸、补中益气汤试试。

前度刘郎　发表于：2010 – 03 – 10

溃疡性结肠炎治疗很棘手，我曾治一例用胃风汤断续服用近百剂，目前还不能根治。病情常在发作期和缓解期交替，而且受情绪影响很大。慢性炎症不能单纯用清热药，适当配伍温热药，可以促进炎症部位的血液循环，有利于炎症愈合。胃风汤里有桂，可以鼓舞气血，有粟米可以收敛病灶。我用的方剂如下：党参 10g，白术 10g（腹泻用炒白术，便干用生白术），茯苓 10g，当归 10g，白芍 10g，川芎 10g，肉桂 6g，粟米 20g（粟米即小米子，不是罂粟壳，一开始我曾用蜜制罂粟壳一个，后来改为小米子）。

楼主可以试试看。矢数道明著作《临床应用汉方处方解说》一书中有详细记录，可以参看。

gaogefei　发表于：2010 – 03 – 10

我会用白头翁汤合葛根芩连汤。

chezhan　发表于：2010 – 03 – 10

这个人如果有口苦口干的现象，可能就没有直肠部位充血水肿、糜烂这些症状了。

云出岫　发表于：2010 – 03 – 10

再补充一下：患者脉象弦略滑。曾合方薏苡附子败酱散，但自觉药后症状加重，遂又改用以前的治法。我的疑惑是：患者舌苔始终黄白腻。效果好的时候，只有每天一次大便时极少出血，但每天都有脓性分泌物，量较多。最初用三黄汤加锡类散灌肠、白头翁汤灌肠，均不能耐受，更觉肛门坠胀难忍，便次增多。

我们科里治这种病效果不甚理想，我做此项课题时，查阅大量资料，感觉治疗手段上没有什么突破。

头疼！真不忍心看着患者满怀希望而来，失望而去……

黄煌 发表于：2010 – 03 – 10

这个病是不容易治。你用小柴胡汤和黄芩汤的剂量多少？

蝲蝲蛄强 发表于：2010 – 03 – 11

乌梅丸！

云出岫 发表于：2010 – 03 – 11

回老师，我几乎都是合方治疗，黄芩曾用到 20g，便血好转后减量。总之，我现在一头雾水了！今天患者又来了，说胃部胀闷明显，我给用了八味解郁汤。后来又来了一个 55 岁的妇女，典型的柴胡加龙牡汤症状，桂枝茯苓丸体质。两方合用，我感觉应该效果不错。嘱其 5 剂药后复诊。希望这个患者的疗效能让我心情明朗起来！

longkill 发表于：2010 – 03 – 17

可以用桃花汤吧。

江湖医侠 发表于：2010 – 03 – 17

这样患者的饮食、精神调摄很重要，楼上各位的方法都不错。但我以为仍当升清降浊，通补兼施，可以取葛根芩连汤合半夏泻心汤加虎杖、肉苁蓉、枳壳，剂量调整有诀窍。

兰洪喜 1 发表于：2010 – 04 – 01

身高和肤色白是桂枝体质，双眼皮描述细腻传神为半夏体质，食水果凉物腹泻则用吴茱萸，脓血便、失眠当用阿胶，综合起来就是温经汤。看患者的手，如果容易皲裂，年龄在 50 岁左右，也适合用温经汤。

我曾经治疗一例体质和你这个患者差不多，以温经汤收功。这个患者心情不好，可加四逆散，疗效想必会不错。

orien 发表于：2010 – 04 – 01

不知柴胡桂枝干姜汤合当归芍药散的应用机会大不大？

云出岫　发表于：2010 - 04 - 01

我用了胃风汤，把粟米改为薏苡仁同煎。患者服用后感觉甚好，脓性分泌物甚少，几乎没有肉眼可见的便血，正在观察中。

兰洪喜1　发表于：2010 - 04 - 03

用胃风汤初期疗效可以，最后必以温经汤可以十全。

shfou　发表于：2010 - 04 - 05

3个月前来一老妇，患溃疡性结肠炎，黏液脓血便，3年前始发，求医1月罔效，愤而不医，自取民间验方，牡丹花根蒸豆腐，连吃2月，愈，3年未发。此次因腹痛再诊。

xiaogaoxg　发表于：2010 - 04 - 05

患者是寒热错杂兼有血瘀，可以考虑理中汤、葛根芩连汤、当归芍药散合方。

zyd0114　发表于：2012 - 03 - 18

《汉方临床治验精粹》有三例使用胃风汤的案例，为"脓血及瘀血下症之妙方"。通常本方用于虚证且较衰弱，但用于外观上偏实证者也多见效……其案例也有加薏苡仁合方的案例，给了新的思路。

急诊经方之柴胡加龙骨牡蛎汤

芭窗夜雨　发表于：2010 – 04 – 12

　　上感发热、血管痉挛性头痛、脑供血不足、失眠、原发性高血压病、心律失常、癔病、癫痫、胃炎等都是常见的内科急诊疾病，而针对这些疾病，有一张经方疗效非凡，那就是柴胡加龙骨牡蛎汤。

　　《伤寒论》107 条："伤寒八九日，下之，胸满烦惊，小便不利，谵语，一身尽重，不可转侧者，柴胡加龙骨牡蛎汤主之。"

　　柴胡四两，龙骨、黄芩、生姜、人参、桂枝、云苓各一两半，半夏二合半，大黄二两，牡蛎一两半，大枣六枚。去铅丹。

　　从条文来看，柴胡加龙骨牡蛎汤是一张治疗神经症的方。但从体质、药证角度解析，可扩大其临床治疗范围。

　　从体质角度认识，因方中有桂枝，所以它适合桂枝体质者，其人肤白或萎黄，体瘦，舌淡红润，咽喉可充血，腹壁薄，脐腹动悸，平素或近期便秘，容易紧张而发偏头痛、睡眠障碍，或有高血压病，或有胃炎心下痞病史，或有尿路感染病史等。此种体质者，服用该方，常见效快。

　　可参《原发性高血压病 2 级》一文。

　　头痛患者是急诊内科常见病，年轻女性常患血管痉挛性头痛，且符合上述体质。因为柴胡加龙骨牡蛎汤治疗抑郁症，有调节精神神经作用。所以笔者以此方治疗血管痉挛性头痛，也收到不错效果。笔者观察到，这类患者在头痛发作期间常出现大便干结，而平素大便正常，正合方中大黄证。所以，笔者把该方列为血管痉挛性头痛的专方。

　　因为方中有柴胡，所以它也适合柴胡体质偏虚夹热者。此外，柴胡也是一味退热药，该方对那些上感发热伴随失眠患者也适用。举一案：

　　2009 年 9 月 16 日夜间急诊。某男，28 岁，平面设计师。平素失眠，近期彻夜难眠，现感冒，体温 37.4℃。

　　柴胡 24g，黄芩 12g，法夏 15g，桂枝 3g，云苓 15g，制大黄 6g，生龙骨 20g，生牡蛎 20g，甘草 10g，干姜 3g，红枣 30g，黄连 3g，桃仁 10g，川芎 15g，赤芍 15g，5 剂。

　　2009 年 9 月 23 日复诊，感冒已好，睡眠改善，专攻失眠。

　　柴胡治疗感冒已不陌生，以此方治疗病毒性心肌炎倒是可行，但笔者尚无病例观察。

柴胡加龙骨牡蛎汤治疗失眠、头痛、头晕、高血压,可配伍桂枝茯苓丸;治疗胃炎、心律失常,可配伍黄连。

仆本恨人　发表于:2010－04－12

"从体质角度认识,因为方中有桂枝,所以它适合桂枝体质者",那此方是否也适合于半夏、大黄、人参、大黄体质者?如果是,那还谈什么体质?想来楼主必不作如是观。请问楼主是怎么考虑的?

芭窗夜雨　发表于:2010－04－13

的确是这样考虑的,此种思路让笔者重新思考"十大类方"的思维价值,这涉及到方剂结构。柴胡加龙骨牡蛎汤可看作"小柴胡汤、桂苓或桂甘龙牡、大黄"的合方,所以它可侧重对应三种体质,是拆方思路。

个人认识,体质不是单一的,人体的体质多半也是复合的。说他是麻黄体质,只是从麻黄体质的角度来认识他,可能他同时还具备芍药体质、桂枝体质的特征,如果把这几种体质合并起来看,这个人就是葛根汤体质。所以,葛根汤体质也可有三种不同体质倾向。

按照这种思维来应用柴胡加龙骨牡蛎汤,必然会调整药物的剂量,和原方剂量就不同,如笔者大黄用量 3～10g 不等,桂枝用量 3～10g 不等,有时用肉桂。柴胡如果是退热,就大量,调神就小量,原因就在这里。

仆本恨人　发表于:2010－04－13

黄师之体质说,将不可捉摸的变成可以捉摸。换言之,复杂的变成简易的,抽象的变成具体。拆方思路是可取的,但拆方不是拆体质,方可拆,体质不可以轻拆,尽管复合体质是存在的,也不宜将复合体质扩大化。况且体质是生理和心理诸多要素的复合体,不是做 2－1 的减法。浅见如此,请芭兄指教。

芭窗夜雨　发表于:2010－04－14

我并无跟从黄煌老师学习抄方的经历,我的学习完全是来自他的书本和论坛上的一些讨论,所以我对体质学说的理解只代表个人观点,这种认识是否黄煌老师体质学说的本意,我也不清楚,唯有在临床上检验为是,请仆本恨人谅解!

芭窗夜雨　发表于：2010 – 04 – 15

　　柴胡加龙骨牡蛎汤的经典方义是针对神经症，具有镇静、缓解疲劳、催眠等作用，它对于急诊工作中的重大突发事件如交通事故、海难、空难、爆炸、建筑物倒塌、火灾及恐怖袭击活动中的受伤人群，具有现场心理救护能力，也是患者在遭受心理、身体创伤后送到手心的第一杯冒着热气的香茶。柴胡加龙骨牡蛎汤当列为120急救车、急诊室常规必备抢救用方。

　　对虚弱人群，桂枝量大，或合肉桂、白芍；对热象重，有心烦、躁狂倾向者，配伍黄连、栀子厚朴汤、桃核承气汤；配伍酸枣仁汤，增强安神。

仆本恨人　发表于：2010 – 04 – 16

　　证是一回事，体质是一回事，我可能有点咬文嚼字了。不过对楼主的用方思路深表赞同，还请芭兄不吝赐教。

芭窗夜雨　发表于：2010 – 04 – 16

　　一起探索吧，我们都是大树下的孩子。

急诊经方之大柴胡汤

芭窗夜雨　发表于：2010 – 04 – 14

　　大柴胡汤是一张急诊必备经方，其临床应用之广，遍及急诊内、外、妇、儿、五官各科。

　　（1）血管神经性头痛、高血压病、脑血管病等。

　　（2）三叉神经痛；腮腺炎；眼耳鼻等急性炎症；上、下呼吸道炎症；支气管哮喘、肺心病；急性冠脉综合征、心律失常；流行性胸痛；发热等。

　　（3）胆囊炎胆石症、脂肪肝、高脂血症、黄疸；胰腺炎；反流性食道炎、急慢性胃炎、消化性溃疡；阑尾炎；泌尿系结石、尿路感染；盆腔炎；菌痢等。

　　（4）带状疱疹、痛风、糖尿病坏疽等。

　　大柴胡汤体质：

　　（1）肤白，唇红，面红光，腹大有抵抗力，体格壮。

　　（2）面色暗黄，手足凉，咽充血，腹不大，有便秘倾向。

急诊经方之听诊器与药证

芭窗夜雨　发表于：2010 – 04 – 14

听诊器是急诊必备工具，笔者在临床上偶然发现听诊与药证之间的有趣联系。

（1）听诊腹主动脉搏动亢进与桂枝证

关于桂枝证的腹诊，描述为"脐腹动悸"，如何以手触及，初学者可能难于理解。笔者这里有个简单的方法：就用听诊器放在腹部听腹主动脉搏动，凡桂枝证或桂枝体质者，腹主动脉搏动多半亢进，再结合桂枝舌，不难断定用桂枝的可能性。

叶天士对"肌柔白嫩"者用药慎重，体质是虚，恐伤正气，这是对桂枝体质者言。笔者在临床闻及腹主动脉搏动亢进者，即便此刻无典型桂枝证倾向，在用药上也留有余地，此种人不耐久攻。

（2）听诊肠鸣音活跃与芍药证

笔者用大柴胡汤时，除切诊上腹部外，还顺带听诊肠鸣音，发现多半肠鸣音活跃，后来在肠易激综合征的患者（八味解郁汤证）身上也发现这个现象，所以考虑到芍药与肠鸣音活跃之间的联系。

这一现象供参考，急性肠炎之肠鸣音活跃可能不在此例，但古有芍药汤，经方中的大柴胡汤亦能治疗腹泻。而肠梗阻之肠鸣亢进就非此理了，芍药证还要看腹部的肌肉紧张度。

以上所述只是笔者的一点临床心得，不可全信，聊作一笑！

急诊经方之中药注射液

芭窗夜雨　发表于：2010 – 04 – 15

参麦注射液、脉络宁注射液是笔者常用的中药针剂，算得上是针剂中的经方。

参麦注射液有营养心肌、强心、升压等作用，关于人参、麦冬的药理大家都很熟悉，对人体是一种支持疗法。临床对急性冠脉综合征、急性心肌梗死、休克、低血压状态、肺心病喘脱呼吸肌疲劳、退热汗出过多低体温及酒精中毒致面色苍白、冷汗出、低血压等常规应用，用于强心、升压可 20～40mL 缓慢静推。以上疾病见于寒性体质者，可选用桂枝类方、附子类方。

脉络宁注射液是高血压病、糖尿病等的常用药，有扩张血管、降低血黏度、改善微循环作用。对脑供血不足、梅尼埃综合征、前庭神经炎之头晕，常配合甘露醇、培他啶应用。笔者发现，针对热性体质者效果最佳；如果是寒体，可选用葛根汤、苓桂术甘汤、桂枝茯苓丸等。

以上二药可作为急诊室、120急救车的必备抢救药品。

笔者认为，针对中药针剂的副作用，需要提高制药工艺，加强市场管理，把好质量关。临床当遵循应用指征，杜绝滥用，应看到中药针剂的应用前景。

前几天，有位患者感冒，提出要用清开灵注射液。我说这个药你不要用了，不过是个感冒，如果你坚持要用，我给你开清开灵口服液。后来，我又说了句"用清开灵口服液，还不如用小柴胡加牛黄解毒片来得快"。

在笔者看来，中药注射液的生命力仅在于急诊急救，一般情况还是口服中药安全。清开灵注射液可用于脑卒中昏迷患者，不过我的观察病例不多，这个药也确实够凉！

急诊经方之中成药

芭窗夜雨　发表于：2010-04-16

在急诊工作，常使用中成药，这也是急诊经方的一大特色。

以下是笔者临床常用的一些中成药：麻杏止咳糖浆性价比超高，市售2元/瓶，即麻杏石甘汤。用于咳嗽、便秘。

急支糖浆：用于支气管炎见痰黄稠，咽喉充血。

黄连上清片：含栀子、黄芩、黄连、大黄、连翘、石膏、桔梗、甘草、川芎等。用于里热内盛之暴发火眼，牙齿疼痛，口舌生疮，咽喉肿痛，耳痛耳鸣，大便秘结，小便短赤。

牛黄解毒片：含大黄、黄芩、石膏、桔梗，用于里热毒重之咽痛、齿痛、鼻衄、便秘、心烦等。

防风通圣丸：适合火麻黄体质者，用于过敏性鼻炎、上感、牙周炎、便秘、肥胖、高血压、高脂血症、荨麻疹等。

小儿金翘颗粒：含二花、连翘、葛根、大青叶、山豆根、柴胡、甘草。适于热性体质患儿，见发热、咽喉红肿疼痛、扁桃体肿大，配合麻杏止咳糖浆治疗咳嗽。

天黄猴枣散：含天竺黄、天麻（制）、猴枣、珍珠、胆南星、僵蚕、冰片、薄荷脑、体外培育牛黄、珍珠层粉、全蝎。适合痰热患儿之痰多咳喘，可配合小儿金翘颗粒或小儿咳喘灵冲剂使用。

小儿咳喘灵冲剂：含麻黄、苦杏仁、石膏、板蓝根、金银花、瓜蒌、甘草，为麻杏石甘汤加味。适合咳喘痰热的过敏体质患儿使用。

蛇胆川贝液：热性体质患儿，痰黄，咽喉充血，唇红多汗。

抗病毒口服液：组方较杂，主方是白虎汤，适合汗多、里热重患者，用于发热、咽痛。

小柴胡颗粒：市售小柴胡颗粒厂家多，但制药工艺不高，多半冲出来的味道是糖水。笔者用于退热少，多半用于调理脾胃。如治慢性胃炎，用小柴胡颗粒泡服黄连，就是笔者的半夏泻心汤；小柴胡颗粒加麻仁软胶囊，就是笔者的大柴胡汤。适合那些不能煎药的年轻上班族短期服用，也用于醉酒后呕痞、急性肠炎等。

麻仁软胶囊：用于大黄体质、大柴胡体质、热性便秘、肠鸣音亢进者。

气滞胃痛颗粒：柴胡、白芍、枳壳、炙甘草、香附、延胡索，是四逆散加味，可用于胃痛、肠易激综合征、精神紧张。

逍遥丸：用于肠易激综合征、焦虑症，配合心理调节，症状缓解后，每日服1次，久服易致乏力，停药后乏力感渐消除。

桂附理中丸：用于胃肠虚寒之慢性胃炎、肠炎腹泻；慢性心功能不全、窦性心动过缓等。

复方丹参滴丸：用于心绞痛。

雍乾 发表于：2010－04－16

谢谢分享，继续推荐一些。桂龙咳喘胶囊乃桂枝加龙牡合小陷胸；柴胡镇咳片乃一味柴胡；龙牡壮骨颗粒乃黄芪建中、生脉饮合方；柴黄乃黄芩柴胡尔；逐瘀通脉胶囊乃下瘀血汤；保婴镇惊丸乃大黄甘草汤；玄麦甘桔冲剂乃桔梗甘草汤加味；芩连片乃黄连解毒汤加味；一清乃三黄泻心；宁神灵冲剂即柴胡加龙骨牡蛎汤。

急诊经方之小青龙汤

芭窗夜雨 发表于：2010－05－12

笔者初习小青龙汤是从麻黄体质切入，如肤黑无汗、唇暗、舌淡润，有咳喘病史。对非麻黄体质之咳喘，如桂枝体质倾向者，笔者用小青龙汤则去麻黄。曾治一青年女性久咳不愈，他医处麦冬、沙参、桑白皮、枇杷叶等药物治疗无效，来诊拍胸片无明显异常，血象正常，诊断过敏性咳嗽，辨为小青龙汤证。观其肤白，非麻黄体质，所以笔者用小青龙汤而减去麻黄，服用后咳嗽大减，这是对人用方。

大约半年后，该患者又因感冒引发咳嗽难愈来诊，其症同前，该患者虽非麻黄体质，但符合小青龙汤证，且无冷汗、心悸等麻黄禁忌证，所以合用麻黄10g又取效，这是对证用方。

小青龙汤用得多了之后，慢慢认识到这张方对过敏性鼻炎、上感失音、支气管炎、支气管哮喘、肺炎等疾病的治疗效果好。所以，反过来，当笔者临床诊断患者为上述疾病后，首先想到这张方，然后寻找该方证的临床支持点，这是对病用方。

这是笔者应用小青龙汤的三次思维转变。

小青龙汤还能治疗胃炎、类风湿关节炎、腰椎间盘突出症等疾病，临床应用可配伍石膏、附子等。

关于小青龙加石膏汤，因为当代人体质多偏热，所以该方比小青龙汤更常用。从条文来看，石膏证描述为"烦躁"，如果临床拘泥于"烦躁"，该方使用频率不高，要抓"石膏"证，可参阅《叶天士用石膏解析》一文。

用麻黄，从"体质"应用，很安全；从"证"应用，能扩展应用范围；从"病"应用，则代表麻黄的经验积累，这是一个循序渐进的过程。笔者临床用麻黄6～10g，治疗感冒、咳嗽等已能满足。初习麻黄不在贪图量大，而在反复辨识麻黄体质、麻黄证。

火麻黄体质肤黑，并见皮肤粗糙、质地显紧，而肤黑的湿热体质者皮肤偏松而多汗。火麻黄体质平素很少出汗，运动后汗出不多或者运动时才出汗，平素很少感冒，而且普通感冒多能自愈。其他见咽喉充血，唇红或暗红或暗，舌象从红赤到嫩润皆有，红赤者考虑麻杏石甘汤、防风通圣丸，嫩润倾向者考虑葛根加石膏汤、小青龙加石膏汤。关键在于桂枝舌、干姜舌、大黄舌的识别。

略举二例。

案一　郑某，男，57岁，2010 - 3 - 30诊。

今夏素饮寒凉，舌胖大苔白，嘱其停服。近期感冒，频咳，服多药不效，恶寒甚，倦怠，无汗，舌淡苔白，咽喉不充血。

麻黄10g，桂枝10g，白芍10g，甘草10g，干姜10g，细辛10g，五味子10g，法夏20g，3剂而愈。

案二　张某，女，24岁，2010 - 4 - 12诊。

夜间急诊：咳嗽2天，流涕。肤白体瘦，无汗，舌淡润，唇红，咽喉不充血。

麻黄10g，桂枝3g，白芍10g，甘草10g，干姜6g，细辛6g，五味子10g，法夏20g，生石膏15g，3剂。

2010 – 4 – 16 夜间急诊：咳嗽好转，咽不适。肤白，唇红，舌淡红润，咽喉稍充血。自诉每次月经前感冒。

予小青龙加石膏汤合小柴胡汤：麻黄10g，桂枝3g，白芍10g，甘草10g，干姜6g，细辛6g，五味子10g，法夏20g，生石膏20g，柴胡20g，黄芩10g，党参10g，3剂。

2010 – 4 – 20 夜间急诊：多睡前咳。

麻黄10g，桂枝3g，白芍10g，甘草10g，干姜6g，细辛6g，五味子10g，法夏15g，生石膏20g，柴胡10g，黄芩10g，党参10g，3剂。愈。

sld639　发表于：2010 – 05 – 12

请问楼主的桂枝用量为何如此轻啊？

芭窗夜雨　发表于：2010 – 05 – 13

此女有伏火体质倾向。

伤寒学人　发表于：2010 – 05 – 19

小青龙汤治急病我曾用过，是给我的90高龄的外祖父，确是效如桴鼓，一剂未竟，咳止痰消。近按黄师文章治一例慢性病，今将此过程录入，以飨诸君。

同学子，年6岁，自小时经常咽喉有痰，并有痰声，微喘，不发热，痰白，不渴，无汗，食欲如常，二便自调，发育正常。此次仅是电话咨询，并未见到病孩。遂处射干麻黄汤加减：

射干10g，麻黄6g，白芍12g，细辛2g，姜半夏10g，五味子6g，桔梗10g，柴胡6g，生甘草6g，防风6g，连翘15g，黄芩6g，蜂蜜适量。此为两剂量，约服半月，同学打电话说病已减大半，嘱再服一个月。

zhhq　发表于：2010 – 05 – 14

久咳易伤阴，如果化热或者伤阴如何用这么辛温的药物？

芭窗夜雨　发表于：2010 – 05 – 19

"久咳易伤阴"不是临床上得来的，用经方是辨方证。

"化热或者伤阴"，就不是小青龙汤本证了，为什么还要用小青龙汤呢？用小青龙汤必然有小青龙汤证。

jszyxby　发表于：2010 – 05 – 19

拜读楼主帖子，我觉得该文未体现"急诊"的概念，如第二案，倘若急诊需要三诊吗？而且患者咳嗽无喘似乎并不重；还有小青龙汤与小柴胡汤合用有点怪。

楼主谈了"这是笔者应用小青龙汤的三次思维转变"，那么你觉得方、病、人三者的关系与顺序又如何呢？

芭窗夜雨　发表于：2010 – 05 – 19

此人虽不喘，但咳嗽特点属于变异性咳嗽，和哮喘的机理是一致的。本文只是示法，哮喘发作也是这个方法。此案三诊显得疗效不够快，有些不入流，但哮喘的治疗急不了。我现在开中药也不急了，就三剂三剂地开，相信就会来复诊的。

麻黄与柴胡的合方是在治疗中体会到的，我认为柴胡不能局限在和解和归少阳经上。本病是小青龙汤证，但患者经期感冒也属柴胡证。

"这是笔者应用小青龙汤的三次思维转变"，说的是我的自身经历，可能不同的人切入点不同。本文在这里也是示法，并非刻意强调顺序及三者关系。

等将来再发个有急诊特点的医案，来日方长，我不急！

long1438　发表于：2010 – 06 – 29

肤白体瘦，很容易联想到桂枝体质。曾经治一14岁男孩的过敏性鼻炎，肤黑体瘦，应该联想到柴胡体质，流清涕，用麻黄附子细辛汤合香砂六君子汤，给三天的颗粒后情况改善。有时候这个体质的问题也不是很准，辨证还是很重要的。

兰洪喜1 的体质识别法

麻黄体质识别

兰洪喜1 发表于：2010－05－12

黄师体质学说对临床用药颇有指导。根据每人的体质不同遣方用药，这是需要大智慧的。其中之一的麻黄体质原文如下。

麻黄体质：患者体格粗壮，面色黄暗，皮肤干燥且较粗糙。恶寒喜热，易于着凉，着凉后多肌肉酸痛，无汗发热；易于鼻塞、气喘；易于浮肿，小便少，口渴而饮水不多。身体沉重，反应不敏感。咽喉多不红，舌体较胖，苔白较厚，脉浮有力。多见于体格壮实的中青年和体力劳动者。呼吸道疾病、骨关节痛、寒冷、疲劳等常是这种体质患者患病的主要诱因。见《黄煌经方沙龙》第一期"我的药人方人说"，下同。

根据本人观察，麻黄体质除上述之外，还有一个比较简单的确诊方法：其人面部毛孔明显粗大，异于常人；桂枝体质皮肤细腻，而麻黄体质与之有鲜明对比，尤以鼻翼两侧毛孔粗大最明显，同道在诊病时可以注意一下。只要有此特征，用麻黄必然有效。当然复合体质也不少见，这是需要合方的。

案例 女，30岁，中等体型，手脚干燥，10年前患荨麻疹至今，曾用柴胡剂、荆芥连翘汤、桂枝汤、温经汤，以及各种中西医疗法。而且用温经汤以后大便不爽，几天一次，看来温经汤确有涩肠作用。以上治疗对此例患者无效。

观察到患者面部毛孔粗大特别明显，后经问诊，诉无论冬夏，身上无汗，手脚干亦是无汗之故，后背略痛，麻黄体质无疑，葛根汤一剂极效。10剂之后，10年痼疾不再发矣。药费仅数元，疗效之高、费用之低，令人感慨。后有喘咳者，麻杏剂。腰背痛者，葛根汤。只要面部毛孔粗大，用麻黄剂俱效。

总之，只要面色黑黄，身体胖壮，面部毛孔粗大，或是鼻翼两侧毛孔粗大，处方药味之一是必用麻黄的。

以上是笔者临床观察的结果，与各位共同学习了。

Chezhan   发表于：2010 – 05 – 18

　　络腮胡是不是麻黄体质？

兰洪喜1   发表于：2010 – 05 – 19

　　麻黄体质多壮实，胖壮有络腮胡时，可能是麻黄体质。麻黄体质瘦人少见，若瘦人有络腮胡就不一定是麻黄体质了。总以汗毛孔粗大最为多见。

Lgdaz   发表于：2010 – 05 – 25

　　也许仲景脉证更简明。如脉浮紧、无汗者是麻黄证。若没有脉浮紧、不汗出之症，就不宜用麻黄。即使能用，也不得将麻黄作为主药来用。假若认定其人是麻黄体质，但若其人没有脉浮紧、无汗之症，也不宜用麻黄，或不得以麻黄为主药。相反，即便不是麻黄体质，若具有脉浮紧、无汗之症，就应当用麻黄。

兰洪喜1   发表于：2010 – 05 – 25

　　麻黄体质比较容易有麻黄证。在临床上，麻黄体质在很大程度上没有脉浮紧、无汗之症的，患者不可能按书上的症状生病的。颈椎病症状明显，有麻黄体质、桂枝体质、大柴胡体质，那只有麻黄体质的患者才可以选葛根汤的。不是麻黄体质而用麻黄，虽然有效，但疗效难以让人满意。只有判定他是其余哪种体质，再根据那种体质用药，才最有效、最安全……

Lgdaz   发表于：2010 – 05 – 25

　　麻黄的功用是发表实。表实的脉证即无汗、脉浮紧。若其人脉不浮紧，或脉浮紧而汗出，就不是表实证。假如妄发虚人之汗，或发里实人之汗，必伤其血而致变证。其变证的影响，多是短期不显而远期则见。经方是严谨的科学，审慎而学是应有的态度。

兰洪喜1   发表于：2010 – 05 – 25

　　麻黄体质的人多壮实，不壮实就不是麻黄体质，根据是何体质用药是安全有效的。黄师治疗皮肤病都没有你所说的脉浮紧，用麻黄效果很好。受传统理论的影响，按传统的理论没有效果，为什么还要继续无效下去呢？体质论的指导安全有效，为什么不可以应用呢？

Lgdaz　发表于：2010－05－25

　　汗吐下法之原则，皆为中病即止。为什么呢？过则伤人。治皮肤病，实证者麻黄是首选之药，虚证者黄芪是首选之药。怎么辨别其虚实呢？重点在脉。麻黄久用，必伤血气，若不合理配伍，断没有久用之理。读懂《伤寒论》，体质论自在其中。

兰洪喜1　发表于：2010－05－25

　　哮喘、湿疹案：9岁小儿，每日麻黄6g，连续用4个月，服用量大、时间长。因为有麻黄体质，所以安全有效。

　　医案虽未有脉象，但四诊望在首位，望而知之谓之神。体质是望而知之的，脉诊在最后。中医之所以难学，就是传统理论深奥难懂，数年也难出人才。

　　有体质论，事半功倍。之前我也按传统辨证，但其效太差，我都迷惑中医是否真的有效？现在就不一样了，有黄师体质论，真是妙不可言，哈哈……

Lgdaz　发表于：2010－05－26

　　《伤寒论》各篇名为什么均冠以"脉证"并治？望诊那么神，取名为"望证"并治岂不更妙？损有余、补不足本义何在呢？难道是损壮硕之人，补瘦小之人？

　　硕人血虚者照补，瘦人火盛者照损，这才是脉证并治。对不起，得罪了，不是针对你，是述说一种见解，因为是在论坛，影响作用不是在两个人之间。

　　四诊中望在首位，并不是因为望诊高于其他诊，而是因为医者接诊患者，首先是望见，然后是闻见，再后是问得，最后是切得，这是诊病的普通顺序，并不是望诊统领四诊，而是四诊合参，四诊之间应无高下之分。

兰洪喜1　发表于：2010－05－26

　　临床还是按照方—证—人关系，比较容易抓主证，即什么样体质的人比较容易得什么样的病，当然用什么样的方子了。脉诊可以做参考，但是比较主观，难以掌握。如果有体质论指导，大体用药已经确定。黄师很多医案没有脉诊，但是疗效让人信服。

　　我的观点只看疗效。

　　如何快又准地抓住方证，怎么准确用经方，而不讲空话、套话、玄而又玄的理论。很多人认为中医很难学，理论很玄奥。其实，中医是能治好病的临床医学，是有实实在在经验的。而长期以来，人们过度关注着阴阳、气血、命门水火等理论，而忽略了那些实实在在的中医技术。

兰洪喜 1　发表于：2010 – 05 – 26

由此体质用此药，副作用很小，安全有效。如果不是麻黄体质，其耐受性很小，即使小剂量也有副作用。

久煎，睡前 5 小时服，可以避免失眠。

Lgdaz　发表于：2010 – 05 – 26

脏腑、五行可以不讲，阴阳、气血也不讲，那还叫中医吗？只是对症下药，离开中医阴阳气血的基本思维，那和西医有什么两样呢？这样下去，废医存药是迟早的事。中医阴阳气血的基本理论有那么玄奥吗？当然要想达到高层次，任何技术都是难学的，不只是中医难学。但若想做到基本运用，阴阳学说是再简要不过了。"体质学说"不讲阴阳吗？所谓"麻黄体质"者，其用麻黄就没有伤血气的问题吗？恕我直言，不讲血气阴阳，一定不是中医思维。抛弃阴阳学说，就是抛弃了中医。

我们不能从一个极端走向另一个极端。可以脱离五行学说之玄奥，而绝不可以脱离阴阳学说之根本。中医的任何学说、任何治疗，一定要在阴阳学说的基本理论指导之下，才能真正有所作为，有所发展。

兰洪喜 1　发表于：2010 – 05 – 26

说理论不深奥，恐怕没有人相信。在体质论及方证人基础上，当然分阴阳寒热。体质论是大的指导方向，大的原则确定，然后分阴阳寒热，比传统理论用药直接，绝不是抛弃气血阴阳寒热，只是更容易抓主证而已。

Lgdaz　发表于：2010 – 05 – 26

请注意玄奥与深奥的区别。理论深奥，不等于操作深奥。《伤寒论》的突出特色，就是从气血阴阳展开论证，病名就冠之以三阴三阳病。以桂枝汤证为例。"太阳中风，阳浮而阴弱。阳浮者，热自发；阴弱者，汗自出。"这不是论述桂枝汤证的病理吗？当然，以体质研究为基础，更利于学习《伤寒论》。即便不研究理论，也能运用《伤寒论》方，这就是《伤寒论》的实在之处。

我想说明一点：阴阳学说是正宗的传统理论，《伤寒论》各方证都根植于这个理论之中。

兰洪喜1　发表于：2010－05－26

　　在学习体质论之前，我也是按照六经辨证治疗的，但疗效时有时无，我苦读《伤寒论》12年之久，都怀疑是不是有用之书。后来学习体质论，终于大悟，失精家、喘家、尊荣人、淋家都是描述个人体质的。只要符合体质就会大效，不合体质，即便按照六经气血辨证治疗，也终难得效，即使有效也并不满意。还是"方—病—人"的体质辨证指导，其效最佳，这是我十几年临床的亲身体会。

Lgdaz　发表于：2010－05－26

　　《伤寒论》是"病、脉、证辨治"，而不是"六经气血辨证"。临证只要证与方应，其疗效常常是立竿见影的。虽然熟记方证，就可以成为一个好中医，但其方证是有限的，若要继承发展光大，不深究其理是不行的。

　　从"体质学说"之论，麻黄体质、桂枝体质、半夏体质、柴胡体质等容易使人理解为：凡是这种体质者，就可以放心使用这种药，药量大些和用药时间久些都没有问题，果真是这样吗？

兰洪喜1　发表于：2010－05－26

　　当然不是！

　　《伤寒论》六经疗百病，中医界没有《伤寒论》将不可想象。体质论也是根据病情来的，这是一个总的指导原则，处方遣药根据具体病情，用药的确是安全有效的。

　　我还是体质指导，方—证—人用药，传统理论不全要，但不抛弃，以疗效为金标准。

Lgdaz　发表于：2010－05－30

　　麻黄体质者，用麻黄后，可变为以下诸证：

　　桂枝证："伤寒发汗已解，半日许复烦，脉浮数者，可更发汗，宜桂枝汤。"

　　桂枝新加汤证："发汗后，身疼痛，脉沉迟者，桂枝加芍药生姜各一两人参三两新加汤主之。"

　　麻杏甘石汤证："发汗后，不可更行桂枝汤。汗出而喘，无大热者，可与麻黄杏仁甘草石膏汤。"

桂枝甘草汤证："发汗过多，其人叉手自冒心，心下悸欲得按者，桂枝甘草汤主之。"

苓桂甘枣汤证："发汗后，其人脐下悸者，欲作奔豚，茯苓桂枝甘草大枣汤主之。"

朴生姜半夏甘草人参汤证："发汗后，腹胀满者，厚朴生姜半夏甘草人参汤主之。"

芍药甘草附子汤证："发汗病不解，反恶寒者，虚故也，芍药甘草附子汤主之。"

调胃承气汤证："发汗后，恶寒者，虚故也；不恶寒，但热者，实也，当和胃气，与调胃承气汤。"

五苓散证："太阳病，发汗后，大汗出、胃中干、烦躁不得眠，欲得饮水者，少少与饮之，令胃气和则愈；若脉浮、小便不利、微热、消渴者，五苓散主之。""发汗已，脉浮数、烦渴者，五苓散主之。"

茯苓甘草汤证："伤寒，汗出而渴者，五苓散主之；不渴者，茯苓甘草汤主之。"

栀子豉汤证："发汗后，水药不得入口，为逆。若更发汗，必吐下不止。发汗、吐下后，虚烦不得眠；若剧者，必反复颠倒，心中懊恼，栀子豉汤主之；若少气者，栀子甘草豉汤主之；若呕者，栀子生姜豉汤主之。"

真武汤证："太阳病发汗，汗出不解，其人仍发热，心下悸、头眩、身瞤动，振振欲擗地者，真武汤主之。"

还不止这些，这些只是明确无争议的。

兰洪喜1　发表于：2010 - 05 - 30

真的服了。阿弥陀佛，麻黄不用了。

Lgdaz　发表于：2010 - 05 - 30

中医药学的原理是中和阴阳。批评从一个极端走向另一个极端，要么是大用，要么是不用，都不符合辩证法精神。刚愎自用，会误人误己。阿弥陀佛，保佑中医吧。

兰洪喜1　发表于：2010 - 05 - 30

我还是老观点，方—证—人用药。如你所说，有麻黄体质用麻黄都出现所列10条的变证，那没有麻黄证的就更不可以用麻黄了，《伤寒论》风寒表实麻黄篇可废矣。

太阳之汗有桂枝有麻黄……有此体质之人，而有此证，必用此药。

方—证—人指导临床，往下不再赘言。我只坚持疗效金标准。

南越 发表于：2010 – 06 – 27

请问喜哥：一患者有多年的痤疮，皮脂分泌特别旺盛，挤压后留下一凹一坑的，面部仍有油腻，这种情况是归半夏体质还是柴胡体质？

兰洪喜1 发表于：2010 – 06 – 27

柴胡体质面部皮肤干燥，在桂枝合柴胡体质辨别一帖中有描写。脸型、脸色对体质辨别也很有帮助：圆脸多半夏体质、国字脸多大柴胡体质、长脸多柴胡加龙骨牡蛎汤体质。

你描述一下患者脸型、面色、高矮、胖瘦，或可判定体质。

浅语 发表于：2011 – 04 – 22

兰兄确是一语道破，大道至简啊。黄师在讲课时就批判那种文化医，说得天花乱坠，效果却差强人意。经方人本来就是兼收并蓄，并不排斥其他，只要是好的经验，我们都会欢迎，做学问本来就是严谨求实的。通过学习，我的门诊量大增，正在总结经验，到时候和大家分享。

大柴胡体质识别

兰洪喜1 发表于：2010 – 05 – 22

上次写了麻黄体质。这次写一下关于大柴胡体质简单的辨别方法。黄师已有论述，本人再重复一下：

看黄师的体质论之前，自己感觉中医深不可测，也许一辈子都学习不完，开方以后心中忐忑不安，没有一点自信，去年看了黄师的体质论之后，有走出迷宫的感受。学习黄师体质论，真是如饥似渴。

在日常生活中，就如着魔一般，坐车也观察体型，走路也观察体型，从事临床时，更注意观察患者的眼神，言谈举止，面部表情，总结一些体型特点。

大柴胡体质的体型特点：

整体一定要壮实，最主要的就是国字脸（下巴比较宽），整体粗短，脖子粗短，四肢粗短，手指粗短。

其次，身高一般，腹部按压有抵抗感，腹部比较充实，用通俗的话说，就是啤酒肚。

如果把头部看做一个国字形，身体也看做一个国字形，好比一个汉字"吕"，比如《水浒》中的武大郎是典型的大柴胡体质。大柴胡体质，多患肝胆病、胰腺病、糖尿病、高血压病等。

大柴胡体质一般是复合体，合并麻黄体质、桂枝茯苓丸体质最多。

病例：某男，56岁，身高168cm，体重87.5kg。四肢粗短，手指粗短，颈部粗短，国字脸，面红，毛孔粗大。自称受凉后，高热寒战，全身酸痛，腹部胀痛，辗转反复，十分不适。查体：Bp160/110mmHg，T39℃。剑下有抵抗感，按之有力，右胁下按痛明显，腹部充实，苔黄厚腻，脉浮滑有力。

大柴胡汤合葛根汤主之，2剂汗出便解，身体无不适。

西医认为是外感后引起胆囊炎，可能要输液几天才好，中医几元钱就解除了患者的痛苦，所以中医也并不是慢郎中。有体质论指导，其效非凡，中医要振兴，我辈要努力。

仆本恨人　发表于：2010-05-22

请问楼主，大柴胡汤合葛根汤的具体药量是多少？

Orien　发表于：2010-05-22

谢谢分享！大柴胡汤对急性病治疗的疗效也很好，有时候要灵活使用，不能被体质所束缚。

兰洪喜1　发表于：2010-05-22

大柴胡汤中柴胡一般15g，葛根汤中的葛根50g，其余药物均为15g。

dream305　发表于：2010-05-31

是否可以认为，以后见到这种体质就给他服大柴胡汤呢？

兰洪喜1　发表于：2010-05-31

有此体质的人————————————————人
此体质发生的病变表现是为病——————————病
此体质病变的用方——————————————方
以上称为方-病-人辨证用药。

有此体质，用药的时候就该考虑符合其体质之方药，所以叫做改善体质。大柴胡体质用大柴胡汤是没错误的，但病情往往复杂，经常合方使用。

体质辨证要点就是改善体质，是哪一种体质，用药的时候必用此体质之药的。

南越 发表于：2010－06－07

整体一定要壮实，最主要的就是：国字脸，整体粗短，脖子粗短，四肢粗短，手指粗短。五短？是否可以称之为武大郎体质？

兰洪喜1 发表于：2010－06－07

虽然没有什么大错，但描述体质做学问有点不妥吧。

大柴胡体质也不一定像武大郎那样，主要是学会这种思路。国字脸，这个最主要，以身体矮壮多见，有时很胖的国字脸、短脖子、身体高大也有大柴胡体质，但还复合别的体质，比如麻黄体质。

单一体质的人比较少见的，比如爸爸是一种体质，妈妈是另一种体质，遗传加变异，生的小孩子可能就是复合体质。父母都是一种体质时，可能小孩子就是一种体质。体质要多加观察，才可以总结的。

Zillion 发表于：2010－06－10

楼主的观察非常细致，描述典型，再加上有验案的佐证，非常形象。

Dongxu 发表于：2010－07－01

范伟像大柴胡体质，也像半夏体质。

兰洪喜1 发表于：2010－07－02

准确地说，范伟是一个以大柴胡为主的复合体质。从电视上看，他像防风通圣散体质、麻黄体质，还有点半夏体质。脸圆的半夏体质明显，多数人是复合体质。

Qdfxl 发表于：2010－08－25

我有疑问，激素的长期使用导致的肥胖影响到脸型，该怎么辨体质？

主题之三 ⊙ 方药吟味

桂枝体质、柴胡体质识别

兰洪喜 1　　发表于：2010 –05 –30

　　黄师体质论，对指导患者诊断治疗以及预后有非常重要的用途，感觉在以后的中医道路上，体质论将有里程碑一样的重要意义。

　　本人学习体质论以后，观察各个体质有比较明显的特征，对同道在临床上判断患者体质有所帮助，有不正之处请不吝指教。

　　桂枝体质：患者肤色白而缺乏光泽，皮肤湿润而不干燥，口唇暗淡而不鲜红，体型偏瘦者多，肌肉比较坚紧，一般无浮肿，腹部平，腹部肌肉较硬而缺乏底力，如同鼓皮，严重者腹部扁平而两腹直肌拘急，多见于循环系统疾病、消化道疾病、营养不良患者。桂枝体质是适合长期服用桂枝以及桂枝汤类方的一种患者体质类型，代表方为桂枝汤、小建中汤、桂枝加龙骨牡蛎汤等。这类患者在疾病状态中多表现为心肾阳气的不足，或肝胃阴液的不足，易于表虚，易于阳越，易于气脱，易于气阴两虚。

　　比较简单的办法有一句话，白面书生者就是。所谓面如冠玉，即面白而有油光，一般长脸比较多。全身皮肤也比较白，比较瘦，没有厚肚皮，这种白是很健康的白，绝不是苍白。

　　总结桂枝体质是八个字：面部白瘦，两腮无肉。

　　柴胡体质：患者体型中等或偏瘦，面色微暗黄，或青黄色，或青白色，缺乏光泽。肌肉比较坚紧，舌苔正常或偏干。主诉以自觉症状为多，对气温变化反应敏感，情绪波动较大，食欲易受情绪的影响，四肢冷。女性月经周期不准，经前多见胸闷、乳房胀痛结块等，多见于精神神经系统疾病、免疫系统疾病、呼吸系统疾病、胆道疾病患者。柴胡体质是适合长期服用柴胡以及柴胡类方的一种体质类型，代表方为小柴胡汤、柴胡桂枝汤、柴胡加龙骨牡蛎汤、四逆散等。此类患者在疾病状态中多表现为气机的郁滞或逆乱，或外邪郁于半表半里不易透发，或肝胆胃的气机易于逆乱，或气滞，或血瘀。

　　小柴胡体质也是瘦者多，比较简单的方法也有一句话：面黄肌瘦，瘦而黄黑者多是，皮肤有灰尘一样比较干燥，但脸型一般略方，而有尖下颏。比如我们走路，一抬头，看见一个人，瘦瘦的，脸上皮肤黄黑色的，几乎瘦到皮包骨的，那就是小柴胡体质。

　　总结小柴胡体质十个字：面部黄黑瘦，脸上没有肉。

　　桂枝体质和小柴胡同存一体比较多见，一个瘦人，脸上皮肤黄白色就是桂枝小柴胡的复合体。

为何体质这么重要呢？简单地说，一个上呼吸道感染的患者，都是发烧，身体很瘦，面白者桂枝汤，而面黄者就需要用小柴胡汤了，而脸上皮肤是黄白色的，就需要柴胡桂枝汤了。如果不分体质，那么治疗起来，差强人意。

不懂体质论的患者也许会问，怎么都发烧的，而用药不一样呢？此时我们治疗的信心是百倍的，一切皆因体质不同之故，有是体质有是证用是药，结合方—病—人，治疗起来，效果可知。

单一体质的人并不多，多是复合体，所以用药时合方，是有理论依据的。一切皆是有体质论的功劳，有关复合体论述，下次再写，欢迎批评。

Hnldliyi 发表于：2010 - 05 - 30

有是证则用是药，如果非用体质来限制的话，有失灵活。任何理论都不能太细，太细就容易走入死胡同。如果一个人有五六种体质的特征，那五六个方剂同投吗？如果一个大黄体质的人患四逆证，也用大黄类方吗？证永远要比体质重要，同样辨证比辨体质重要。

兰洪喜1 发表于：2010 - 05 - 30

是方—病—人结合，体质是大方向。

叶子 发表于：2010 - 06 - 02

不知道有什么办法可以很好地改变体质，那这样大家都可以变成帅哥美女了，哈哈……

兰洪喜1 发表于：2010 - 06 - 02

保持心情愉快，不过饥过饱，有时候可以服用属于本体质药物，使机体达到一个最好的运转状态，那就是最美的了。呵呵……

微风 发表于：2010 - 06 - 25

楼主所说体质从伤寒而来，但是仲景著伤寒，全篇有体质二字几何？

兰洪喜1 发表于：2010 - 06 - 25

失精家、淋家、汗家，等等。

体质论是黄师多年经验总结，传统八纲六经辨证与体质论结合的疗效

主题之三 ⊙ 方药吟味

确切，但并不只是一体质论为是。

体质论是新事物，大家首先认识体质，而后触类旁通，事半功倍，绝无误导各位之意。

微风　发表于：2010 – 06 – 25

只有熟读伤寒，才能理解黄煌老师提出体质的一番苦心。

兰侠客说的好，学习体质，只有深入、细致地学习《伤寒论》，并且能触类旁通，举一反三，方能明白黄煌老师的一片苦心啊！

纵观科学的发现和发展，每一个思想的提出，都是由大量的临床实践与理论相结合才能提出的。

所以要慎重对待，不能临床一见患者，唯体质是务，不求体质背后的理法方药和道理。否则在临床诊断中很容易误导自己，从而以自己的意愿来采集病史。

兰洪喜1　发表于：2010 – 06 – 26

首先要认识体质，如果连认识都谈不上，更不用说应用体质论了。

写体质辨别时，本人的意思是比较快捷的，希望让同道能简单地识别体质，临证之时，大的方向就不会错。

体质一定要结合六经八纲，疗效才会有质的飞跃。没有六经八纲，只是认识体质，又有何用呢，不过只是空谈而已。

此外，还有很多快捷认识体质的方法，但一直静不下心将其写出来，待有时间再写吧。

Poshan　发表于：2010 – 07 – 28

桂枝体质：桂枝文弱体瘦，脉浮肤白神光；舌软暗润苔白，汗出腹痛心慌。

柴胡体质：柴胡中等偏瘦，面色暗青无光；舌老紫暗苔正，胸满经乱肢凉。

重点是一个在白嫩，一个在淤暗，一目了然。

qi163jin　发表于：2011 – 03 – 31

谢谢兰师帮忙理了思路，受益多多！

在这里有一事求教，体质论受地域影响大吗？比如我在祖国最南方，家乡人肤色多黄黑，本人亦是，当然本人就是柴胡体质无疑，但不用细心观察就可以发现家乡男性农民（指常年户外劳作者，其他不常务农者不纳入）十有八九都是肤色黄黑，偏瘦，不知兰师怎么看？对其进行体质辨证时如何把握，还请兰师指点！

兰洪喜1 发表于：2011 – 04 – 03

只要是黄种人，全在论述的体质范畴之内，无论地域。

南方人，柴胡体质的确是比较常见。

fgfgfgfgsg 发表于：2011 – 04 – 25

本地有一方言叫柴胡炭的，指的就是那些皮肤黄黑而体瘦的人。

五苓散体质识别

兰洪喜1 发表于：2010 – 06 – 24

作为一个中医人，看病首先要做的就是辨证，以往的阴阳、脏腑、气血等辨证的方法很多，理论程度很高，但是疗效就不是那么准确，相信很多中医人都有这个感受，明明已经辨证很好，就是没有疗效。

黄师的体质论是实实在在、看得见摸得着的东西，只要体质看对了，那就是原则没有错误，疗效确切，效果让人称奇。体质论是一座宝库，大家都来开发之。

五苓散善于利水，患者大多伴有口渴、腹胀，胃内停水，或头晕头痛，或心悸、烦躁，或多汗。其症多有吐水口渴，头晕心悸，烦躁多汗。

患者一般有口渴，腹泻，每天大便次数多，不成形。

五苓散体质要求：面部不油腻，能食，容易累，易疲劳，肚子大，比较软，经常腹泻，大便不成形；大多伴有脂肪肝、痛风，高血糖。舌胖大，舌质淡，暗或紫，舌苔厚腻；喜欢吃肉，喜欢喝酒。

本人临床观察，五苓散第一眼看上去必定肥胖，有两个字可以形容：白胖。

胖有几种情况，如黄胖为黄芪体质，黑胖油腻为防风通圣体质等。

现在五苓散体质以城市居民多见，其人多善于饮酒，喜欢吃肉，但活动量比较小，第一眼看上去是虚胖，白白胖胖的。比如沈殿霞、老版红楼梦中贾府的老祖宗等，都是比较典型的五苓散体质。

病例：女，30 岁。155cm，90kg。面色白，身上皮肤比较白嫩细腻。头晕，恶心，头痛，时有腹泻，服用消炎药物好转，饮食稍有不慎，腹泻大作。服药输液之后，时效时不效，自称身体太重，走路多时，脚拇趾有时疼痛红肿。

西医检查：高血压，痛风，慢性肠炎。治疗效差。

体型比较壮实，先予大柴胡汤 7 剂，血压略好，腹泻脚痛更甚。予五苓散饮热水之法，身上时汗出，有发热之感，小便次数较以前多，体重下降明显，腹泻少作，血压下降明显，几乎不用降压药亦可以维持，脚痛未作。

此例即典型五苓散证。

临床上单独的五苓散证并不多见，合并大柴胡体质、半夏体质比较多，是需要合方应用的，而体质的确定是需要时间来摸清规律的。

最好的办法，就是走路，看电视，每看见一个人物，就为其确定体质，久而久之，很容易就可以辨别体质，体质定则疗效神奇。学习任何事物都需要时间，学习体质比学习传统辨证快得多，几个月就已经掌握得比较熟练了。

兰洪喜 1　发表于：2010－06－25

五苓散的组成：桂枝、茯苓、泽泻、猪苓、白术。

瘦人用五苓散，在《金匮》原文讲到"属水也，五苓散主之"。本人理解瘦人方用五苓散，桂的用量相对要稍大，降水气，平冲逆。

胖人用五苓散，以泽泻用量稍大，以阳虚运化无力，水血瘀滞为主。桂的作用通阳化气行水，茯苓泽泻行蓄水蓄血之瘀滞。

五苓散体质要求是胖人，瘦人之病亦可，病证相对，不求体质。虽方名相同，实则主攻方向不同矣，药量是需要变化的。

胖女　发表于：2010－08－19

可以请教楼主问题吗？我是业余中医爱好者，还不是太敢判断和下结论，请问我老公符合五苓散的特征吗？

年龄 33 岁，身高 172cm，体重 110kg，腰围三尺五，肚子大下垂，不爱运动，也很少运动。头发少软，肤色偏黄黑，脸上有日晒红。抽烟多，基本不喝酒。晚上睡觉呼噜声音响，流口水。早上大便不成形，黏马桶，喝啤酒后或者受凉后容易拉肚子，爱喝热水。舌头胖大润滑嫩有齿痕，舌苔薄。左侧手脚容易犯脚气和爆皮，右侧则没有。体检有高血脂、中度脂肪肝，血压正常。胳膊腿偏粗不算细，屁股不大，夏天大腿内侧容易磨破。

请问，我可以让他长期服用五苓散或者参苓白术丸吗？如果想治疗高血脂和中度脂肪肝，还有什么好的方子？

兰洪喜1   发表于：2010 – 08 – 19

是五苓散体质。五苓散药物各 20g，麻黄附子细辛汤药物各 5g。服用时间需要好几个月。

兰洪喜1   发表于：2010 – 08 – 19

现在看一个患者的步骤如下：

第一步先确定体质，这个是最主要的，体质一定，就成功一半了。有时候未定体质，就没有把握。

第二步看舌脉，咽喉，摸腹，看手和腿。

第三步辨证，看病之虚实寒热。

三步走完，方子基本就出来了。

我今年 4 月份学习体质论，开始很难。就是要多看多想，当然努力是不可或缺的。

袁建国   发表于：2010 – 10 – 25

看体质属于中医望诊的一部分，在辨证用方上有很大的指导作用，但仍然是不全面的，中医需要四诊合参，甚至还要借鉴现代医学的化验结果，否则会出医疗问题的。总之，医学是一门深奥的学科，经方也一样，要用好她并非想象的那么容易。譬如白胖易汗、浮肿体用黄芪剂可以取效，而黄瘦无泽、乏力气短、易泻体用黄芪剂同样可以取效。

兰洪喜1   发表于：2010 – 10 – 26

黄师提出的体质辨证，用药之后可以改善体质，类似治本；对症状用药类似治标。

比如桂枝体质的外感，小柴胡汤可以，葛根汤可以，桂枝汤也可以，他们都有效。在保证没有副作用的前提下，经常服用后对身体状况有改善的也只有桂枝汤了，久用小柴胡汤会有诸多副作用。简单点说，体质辨证简单，用药安全、有效。

体质辨证之所以简单，就是看见此体质就用这个体质的方子，再根据疾病调整方向，病就可以慢慢不治而愈。

所谓不治之治，原因是什么？就是黄师所说方—病—人，最有效、最直接、最安全。

主题之三 ⊙ 方药吟味

169

54656567 发表于：2010 – 11 – 12

请教兰老师，五苓散体质的胖人如何减肥？直接用五苓散原方效果如何？是否用散剂？

兰洪喜1 发表于：2010 – 11 – 12

很少有人是单一体质，多数是复合体质。肥胖者多半夏体质，一般五苓散体质复合半夏体质，体质改善远非一日之功。既可以温胆汤合五苓散，也可以大柴胡汤合五苓散合大黄附子细辛汤，尤以第二条最佳。

沙丘沙 发表于：2010 – 12 – 12

楼主所描述的体质，据我理解，是说这样的患者用此方此药有效，不能逆推除了这样的体质，此方此药就不能用。对于我们初学者来说，应先学常，后达变；常为有，为规范；变为无，为灵空。没有常规（有）而灵空，易落入玄谈；没有变通（无）而执死法，易落入机械。以黄芪为例，虚胖的患者多可大量用黄芪，疗效确切，无不良反应。而对瘦弱的人来说，从脉而论，右寸沉或浮芤者也用黄芪，或加陈皮、白豆蔻以防胀满；或配知母、花粉以防增热；或佐生地黄、天冬以滋肾水，母可因子贵。前者为常，后者为变。

杏超 发表于：2011 – 03 – 20

学体质学不能拘泥于条文，也不能按西医学理论去理解，这不是黄师之初衷，有是证用是药，《伤寒论》中"随证治之"是我们应该遵循的法则。

我附一病例：昨天临下班时看了一个患者，女性，42岁，发热已40多天，乏力，40天前因尿血到附院就诊。按肾盂肾炎给予左氧氟沙星、头孢类抗生素输液10天，肉眼血尿消失，但小便常规仍有潜血及白细胞。发热已退，但四天后复发热，每天下午2～3时开始，怕风恶寒，至晚上有阵热感，但汗出不彻。患者中等个头，不胖，长瘦脸型，面色黄白无光泽（柴胡体质）。刻下寒热往来，口微苦，口干不欲饮，小便急、频、量少，乏力，精神不佳。查血常规在正常范围，尿常规：白细胞（+），潜血（++），舌苔白厚，脉弦滑。小柴胡汤合五苓散。

黄芪体质、人参体质识别

兰洪喜1　发表于：2010－09－16

1. 黄芪体质

黄芪呈棒状，稍带木质，色黄质硬而韧，富粉性。因产地不同，外观色有淡黄、暗黄、浅黄之别，按之松软，粗细均匀，皮部黄白疏松。

总之，黄芪的性状——观之色黄而外表光滑，按之是胖胖的，松松软软的，一看便知。

功效主治：黄芪有益气固表、敛汗固脱、托疮生肌、利水消肿之功效。用于治疗气虚乏力，中气下陷，久泻脱肛，便血崩漏，表虚自汗，痈疽难溃，久溃不敛，血虚萎黄，内热消渴，慢性肾炎，蛋白尿，糖尿病等。炙黄芪益气补中，生用固表托疮。

就高血压来讲，很多类型高血压用清肝经的办法是没有疗效的，而有的患者用了含黄芪的经方后，如黄芪桂枝五物汤、补阳还五汤后，血压会快速下降至正常范围，而且反复的几率很小。

但也有患者用了无效或者加重，明明感觉证辨得相当好，就是时效时不效，甚至有副作用，是不是辨证的错误呢？

若从体质上辨，就比较简单了。患者进门之后，一看皮肤色黄，肌肉丰满，也就是尊荣人，那么用黄芪是安全的，也是有效的。退一万步讲，最多是无效，而不至于有副作用，相对是安全的。

如果是干干瘦瘦的，用黄芪之后会有很多变证，有的网友是有感受的，干瘦者用了黄芪以后会流鼻血，而且不容易止血，很是惊慌失措。

黄师总结黄芪体质：其人多面色黄白或黄红隐隐，或黄暗，都缺乏光泽。浮肿貌，目无精彩。肌肉松软，腹壁软弱无力，犹如棉花枕头，按之无抵抗感及痛胀感。

简单总结：患者的体质是黄、胖、软。而黄芪的观感及手感也是黄、胖、软。

2. 人参体质

人参外观的主根呈纺锤形或圆柱形，长 3～15cm，直径 1～2cm。表面灰黄色，上部或全体有疏浅断续的粗横纹及明显的纵皱，下部有支根 2～3 条，并着生多数细长的须根，须根上常有不明显的细小疣状突起。

简单地讲，人参外观色灰黄，皱纹多，比较细弱。

人参体质的患者也是如此，很瘦弱，面部及身上皱纹很多，比较干瘦。慢性病、消耗性疾病的患者非常多见。

黄师治疗肿瘤患者，消瘦多用炙甘草汤、麦门冬汤，都属于人参体质。同理，心律失常的患者消瘦，有人参外貌的用炙甘草汤是合适的。

而皮肤黄的胖子，也就是尊荣人用炙甘草汤时，相对多是无效的。

再比如，都是失血之后，年龄、性别都一样，感觉很虚弱，需要进食补益气血类药物，处方应该大同小异。但体质不同，处方是不应该相同的。

一个干巴巴、黑瘦，一个皮肤黄色、大腹便便的尊荣人，处方就绝对不可能一样。黑瘦满是皱纹的，用了黄芪诸多不适；黄皮肤的尊荣人用了人参，也可能是无效。

干瘦黑黄的，满是皱纹的失血家，用八珍汤，人参为主；皮肤黄而光滑，肌肉松软的尊荣人，使用治疗血痹的黄芪桂枝五物汤，黄芪为主。

纵观《伤寒论》，没有黄芪和人参同用的方子。人参黄芪的使用，的确是有其适应证的，并不是虚证混用的。

Jtlzl18　发表于：2010－09－16

真是别开生面，从黄芪、人参的长相，联系到这两种人体貌之相似来阐述体质学说，形象、生动，好学、好用。

黄煌　发表于：2010－09－16

巧思！易记！兰洪喜极具想象力！

伤寒　发表于：2010－09－16

描述得很好。从中也能看出这两味药性能的痕迹。干瘦的人体适合甘草；尊荣人适合黄芪，黄芪桂枝五物汤里面恰好没有甘草，可见仲圣用药的精准啊。

Orien　发表于：2010－09－16

黄芪确实比较难用，但以体质为准，命中率还是很高的。关于人参体质的描述，还可以参照黄师弟子庄严的相关文章。

兰洪喜1　发表于：2010－09－17

各位还要不要继续看呢？各大体质都有描述，嘿嘿……

Ccshi　发表于：2010－09－17

谢谢兰老师分享！我要努力把老师的东西转为自己的：黄芪像个胖

子，看起来黄黄的、胖胖的，摸起来肉肉的；人参像个干老头，又老、又皱、又黑、又瘦；甘草干瘦又欠皱。

王晓军　发表于：2010 - 09 - 18

兰先生的帖子给人以启发，顶一个！见您每于大柴胡汤中合用黄芪，若从黄师的体质论则令人难解。因黄芪体质多为松软质，一如裹水的皮囊，属虚体；而大柴胡汤体质颈短肩宽腹部充实，心下有抵抗、按之疼痛，大便干，肌肉坚紧，属实体。请教：您用这种组合的思路是什么呢？是效法寒温并用而补泻同施吗？

兰洪喜1　发表于：2010 - 09 - 18

我的意见，胖、国字脸、颈短、整体粗短，就是大柴胡体质。但有这样体型的人很多，有的也兼有无力黄胖的黄芪体质，有是证用是药。既有大柴胡体质又有黄芪体质表现，也就是复合体质，故合用之。

我的跟师体会

Jszyxby

发表于：2010 - 05 - 02

　　一转眼，跟黄煌老师抄方已 4 个多月。看着眼前记着密密麻麻的病案记录，回忆起老师与患者充满爱心与技巧的沟通场景，想起老师不厌其烦地为患者做腹诊、咽诊、腿诊，凝神之间，一张又一张经典处方在笔下流淌。感慨经方的神奇，更感激老师对我们学生无私的教诲！现将我的一点浅显心得和初步体会写下来与大家一起分享、讨论。

　　1. 老师以宽厚、慈祥的态度对待每一位患者，特别是那些有焦虑、忧郁症倾向的患者，老师的语气表达出同情并充分肯定她的痛苦，时而对患者加以表扬，问诊跨度会较大，不紧不慢地掌握着诊病的速度，果断并专注地唱方。常与温胆合栀子厚朴汤、除烦汤、解郁汤、柴胡加龙牡汤合栀子厚朴汤、温胆汤合半夏厚朴汤、麻黄温胆汤等。时而会面带微笑地对我们说："看，典型的柴胡加龙牡汤证！""典型的 PTSD！" 2 月初，有一五旬女患者因顽固性便秘来国医堂求诊，老师首诊用除烦汤重用连翘起效，二诊则加大力度改用温胆汤合栀子厚朴汤，坚定的语气让患者放松了焦急的表情，并指出该患者为"恐便症"，形象地展示出复杂多样的温胆汤证！

　　2. 老师善于从调理体质入手，特别是针对肿瘤放化疗手术后患者、更年期综合征患者。前者老师多用柴苓汤、炙甘草汤，近几年善用薯蓣丸调体，取得了稳定持续的疗效。而后者来求诊的诉求五花八门，诸如乏力、眩晕、久咳、胃肠功能紊乱、失眠等，老师对柴牡汤、温胆汤、除烦汤等调神疗效不佳者常改用温经汤、更年汤方常服，使患者不仅大幅改善不适症状，更使整体状态年轻！并告诉我们，看病要从根本入手，物质基础很关键，此时一味地除烦、解郁就显得太苍白了！

　　3. 老师诊病思路清晰、思维活跃，越是疑难杂症，双目越是炯炯有神。老师曾诊治一位老年患有严重类风湿关节炎的女性，开出了黄芪桂枝五物汤、小柴胡汤、黄连阿胶汤、麻附辛合方的大方，疗效惊人，关节疼痛大减、各项指标趋于正常，患者及家属感激万分。老师更是神采飞扬地对我们说："寒温并用有道理，如三黄泻心汤合四逆汤、黄连阿胶汤合麻附辛、黄连解毒汤合麻附辛等，大方值得我们研究！"

　　4. 老师善用大柴胡汤，常合用半夏厚朴汤、苓桂丸、栀子厚朴汤、黄连解毒汤，常加有青陈皮、黄连、枳实、枳壳同用。老师的望诊非常了得，看到患者走进诊室，一些小眼睛、皮肤偏暗、肌厚肉紧者，被列为柴胡体质；再加上颈短肩宽、大胸围、宽肋弓，结合胸胁苦满征者，则可定为大柴胡汤体质。问诊中，患者多有甲状腺疾病、胆胰疾病、女性的乳腺增生及子宫肌瘤病史。老师再根据患者求诊的主诉选择合方或加味。例如：治疗胆汁反流性胃炎及食管炎胃肠功能紊乱或胆胰疾病，老师把大柴胡汤喻为天然的胃肠动力剂、胆胰疾病专方。一般用原方或合半夏厚朴汤、栀子厚朴汤，或加青陈皮、黄连、枳实、枳壳同用。合用桂枝茯苓丸时，常用来治疗支气管炎并慢阻肺、咳嗽变异性哮喘、痤疮、血小板增多症、黄褐斑、荨麻疹、乳腺癌术后等。合黄连解毒汤，可治疗高脂血症、高血压病。加黄连治疗频发室早、肠易激综合征。

5. 老师治疗痤疮疗效卓著，一般均为对体选方。如用荆芥连翘汤治疗肤白唇红、痤疮偏红的柴胡体；用大柴胡合苓桂丸治疗身体结实、痘疮偏暗者；用葛根汤合苓桂丸治疗肤色黄黑、肌肉结实、痘疮色暗、痘出不畅、体毛浓密者；用防风通圣散治疗形体胖壮、体毛浓密、窍道欠畅，伴有全身性皮肤病者；用五积散治疗上热下寒、不易出汗、便稀形肥者；用葛根汤合归芍散治疗痘疮偏暗、面背缠绵，伴有月经失调、水血寒滞者；用苓桂丸加川芎、大黄及丹参、红花治疗那些"瘀热"体质的痤疮患者。

Jszyxby　发表于：2010 – 05 – 09

有一次抄完方近七点钟，师母安排我们师生 10 余人在金杏楼吃晚饭。老师对我说："蓓云，要保重身体，多吃肉才有能量。"虽说没有热泪盈眶，但内心的温暖感受却是实在的。想起老师日理万机而能保持旺盛的精力与体力实在不易。除了天赋之外，师母的付出功不可没，当然还与老师健康平和的心态与均衡膳食密不可分。老师不挑食，不仅是一位美食家，据说更是位烹饪高手。思索我们平日对患者的忌口问题，可能严格了些，饮食要因人因时因地。

老师在治疗心脑血管疾病时，总是从容不迫、胸有成竹。对于柴胡体质，老师善用柴牡合苓桂丸来治疗多发性腔梗的行走不稳、血管痴呆倾向；若体质更为壮实且有焦虑，常加栀子厚朴汤或黄连，或改为大柴胡汤合苓桂丸、栀子厚朴汤；若患者有忧郁倾向时，老师会在前面两方的基础上合用麻附辛或麻附草。对于黄芪体质，老师善用黄芪桂枝五物汤合牛膝桂苓丸治疗高血压、糖尿病并有较复杂、较重的并发症患者，常合用四味健步汤强腰健腿、改善下肢血供。老师有一张经验方：葛根、川芎、黄芪、桂枝、芍药、姜枣，即黄芪桂枝五物加葛根川芎汤，用于中老年的心脑血管病，常见有头痛、头晕、心绞痛、心悸、胸闷、舌质紫暗、下肢浮肿、肌肉松软。老师用黄芪多用60g，葛根用到60~80g，赤白芍同用、桂枝肉桂同用。对于半夏体质的患者，如果有高血压、颈椎病，或者合并多发性腔梗的患者，老师喜用中等剂量的温胆汤合栀子厚朴汤，视症状加龙牡或黄连。此外，老师喜用《金匮》方，橘枳姜汤合桂枝生姜枳实汤调治中青年偏瘦的冠心病患者"支架安装术"后；喜用苓桂味甘汤合苓甘五味姜辛汤治疗心肌病，很大程度上改善了心慌、胸闷、乏力等不适；喜用桂苓丸加葛根、牛膝、丹参治疗高黏滞血症，疗效优于阿司匹林等西药！

有时候我会想，如何提高一些方药的力度，是加味还是加量？比如老师的除烦汤，是凉膈散的变法，倘若要提高力度，老师会在除烦汤中合六一散，寓导赤散之意来加快热的消退；亦会加大连翘的量至30g，或加薄荷等，每亦取效。临证中，我发现若再加入调胃承气汤即合用了凉膈散，则力度猛增，或加丹皮亦可增效。特别是对于近日初夏的心烦、焦虑等不定愁诉的患者也许更有效。

老师在治疗呼吸系统疾患时，通常会对体或对病或两者兼顾。对于小儿感冒、支气管炎及支原体肺炎后久咳不愈者，若热性体质，老师一般会选择除烦汤或半夏厚朴汤加味，如桔梗、陈皮、连翘、枳壳，即除烦汤去栀子、黄芩，对于轻度热性体质的患儿也许更安全。若体质偏弱，则会选用桂枝汤合玉屏风散以增强体质。对于成人久咳不愈、非典型哮喘经西医治疗疗效差的患者，常见到老师用柴朴汤、大柴朴汤，时合桂苓丸或栀子厚朴汤，或加桔梗（合排脓散）、陈皮。从疾病谱上看，可能咳嗽变异性哮喘的患者居多。抄方中，亦偶见老师用麻黄剂取效者，但因抄方时间尚短，所见案例不多，故体会不深。看样子，要不断努力哦！同时也希望大伙儿把一些应用麻黄治疗呼吸系统疾患的经验拿出来一起分享。

葛根汤和小柴胡治疗手足口病

*兰洪喜*1

发表于：2010 – 05 – 07

今年的手足口病特别严重，死亡病例比去年翻倍，在现在的医疗条件下，一个病毒性的疾病，死亡的人数逐渐上升，让病患的家属特别恐慌。在西医院，只要一旦发生手足口病，输液是首选的，退热是必须的，在不断输液下，出现发烧、突然的心肺衰竭而致死亡的病例依然不少。

在古代，麻疹、天花、水痘这些出疹疾病，中医从预防到治疗都已经形成一整套的方法。凡痘出不畅的病例都比较严重，但治疗上基本都采取扶正气、促痘出的原则，治疗比较有效。

手足口病也是一种出疹性疾病，在现有的医疗条件下，输液必不可少。但很多患儿疹出不畅，病程迁延，引起心肌炎、脑炎、肺炎，严重者心肺衰竭而致死亡。

作为一名基层工作者，接触的病例比较多，最近3年来治疗170例左右，都是以葛根汤加小柴胡、连翘、蒲公英治疗。葛根汤中麻黄、桂枝都可以解表，葛根可以透疹，小柴胡、蒲公英、连翘抗病毒。治疗中，观察有的病患手足有一两个红疹的情况下，服药不过3剂，身上微汗之后，疱疹迅速消退，也没有引起肺炎并发症；在手足出疹十个以上时，服用葛根汤、小柴胡汤以后，并以药汁外用病患处，短时间内体温略高，随之臀部及手足部位的疱疹迅速出齐，但发热咳嗽、流涕等症状随疹出消失，而且体温不超过38.5℃时一般不予退烧，因为退烧往往致使疹出不畅。饮食特别禁忌寒凉，水果少量可以，冰激凌、雪糕是万万不可以的。在中医看来，寒凉可以使疹毒冰伏，难以顺利透发，疹毒内陷，病情危急矣。中医书籍中描写喘促、口唇青紫，就类似现在的肺炎、心肺衰竭等并发症。饮食以清淡、有营养最好，腥辣也是不可以的。几乎所有皮肤出疹类疾病，腥辣都是禁忌的。

从呼吸道感染病毒到手足疹出病退，是手足口病一个完整的过程。服用葛根汤加小柴胡汤以后，使这个过程缩短，不会引起并发症，而且药费不过数元。西医治疗，费用动辄数千，而效果却差强人意。

主题之三 ⊙ 方药吟味

177

半夏体质的性格分析

刘　赞

发表于: 2010 – 07 – 19

　　半夏体质人，即适合长期服用半夏及其类方的一类人。具有这种体质的人无论在性格、外貌、体形、易得疾病等方面都有一定的相似性，同时运用半夏类方如温胆汤、半夏厚朴汤等汤剂治疗疾病有良好的疗效。随着生活节奏的加快，过重的学习、工作压力，使具有半夏体质特征的人可以说是越来越多，大约占门诊患者的七八成。本人通过跟诊黄煌老师，对平时门诊运用半夏治疗患者的观察，总结出具有半夏体质人的相似性格特点，总结分析如下。

　　1. 善良。半夏体质人多天性善良，富有同情心，乐意关心和帮助弱者，就算损失自己的一些利益也无所谓。他们一般不会主动向人发火，而是善于忍耐，必要时才予反击。性格温顺，渴望与周围的人和平相处，在大家看来就是"老好人"。

　　2. 喜安静。不喜欢嘈杂、喧闹的地方，喜欢安静、舒适的环境。如有环境嘈杂会让其心生反感、面有愠色，甚则在医者还未做出表示时，患者已先向一旁的其他患者表示不满了；或是患者集中于一间狭小的诊室内，拥挤不堪，让其胸闷不适，自觉地手扪胸口站在临近窗户的位置等待。有的患者碰到吵闹的环境会心烦，出现头痛、恶心、呕吐、眼花、咳嗽、咯痰等症状。

　　3. 急性子。半夏体质的人大多是急性子，希望短时间内能把事情做好，对自己的要求太高，如果完成不了自己预期目标就会产生焦虑的情绪。遇到这种患者一定要进行心理疏导，黄师经常对他们说的一句话是"顺其自然，为所当为""遇事退三步想一想"。

　　4. 记忆力好、智商高：这是指半夏体质善于调动敏感的视觉、听觉、味觉、嗅觉和躯体感觉的器官在头脑中形成具体的绘声绘色的图像来加强对人、事、物的记忆。所谓一目十行、过目不忘，在半夏体质者身上最有可能出现。善于发散思维，能把各种信息联系起来综合分析。喜欢幻想，富有创新思维，头脑灵活，虽然有时会产生一些不切实际的念头，但往往能想出一些新点子而获得成功。在病理状态时，则表现为要么太过，即对既往的事情甚至是儿时的鸡毛蒜皮的事情包括细节都有深刻的记忆，凡事算得太精太细；或是由于用脑过度，产生神经衰弱而记忆力锐减，思维迟钝，由此与之前良好的记忆力状态对比产生巨大的落差，心理暂时无法接受而遭受打击。

5. 能言善辩、伶牙俐齿：此项能力的具备是有一定天赋的，除记忆力因素、能言善辩、伶牙俐齿的必备条件之外，半夏体质所具有的某一方面的敏感特性和某一领域过人的才智，也是口才好的原因之一。他们并不需要特别地有意识的训练，表达的条理性、逻辑性和语言的修饰自能面面顾及，而且往往是在其所兴趣的话题，更是妙语连珠、滔滔不绝。

在病理状态时，常表现为喋喋不休，言不避亲疏，哭笑无常，语无伦次，而让听者觉得厌烦，或因此而走入另一个极端：自我封闭、沉默寡言。

6. 忍耐力强。半夏体质的人会尽力保持周围环境的和谐，成为矛盾的调和者。在有人与其争斗时，其多数会选择以大局为重而自己退一步，忍耐以保持既往的平衡。其具有超人的韧性，无论多大的困难也不会使其击倒，并可以为达到目的而暂且忍辱负重，黄师将其比喻为"弯扁担"，即再大的压力只能使其暂时弯曲而很难折断。中国历史上著名的越王勾践就是当时半夏体质的代表，十年的卧薪尝胆，一边与吴王夫差周旋，不惜为了讨好，尝粪为其治病，送西施以消沉其意志；一边暗中积蓄力量，招揽人才，三千越甲终灭吴。

门诊上有个诊断为"梅核气"的老年女性，自述家公在世时对其非常严厉苛刻，常因为小事而打骂。由于旧社会封建思想的束缚，几十年来她一直压抑自己的想法和情绪，不敢说一句怨言，万事都绝对听从家公的意见，长年的忍耐、抑郁造成了"梅核气"。所谓"媳妇熬成婆"，家公去世后，她坦言终于松了一口气。几十年的忍耐妥协，也只有半夏体质的人可以做得到。而在中国儒家思想中"中庸""三纲五常""三从四德""君要臣死，臣不得不死"等封建思想的影响下，具有这类体质的人不在少数。由于压抑，必然需要有地方发泄，而行动或语言上却无处发泄，于是只能表现在某些器官上。如在肺，表现为咳嗽咯痰，气机不畅，咽部异物感；在女性胞宫，则表现为月经不调，甚至闭经；在肠胃，则表现为腹痛腹泻；在头，则表现为头晕头痛；在心，则表现为心慌、心悸、胸闷等。所以，这类患者一方面要用半夏类方来解除痰郁，一方面要心理疏导才能取得良效。

7. 感情较丰富，情绪起伏大。半夏体质的眼神是灵活多动而有神气的，半夏体质的眼睛是敏感、会传情的。女性的电眼美眉、大眼美女多属于这一类型，男性的眼神则是深情、有震慑力的。半夏体质的心理是敏感的，是最容易害羞的体质类型之一。多思多虑、多愁善感、多情多心都是用来形容半夏体质，落叶悲秋、落花心伤最容易在半夏体质身上出现。同时碰到感兴趣的事情也会异常兴奋开心。在悲伤与欣喜之极的转换极为迅速及彻底，就像夏日的天空，说雨就雨，说晴就晴。

8. 半夏体质天生具有艺术细胞，喜欢表现美学的艺术，如绘画、摄影、文学名著或古典音乐，较之其他体质类型来说，更容易溶入作品所创造的意境中，体会到作者的感情，情绪也随之起伏，甚则一段时间内深陷其中而不能自拔。在其感性之下其实不乏激情，可以包容各种艺术形式的存在。欣赏音乐时，既喜欢听一些比较抒情的音乐，如轻音乐、弦乐协奏曲、钢琴曲、新世纪音乐等，也可以接受一些节奏比较强的流行音乐，但是不喜欢如摇滚、嘻哈、爵士等节奏较强的音乐。在观看电影的过程中落泪哭泣，欣喜欢笑者是半夏体质最容易出现的。喜欢看书时，会非常专心，身心完全融入到故事情节中，以致忘却了周围的事物，连续看几个小时也不会动一下，甚至达到废寝忘食的地步。喜欢摄影时，会因为要捕捉一个珍贵的镜头而站上半个小时，或跋山涉水也在所不惜。正因为他们对周围环境、人和事的变化观察仔细，体会深刻，所以他们才有可能创造出情深意切、感人肺腑的各种艺术作品。历史上如达芬奇、贝多芬、毕加索等大部分艺术家都是半夏体质类型的代表。

9. 具有细致、严谨、专注的品性。由于较为敏感、善于观察、喜欢钻研，也为其从事科学研究建立有利的条件，往往能取得较高的成就，但同时却较为固执，许多科学家都是半夏体质的代表。牛顿因为观察苹果落下而发现了万有引力，但晚年由于固执地研究永动机而钻入了死胡同。陈景润一生专注于数学，他屈居于 6 平方米小屋，借一盏昏暗的煤油灯，伏在床板上，用一支笔，耗去了几麻袋的草稿纸，攻克了世界著名数学难题"哥德巴赫猜想"中的"1＋2"。

10. 胆小。遇大场面容易怯场，容易晕车、晕船。不会过于主动地表达并维护自己的观点。当对方气势逼人时，容易选择妥协而不是抗争，常保留自己认为正确的观点而随从大众或权威的观点。比较喜欢固定并舒适的生活、按部就班地工作，不喜欢刺激、充满未知的工作和生活，会对新环境有恐惧的心理。

11. 事业心强，喜欢多线程操作。总是不能闲着，觉得无所事事就是犯错。用褒义词说就是事业心强，用贬义词说就是贪心。引用黄师的话，就是"口里含着一个包子，手里抓着一个包子，眼睛还盯着一个包子"。一般喜欢预先想好以后几步应该怎么走了，就是在乘车、吃饭及休息时也会不由自主地想着其他的事情，总想把事情做得更好。把工作时间安排得满满的，以至影响了身心的休息，造成神经衰弱、腹泻、月经不调等症状。

12. 心理敏感：半夏体质的人无论是触觉、痛觉、温度觉、视觉、听觉、嗅觉等感觉方面都非常敏感，而敏感的产生都离不开心理敏感这一最基本的因素。半夏体质如果有过环境异味的嗅觉刺激或某种食品的特殊、过强味觉刺激或听觉或视觉的不良刺激的经历，给其留下了很深的印象，在心灵深处的某个角落里打上了一个烙印。那么在今后的某个场合遇到类似的刺激因素的存在，往往是在刺激还未发生时，患者已有恶心欲呕的躯体反应。这是心理敏感的躯体化症状。最具典型的是平时坐车频繁晕车呕吐者，可能某一次坐长途车晕车过甚，呕吐甚剧，给他造成了很大的痛苦，留下了很深的印象。待下次又要坐车远行，启程的时间还未来临，患者听说要坐车，或者启程的当天，还未到达车站，已有恶心欲吐的症状出现了。有的半夏体质在要坐车之前，看到车立即就咽部不适，随后诱发恶心呕吐，但如坐在车上后又平安无事。又如半夏体质对食物甚为挑剔，有的食物是因为味道特别而不能接受，有的食物是因为食用部位或食品来源特殊、心理不能接受而不吃。如果某一位半夏体质不敢吃蛇肉，但同一桌一起吃饭时，在未获知是蛇肉的情况下，患者吃了无明显异常反应，但一旦得知刚刚咽入的食物是自己素来不能接受的蛇肉时，可能才咽下蛇肉不久，还来不及消化，患者已有恶心呕吐，甚则腹痛欲便的症状。还有的半夏体质在人多的地方或是卫生条件很差的厕所或是七八十年代常见的排式未分隔的公共厕所中排不出大小便。诸如此类，不一而足，但往往都有恶心欲呕或吐的伴随症状。所谓的惊心动魄、心惊肉跳、心有余悸、扣人心弦都是要在先有心理敏感的先天性因素存在下，才比较容易诱发躯体化症状。在病理状态时，此种心理的敏感则表现为心理调适能力太差，心理脆弱，自控力差，有自杀倾向，或自卑或自负，或抑郁或狂躁，或自闭或豪放。

13. 半夏体质的人是完美主义及理想主义者，凡事都要求做得完美。半夏体质的性格特征是：胆怯、害羞、敏感、多疑、富于幻想、自我为中心、完美主义和理想主义等。心高气傲、怀才不遇、孤芳自赏是半夏体质比较容易出现的心理状态。完美主义是一种半夏体质心理投射到世界观、价值观后反映在感觉、行动、情感、人际关系等的综合体现。心理上对清洁度、完整性或整齐完备率的过度追求，是心理和视觉上的完美主义，这类患者就诊可见其皮鞋锃亮，服装挺括，一尘不染，家里面也时刻保持着干净，在这一方面既严于律己，同时会如此要求他人，对衣冠不整、不爱干净的人会有偏见和不满。如对爱情的完美主义，由于对理想化的爱情的向往或过分追求，往往眼界要求过高，找伴侣时比较挑剔，会考虑很多例如"他（她）是否适合我？""是否有更好的？"如果找到后，却是爱之愈切，伤之愈深，因为不管对方如何努力，与另一方的完美境界总有一段距离，所以他（她）要么选择妥协、逃避，要么总是在不停地追求着更加完美的另一半。所以，他（她）既专情但也很多情。在工作方面无论对自己还是对别人要求都很严格，无论什么事都尽全力做得最好，哪怕一点的疏忽和错误都会引起自责或对别人的指责。对完美主义、理想主义的不懈追求是其努力上进的动力，心有余而力不足又是这类体质痛苦的原因。因某一方面的病痛反复多方就诊的半夏体质对身体上的稍许不适也是保持着完美主义的态度，不能接受也不能忍受哪怕在常人看来不应成为病痛理由的一丁点儿的症状，加之医者对这类患者不能从心理层面上去理解和解释存在的症状，所以难免在其诊治态度上敷衍了事，对病症的解释上不当回事，在治疗上轻描淡写，往往冠之以"神经官能症"，或是对一些心理疾病的躯体化症状夸大其词、危言耸听，如此更是加重患者的精神负担，而持续地困扰患者的工作和生活。同时也在强化着他们的完美主义的态度，物极必反，完美主义持续性地得到强化，就有可能走向极端。作为一种精神上的寄托来说，自杀也是一种精神上完美追求的方式。相对而言，逃避的态度，孤僻、抑郁、焦虑等负性性格的形成又何尝不是如此呢？完美主义和理想化的心态与现实之间的巨大反差和可望而不可即的梦想，是造成半夏体质心理性疾病的主要原因。在病理状态时，表现为忧郁寡欢、多疑善虑、负疚追悔、孤僻独处（不及），或是固执倔强、急躁易怒、狂乱纵欲，甚则自杀或犯罪（太过），或是在两极之间徘徊不定。

14. 完美主义的性格体现在为人处事上，半夏体质多是忍辱负重，宁愿委屈自己，不愿累及他人，且处处为他人着想，往往是通过牺牲自己的感情、健康、既得利益等以求改变现状，希望以此来达到完美的境界。如此半夏体质的心情是沉闷的，感情是压抑的，久而久之就会出现抑郁证。在某些症状表现方面与柴胡体质相类似，如口苦、咽干、目眩、胸闷等。

以上为半夏体质人容易具有的特点，此性格特点的形成既有先天形成的原因，也有后天环境影响的原因。当然根据个体差异会有不同，不一定会全部具备。并且部分患者会合并有柴胡、黄连等其他体质，使体质的鉴别难度加大。在疾病状态下，半夏体质还会转归成其他体质，表现出其他体质的特点，这就需要详尽、仔细地临床观察，结合患者出现的症状和体征综合考虑了。治疗上，如确定为半夏体质的人，应尽量选用半夏类方，根据具体症状的不同而选方，具体方法可参照黄煌老师的《中医十大类方》，这里就不详述了。除了药物治疗外，心理疏导也是非常重要的。就诊时，患者会出现一系列各种各样的症状，其实主要还是心理上的问题引起。心理上的结解不开，各种症状永远也不能痊愈。

对半夏体质的人，应当建议他们偶尔做一些比较简单的事，如体力劳动等，避免思虑过度，合理安排休闲、度假活动，以舒畅情志，调畅气机，改善体质，增进健康。保持宽容的心态，适当增加社会交往活动，多参加集体公益活动，多与人沟通，培养坚持自己的见解、主张和判断，增加自己在群体当中的领导才能，培养广泛的兴趣爱好，增长知识，开阔眼界。

由于前些日子开题比较忙，所以迟了点把文章发上来。这篇文章是本人对临床上归为半夏体质人性格的经验总结，还未有循证医学证据，故多少会带有一些主观臆断，不当之处还请各位老师前辈们指正，谢谢！

老年人手脚抽筋，芍药甘草汤反反复复

虬髯客

发表于：2010 – 05 – 04

老年人手脚抽筋，芍药甘草汤用之神效，但时间不长又反复发作。我平时的用量是：生白芍30g，生甘草20g。问过一个中医师，他也说到了芍药甘草汤用后的反复。据他说，还有两味药，用了可能不会反复。这两味药是：钩藤、川芎。

谁有这方面的经验？

顾志君 发表于：2010 – 05 – 05

无效者，我多用当归四逆汤或者四逆汤。

医海一粟 发表于：2010 – 05 – 23

我乡翁某，手脚反复抽筋多年，芍药、甘草等无效，钙剂亦无功。一日，持一纸包请我鉴定，不过木瓜两钱许而已。翁极言江湖郎中此药之神效，且曰多年不愈之抽筋，服此药泡酒数斤竟愈，其妻亦然。后来遇一反复不愈之抽筋，以木瓜代茶饮竟获良效，神效之说久矣！饮酒之人作酒剂，疗效最佳。我以此泡水，酸味醋齿，食欲亦增。

理论联系实践是治学之不二法门，为何以前明知木瓜治转筋而弃之不用，究其原因还是犯了浅尝辄止的错误，不重视就难以深入，更不要说登堂入室了。此也不难理解为何医生们都守着几百种药物，有的运用能取得好效果，而有的就难以见效了。遇到自己治疗不好的案例时，真要反复追究无效的原因，看看理法方药哪里出了问题，为何别人治疗就有效，而自己不行呢？为何别人极言神效，而自己用就无功？越是差别大，就越证明自己正确认识的匮乏。

以前运用银翘散治疗风热感冒发热疗效不佳，后来发现应用银翘散原方治疗风热感冒发热的取效关键在于感冒初期微恶风寒时，方中的荆芥穗和豆豉很关键，不用荆芥穗很难退热，因为"体若燔炭，汗出而散"。有次遇一不到两岁就患慢性扁桃体炎反复发热的患者，到就诊我处时已经13岁，期间平均十日一热，处以加减银翘散汤用三剂退热，改为间隔四十余日一热。一次患者五日烧不退，请教恩师，师诊罢说："发热时见舌尖红，可加生地黄、元参、丹皮等，如虑其致泻多用竹叶制之。"服药一剂烧退，

现今改为一季一热。后遇此型，用之果然速效。检验书上，白纸黑字写得就是如此，而我为何不用呢？这就是卫气营血辨证应用的精华，这也是点睛神来之笔，恩师的指导真是重要。

又有一同学说起运用八正散治疗慢性前列腺炎急性发作时，以大黄为君，我质疑大黄怎么能为君药呢？大黄不过是泻肚而已，怎能为君？后来我经过运用取得很好效果，就查阅了承气汤类：大黄牡丹汤、大柴胡汤、大黄附子汤、温脾汤、麻仁丸、大陷胸汤及丸、泻心汤、凉膈散、芍药汤、防风通圣散、莫氏清宁丸、黄连上清丸、复元活血汤、大黄䗪虫丸、枳实导滞丸、木香槟榔丸、将军斩关汤、茵陈蒿汤、太极丸及升降散等。这时才真正理解了大黄的不同用法及功效，即泻火通便、凉血解毒、逐瘀通经。生用、散剂、饭前服可致泻，0.5g 即大效。生用、汤剂与诸药同煎，若不超过 20 分钟时，饭前服则致泻。若煮过 20 分钟后，则致泻无大功，而泻火解毒凉血有奇功。外用凉血消肿，酒制丸服，善清上焦火热。一下子就融会贯通了大黄这味药的使用，也知道了怎么去学习其他的方药。

真所谓"字有字眼，药有药眼，方有方眼，病有病眼"。知此四眼，就不难是"明眼"！

五香连翘汤治验

tao77

发表于：2010 - 08 - 28

2009 年 9 月 18 日晚上冲凉时，忽然觉得左侧腋下不适（之前已经觉得左肩部不适，但未以为然），摸到左侧腋下淋巴结肿大，大小约 4cm × 3cm，按压稍疼痛，无发热。身为肿瘤科医生，对此心中也颇为惊惧，当时家人俱在场，并未声张，如常冲凉后睡觉，睡前服下控涎丹约 3g（之前请朋友帮忙配制的）。接下来两天是周六周日，并未再服药，直到周一上班才到医院开药吃。中药用柴胡、连翘、牡蛎之类，同时配合紫金锭外敷，服用 2 剂未见任何效果，至周三查《外台》后决定用五香连翘汤一试，当时大便不是很畅通，喉中稍干，余无明显不适。处方有修改：木香 10g，藿香 10g，丁香 5g，沉香 6g，乳香 5g，射干 10g，连翘 15g，独活 10g，桑寄生 10g，升麻 15g，大黄 15g。当晚 9 点在医院自煎后服用 1 剂，服用后坐在办公室电脑前，约半小时觉腹胀，如厕后矢气甚多，大便通下，但人并不觉疲倦。坐回电脑前，觉左侧腋下在慢慢动，似乎往回缩，约 1 小时后摸左腋下肿块已缩小约 7 成，自己也大感惊讶。当晚共奔厕五六次，矢气多，大便稍烂。之后接服 2 剂，肿大淋巴结基本消失。

通常淋巴结肿大要考虑淋巴结核、淋巴结炎、肿瘤等情况，而根据治疗情况来看淋巴结炎的可能性比较大。

木子长大　发表于：2010 - 08 - 28

古方多有不可思议的疗效，且无法用所知理论做解释。前几日有姜先生的奔豚汤案，现在楼主的五香连翘汤，俱是神效。古方照搬即效，很好驾驭，这是秘方的特点。几日前，一老太太严重血痢，腹痛后重，数分钟就需临厕一次，所下皆血水与血脓，仿照《千金》一治疗热毒血痢方，无方名，药用当归、附子、干姜、龙骨、赤石脂、黄连、白术、阿胶，一剂便止。当时还考虑方子不合常规，但冒险一试，竟然速效。所以坚定不移地从古方入手治疗疾病已成为我的常用方法。

体质辨腰肌，药征当可知

ldylzl

发表于：2010 – 12 –23

临床中，腰部检查常在风湿、骨伤、针灸科中运用，而从体质用药角度，腰诊也常常有所帮助。以下从腰肌类型分析腰痛药征的一点体会。

鼻准腰：标准腰肌，软硬适中，如鼻准的松紧度，软中带有弹力。经常锻炼人士多见，体型适中，肌肉匀称，多气多血之体，不易患腰疾。腰痛多呈急性发作过程，多因暴力扭挫伤所致，疼痛剧烈，咳嗽或翻身时疼痛加重，易从热化，一夜之间可见阳明腑热证，口苦便秘，内实景见，大黄类方常用，凉血活血，通腑泄热，便通腹压降，犹如甘露醇脱水之功效。急性期缓解后，多从湿热论治，选择四妙散合四味健步汤加减。

此类腰痛虽然疼痛剧烈，但治愈速度快，不易复发。此类患者针感强，易得气；术者针感从容，行针松紧有度。推拿力度可大。

鼻梁腰：此类腰多见偏瘦人，柴胡、半夏体质常见，少数见于麻黄体质。触诊时，双侧腰肌反抗性强，非常敏感，按压时如鼻梁的硬度，甚则如急腹症的板状腹。腰痛特点波及整个腰部，全腰痛常见，受凉或疲劳诱发。在辨证论治的基础上，必用芍药甘草汤，重用芍药。急性痛剧时，常合用大黄。善后用独活寄生汤加减。

针灸师推拿师都不喜欢此类患者，易弯针、易滞针，腰肌不易放松，腰肌弹拨如弹木条，扳腰时如扭钢条。

肚皮腰：此类腰多见尊荣人，少锻炼，体胖，肌肉松软，易汗出，易疲劳，久坐久行易见腰酸，甚则弯腰拾针都可能扭伤腰。此类人就是大家熟悉的黄芪体质。腰肌松软无力，触诊最大的特点是腰肌似肚皮，指下易触及腰椎横突。如果大家对黄芪体质把握性不强时，不妨触诊腰肌以明辨之。随着生活水平的提高，随着年龄的增大，肚皮腰人越来越多见，女性比例高，少数亦可见桂枝体质。此类患者腰痛缠绵，剧痛少见，日久可合并坐骨神经痛，多有疲劳史，易复发，重用黄芪无疑。白术对此类腰痛亦有特效，白术体质常不胖，肾着汤可见其功。黄芪和白术均对肌肉松软体质有效，可合用。善后以黄芪四物汤合肾四味加减。

此类患者针灸时得气难，多行手法方能得气，针刺过皮后有踏空感，空空如也。推拿时力度不宜过大。

思考：临床观察，从血论治，肚皮腰使用四物汤的效果比四味健步汤好，鼻准腰、鼻梁腰使用四味健步汤比四物汤佳。从肾论治，肚皮腰常配补肾阳之品，鼻准腰、鼻梁腰多添滋肾阴之属。从湿论治，肚皮腰多行温化，鼻准腰、鼻梁腰多为渗利。

鼻准腰、鼻梁腰、肚皮腰是三类典型表现，临证常见混合，当需明晰。例如，肚皮腰可合见大黄征、芍药征，鼻准腰、鼻梁腰的大黄征和芍药征可杂合，但黄芪征少见。

触诊腰肌，分辨体质，辨治腰痛，引出大黄、芍药、黄芪、白术的药征，目的是为临床用药提供选择思路，不可以偏概全，失却辨证论治的思维。

体质辨颈椎，经方效可追

Ldylzl

发表于：2010 - 12 - 28

本文使用小说人物，浅谈体质与颈椎病的可能关系，望为经方医学论坛出一点力，增一笑料，献丑！

时空穿梭，话说黛玉在红楼中接待取经归来的唐僧师徒四人时，怪象丛生，颈硬脖子歪，主客皆苦，却是为何？颈椎有难也，病情如何？且听庸医道来：

唐僧颈

体质概貌：唐僧，尊荣人，出入车马，弟子伺候，疏于锻炼，养尊处优，必肌肉松软，易汗易疲，易患颈腰之疾，黄芪体质人也。

颈部特征：颈肌丰满而松软，触诊易触及棘突椎体。

颈椎病象：发病率高，颈易酸软，可落枕，易出现眩晕症，久卧可见颈部不适，甚则上肢麻木。触诊时，胸锁乳突肌后、颈椎旁的条状物不明显，压痛轻微，易治。

方案选择：（新病）黄芪桂枝五物汤加减。（久病）合肾四味加针灸。

黛玉颈

体质概貌：纤纤玉女，弱不禁风，白面书生，男身似女，脚步轻盈，恐伤蚂蚁。桂枝体质人家，体瘦肤白，易感冒，易汗出怕风。女性为多。

颈部特征：颈部瘦长，颈肌薄软，棘突明显。

颈椎病象：颈易酸软，易落枕，易出现眩晕、短气、心悸，久卧可见颈部不适，甚则上肢麻木。触诊时，胸锁乳突肌后、颈椎旁的条状物不明显，压痛轻微。与唐僧颈类似，但早期出现颈椎曲度变直几率较大，易治。

方案选择：（新病）桂枝加葛根汤增减。（久病）合肾四味加针灸。

八戒颈

体质概貌：颈短脖子粗，肚大面油多；常伴三高征，缠绵病奔波。大柴胡体质人也，亦见防风通圣散体质。贪吃少运动，声高气粗，富贵病家，中老年多见。

颈部特征：颈短脖粗，有硬粗与软粗之分，肩膀圆厚，触诊困难，推拿师最怕此人。

颈椎病象：发病率高，颈痛、肢麻、眩晕常见，缓慢或急性起病均可，触诊可见 C_{3-5} 压痛，胸锁乳突肌后、颈椎旁的条索状物粗大，质硬，压痛明显，治疗时间长。

方案选择：（新病）大柴胡汤或防风通圣散加减，硬粗用上方加葛根汤，软粗用上方加黄芪。（久病）加针灸、推拿。

大圣颈

体质概貌：悟空，短小精悍，肢体灵活，足智多谋，精力充沛，易冲动，常愁眉苦脸，柴胡体质或生脉征多见。此类人情志病多，颈腰机械损伤少，颈腰痛，发病率低。

颈部特征：颈部偏瘦均匀，肌肉弹性尚可，有肉感瘦与骨感瘦之分。

颈椎病象：发病率低，常因受凉而急性发病多，颈椎增生甚则椎间隙变窄而不一定有症状；触诊胸锁乳突肌后、颈椎旁条索状物少见，或呈片状散在压痛。常伴头痛，易治。

方案选择：（新病）八味活血汤加葛根。（久病）独活寄生汤增减加针灸。

沙僧颈

体质概貌：沙僧，任劳任怨的体力劳动者，如同经常锻炼的运动人士，体质强壮，肌肉匀称有弹性，多寒多湿，麻黄体质多见。

颈部特征：颈肌匀称而富有弹力，犹如按压三角肌的感觉。

颈椎病象：发病率低，颈椎增生甚则椎间隙变窄而不一定有症状，多因职业或运动失当所致，急性发病以受寒为多，且疼痛剧烈；失治误治，易从热化。久病可见 C_{3-5} 压痛，可触及胸锁乳突肌后、颈椎旁条索状物，质软，压痛明显，硬结少见，易治。

方案选择：（新病）葛根汤加味。（久病）合四妙散加针灸、推拿。

思考：颈椎病的治疗，中医有多种多样的选择，补肾、活血、通络、练功等均应兼顾。体质的分类，利于用药、针灸、推拿、牵引的准确拿捏，利于病情、病程、预后的判断。诸型的急性发病，经方的合理选择，奇效实属必然；慢性病者，调体辨证，针药合用，当为良策。

颈椎病的治疗，体质分类可作为其中一个切入点，综合运用中医辨证论治方为上策。例如，经络辨证在颈椎病治疗有很大价值，颈椎是归于太阳经和少阴经所络属，治疗用药不离膀胱和肾二经，这也是颈椎病治疗的其中一个思路。还有其他多种治法，但增强体质思维将使辨证论治内容更为丰富。

声明：体质可杂合，切忌对号入座；治法亦多彩，当思择路而行。

主题之四

思考经方

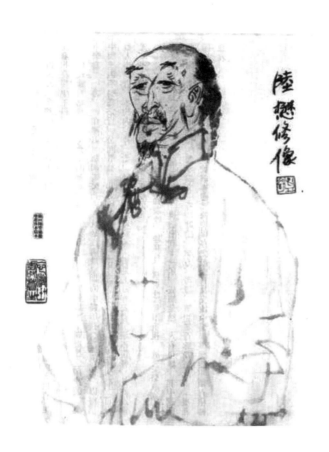

陆懋修像

学医从《伤寒论》入手，始而难，既而易；从后世分类书入手，初若易，继则大难矣。

———陆九芝

寻找经方医学的生长点——读《伤寒论》琐记

Loushaokun

发表于：2010 – 09 – 06

一

临床医生阅读《伤寒论》的目的主要是为了提高疗效，正像古人说的：要把《伤寒论》当做病案来分析，同时在临床上要把每一个病案当做《伤寒论》来解读。这句话朴实无华，揭示了在一个文本阅读的空间中，人怎样才能触及临床实在的面庞；在临床具体的病案面前，人怎样才能寻找仲景当时的身影。这样就可以在阅读与临床、抽象与具体、文本与患者的巨大反差中给人架起一座理解的桥梁。这诸多问题都需要我们去挖掘、去表达，并理性地展示出来。当然，这里还有一个熟练运用的问题。陆渊雷认为，理解《伤寒论》，懂其原理的人未必能够熟练运用；能够熟练运用的人，又未必理解或懂得《伤寒论》的原理。我们更应该警惕前者，一刻也不能离开临床实践。因为临床医生就像舞台上的演员一样，一日不练口生，二日不练手生。

二

《伤寒论》虽然传承自《神农本草经》《伊尹汤液经》，但它以更周密、更深入、更构造性地展开，所以仍属于一种创造性文本。《伤寒论》实际上是把张仲景独创性思想——方证辨证——展开的，做了跨越时空的发挥和深入的论证。它把视野扩展到了人类疾病的整体，以全新的角度鸟瞰人类疾病的存在、演化和诊治秘密。全书以此为主线，进行了纵向和横向的时空分析。它以六（经）病及其演变为经纬，以风寒作用于不同体质而引出临床不同诊治为例，一一道来。它同时对比了外感病和内、妇等科疾病，反复讨论了方证辨证的可行性。其论叙具体，文理严谨，行文规范，遣词造句精练含蓄，前后照应，互文见义；既大刀阔斧又细腻非凡，从而赋有极大的论叙魅力。《伤寒论》就像一把钥匙，掌握了它，才能开启生命医学中的那一扇不轻易被开启的大门。

三

张仲景除了临床专业的经验外，还有他的生活经验、社会经验。所谓经验，牵涉到的都是一种较长时期的积累。社会生活经验是你在所处特定的历史环境和当时的社会生活中，通过你的眼睛、耳朵、鼻子所感受到的那些，是与你周围的人们共同分享的，甚至无须特别用语言来加以沟通，是人们之间的密码和暗号。然而此类经验是外人看不出来，里面人说不出来的那些东西，很难找到恰当的形式来加以表达。如果此类经验永远找不到形式，便可能永远不存在。仲景的伟大就在于他能从患者与疾病认知的整体水平出发，找到所有疾病发生、发展、变化、转归的一般规律与诊治方法。我们面对《伤寒论》的时候，就像面对生命、面对疾病、面对一群活灵活现的患者与他们的苦痛。所以《伤寒论》的价值在于它创造了一个诊治方法而不在于去解释这个诊治方法。

四

古代是一个科学和哲学不分家的年代，《内经》诸多作者的基本智力活动都可以归结到探寻某个超越的秩序，它关心隐藏在事物表面之下的生命秩序和结构，追求天、地、人之间的奥秘和规律，所有这些问题和答案今天看起来既天真又深刻。而在《伤寒论》中，其思维方式发生了革命性转变，天人合一、五运六气等理论被临证体验、现场观察取而代之，因而研究疾病之变。诊治方法的途径和视角也发生了根本改变，即以更多的经验观察大部分代替了形而上的思辨。"经验"乃是人类另外一种探索真理、到达真理的方式，张仲景的《伤寒论》是将经验观察和理性精神结合起来的完美典范。

五

经方与时方之争起于唐宋，盛于明清。其争论的内容，每朝每代各有不同。近代以来，其争论的核心是辨别病证的方法。经方派追溯仲景余绪，以方证对应、药证对应为辨证方法，称之为"经方医学"，哲学上归属于唯物论的范畴；时方派尊奉《内经》要旨，以病因病机等理法审别为辨证方法，称之为"医经医学"，哲学上归属于阴阳论即辩证法的范畴。在"经方医学"越是不发达的年代，"医经医学"有可能越是发达，形成一种完全是不平衡的局面，更多出现的是替代性的局面。近半个世纪以来，经方与时方之争基本上停止，统一于"医经医学"的思想理念和辩证思维。中医界在寻求无害的、阻力最小的精神出口，从而减轻学派争论的压力。这样一来，与"医经医学"自觉地处于历史意识之中不同，"经方医学"不得不处于历史的潜意识当中。中医界反对阴阳五行的学术见解都被冠以思想上反对辩证法，反对系统论。显然，因为存在这样的逻辑联系，才导致了中医师普遍思想上的束缚。人们不仅需要在行为上小心翼翼，而且在脑海中也不要信马由缰。当中医师长时间不能表达自己的真实想法时，他们就不知道自己的真实想法是什么，就会模糊自己的想法和别人想法的界限，模糊了事实与观念之间的界限，造成思想混乱。

六

《伤寒论》所倡导的方证辨证是如此非凡，如此令人难于理解。如果秦汉以前的"经方医学"不曾发展出这种辨证方法的话，我们难以想象它竟然可能存在，它远远超过了我们的想象力和理性规划设计的能力。远古年代的中国人，开始时好像瞎猫碰到死耗子一样，居然撞到了这样一种能诊治疾病的方法，并能够把它保留下来，并成长、长大，的确了不起。这些都并非出自人类的本能，并非来自遗传，而是经由学习与模仿，形成传统并得以延续的。这些诊治规范中好多是一些"禁忌"的记录，它们从反面告诉人们哪些治疗是不该做的，实际上是对人的某些本能的限制。这也表明，这些治疗方法、规范，并不来自本能。只是人类在长期与疾病斗争的过程中，通过尝试、修正、仿效和总结，发现了唯有遵守这些规范，才可能导致大规模人群的健康繁荣，才可能减轻、消除疾病的痛苦。像方证辨证这样的诊治疾病的方法，使人们能够利用如此分散且根本无法全盘观测到的生命知识，形成某种超越人们想象力的疗效。当各种诊治方法根据这样的模式发展起来后，人们便不需要凡事都像原始人一样去寻求共识，因为八方分散的各种知识和技能，现在都能自然地通过某种神秘的机制为各式各样的疾病提供有效的服务。先前人们也并不知道它比较有效，不知道这种诊治方式会使自己得到成功的扩展。然而经过悠久历史的淘汰和抉择，终于使我们的祖先幸运地演化出了这样一种结构的诊治方法，并有效地传播开来。《神农本草经》《伊尹汤液经》就是依赖于一些逐渐演化出来的诊治经验所积累、所形成的，他们是记录下这种演化过程的仅存硕果。假如没有这个漫长的碰撞、尝试、修正、仿效的历史过程，没有《神农本草经》《伊尹汤液经》的总结和记载，张仲景也是巧妇难煮无米之炊。当然，张仲景是前"经方医学"的总结者和提升者。他怀着一股十分强烈的悲愿，通过大量的临床观察，对历代经方进行加减变化，配伍格局的调整。经过长期研究，广泛调查和实践的累积而撰写完成《伤寒论》。但一如《伤寒杂病论》这一书名巧妙隐含的一样，此书的主旨在于为中医临床指出一条诊治所有疾病的道路。

七

张仲景在《伤寒论》中通过条文排序、分篇记叙的形式把自己在临床实践中的顿悟与经验，以及在私下沉思时已经掌握的真知灼见全盘告诉后人。他重视症状、体征的原始形态，重视在一组证候中区别它们的原始差异。他自有一套办法，把一种更为复杂、精巧的尺度带进"经方医学"之中，使之呈现一种宏大的景观，避免了诊治过程中的粗鄙化、简单化。

整部《伤寒论》是由许多相关的条文有序叠加的结果，其间某些个别条文，都处于前后条文的关系当中，其意义在于：在上下文中如何积累和传递信息，而不是单独存在的。他知道如何把握条文的分寸，什么时候该写什么话，什么时候不该写，或只能写出部分。该省略的一概省略，该沉默的时候绝不多说一句话。既要避免太笼统，也要避免太具体，前者会让人们感觉不知所云，后者会引起不必要的麻烦和争执。有的条文从一个更为隐晦的地方进行深入挖掘，揭示那些尚未挑明的事情真相，而不是直奔事情的核心等等。

八

本来《伤寒论》的阐释意味着对话、给予、沟通、付出，意味着人同此心、心同此理的文明生成。但中国历代医家大都以《内经》的理论来阐释《伤寒论》。正如陆渊雷《伤寒论今释》叙例中所说的"金元以后医家，困守《内经》，莫能自拔，单词只义，奉为金科，驰骛空言，不言实效。"所以读这些《伤寒论》阐释本，反而会使你越读越糊涂，会出现仁者见仁，智者见智，可谓"一人一仲景，一本一伤寒"的现象，即使是大塚敬节的《伤寒论解说》也不能免俗。只有在诵读《伤寒论》原文的过程中所获得的那种思想上、医学上深呼吸的感觉，是别人所不能代替的。

九

阅读原文虽然艰苦辛劳，但可以了解到张仲景本人思想形成的整个过程，可以窥视到张仲景本人临证时思维活动的蛛丝马迹。比仅仅见到已经整理好的结论，不知道有意思多少倍，有用多少倍。因为用这些已经整理好的结论来说明临床现象，往往没有触及到临床现象的复杂性和多变性。汤本求真深有体会地说："研究《伤寒论》者，能自幼而壮而老，造次颠沛，登堂入室。犹如身在当时，亲受训诲，自然而然术精技熟，遇病处方操纵自如。"他对《伤寒论》的阅读体会可谓入细入微，告诉我们无经验基础的阅读与有经验基础的阅读之间、临床经验不足的阅读与临床经验日臻丰富的阅读之间存在着巨大区别。他体会到医生如果自幼而壮而老地研究《伤寒论》，不仅有益于我们的过去及今天，而且还影响到我们明天将可能如何发展。众所周知，可能性总是高于现实性。

是的，只有反复地阅读《伤寒论》，达到感同身受的境界时，才能在条文中读出意义，读出内容，读出顿悟，读出惊喜，才会在心中引起共鸣。当这个时候，我们才体悟到《伤寒论》的独到风格，它既没有繁琐的理性论叙，也不是简单的方证相对。合上此书，你再也看不见简单的出口，即使有，你也不愿离开，因为你舍不得那遍地的芝兰。

十

《伤寒论》的文本是固定的、已完成的。然而，临床实践是开放的、未完成的。谁也不能预料病症未来怎样变化；病症也不可能按照谁事先所预料的那样展开。临床实践的这种开放的、未完成的性质，要求我们能够正视临床上存在着潜在的层面；正视那些尚未打开的、尚未被看见的，但是构成临床实践的隐蔽性的东西；更需要发现和挖掘它们，寻找出最佳的诊治方案。

人们回过头来仔细琢磨时不难发现，《伤寒论》使用的术语大多是单纯陈述临床诊治的事实，较少用于有关事实的解释与推理。即是说，你一旦使用这些词汇，你就不知不觉地已经进入了"经方医学"体系预设的前提和假设中了。仲景的描述性论叙，尽量把问题从各个方面展现出来，而不是沿着一条线做出一种推论。从病症的空间性与时间性作为研究的对象更适合揭示问题中交织、断裂的那些微妙之处。仲景能够成功地将这种直观、本真的经验神奇地表达出来，在某种意义上讲，这就是他寻找到的最准确的表达形式。通过《伤寒论》的原文，让后学者听到他的声音，这不仅仅需要学识上的渊博与深刻，而且需要一种特别的敏感与原创能力。用理性的语言刻画出中医诊治系统非理性图像，这也许是张仲景的历史性的贡献。

十一

整体性一般伴随着模糊性，因为纯粹性、明晰性和确定性是要以完整性为代价的。这是一个悖论，张仲景在撰写《伤寒论》时就面临一个两难的选择。《伤寒论》为了总体把握疾病的一般规律，就不去管一些不可捉摸的、比较琐碎的东西了，所以条文排序结构所衍生的一种模糊性、暧昧性、晦涩性和歧义性就在所难免。问题在于：仲景那时找不到一种使之理性化的渠道，也就是说，形不成一套使"方证辨证"堂而皇之系统化的说法。

十二

《伤寒论》条文中看到的病证和实际的临床病证有什么关系呢？前者不过是一种对于后者的比划比划罢了，看上去像，其实还是有很大距离的，若隐若现的。张仲景不能，其实也无法用某一种尺度来衡量所有的患者，把临床患者脉证中一部分症状、体征划分进来，而把另外一部分症状、体征剔除出去。他只能提出规律性、纲领性、导向性、典型性的论叙，至于具体的诊治就需要临床医生自己去领悟、去体会、去细化了。所以，我们要自觉地清算那种依样画葫芦的懒汉思想，以及非此即彼的僵化的思维模式。

十三

《伤寒论》是写在字面上用来给人们阅读的，是一些句子、语词和它们互相之间衔接、过渡、变化、行进。它和现实的临床是有很多不一样的地方。通过这样一些词来记述、论述这样一些诊治，仲景能达到他的目的吗？或者说，后学者所做出的反应就一定会如仲景的所愿吗？当我这样想时，我真的犹豫了。更何况历代医家都提到要重视仲景《伤寒论》条文中省略的那一部分"无字"的内容，由于中国古代文化的无言意味，仅仅依赖语言文字，恐怕很难读明白。《伤寒论》条文中的"无字"，既是境界，又是我们学习的障碍。陈伯坛有几句话说得很中肯："对仲景原文的阐释，不管条文错简与否，字句是否通达，不纠缠各派之纷争而以临床实践出发。仲景学说是即教人从没字句之空白处寻出字句来，还向患者身上寻出有字句之书，简直是仲景全集已藏入患者十二经中矣，失患者便是失仲景。"

十 四

《伤寒论》是有限的，不是一种可以任意被规定的东西，尤其不是一种可以按图索骥的百科全书。不要把"勤求古训，博采众方"的张仲景，奉为摩西般的先知，需要我们站在今天的角度对《伤寒论》做出重新挖掘和理解。也就是说，需要经方研究者本人在《伤寒论》与现代中医之间造成一个新的空间，新的叙述，而不是将《伤寒论》原封不动地放在那里。譬如汤本求真尊奉《伤寒论》并不意味着他紧跟在《伤寒论》后面亦步亦趋，他能融会贯通，他能独立思考，他更能大量地融入新知，所以后来大脚步行走在日本汉方医学道路上的是他自己的血肉身躯和脚步，而不是张仲景的影子。

十 五

运用方证辨证而获得成功的病例，往往是一种"事实上的应该"，而不仅仅是"逻辑的必然"，所以留在医者身上的经验积累可以衍生出理性的智慧。中国有一个成语叫"熟能生巧"，可见熟练的经验也可以产生出精确的判断。人们都有这样的体会，有时候一个难以言说的直觉也会帮助你掌握某一个被隐藏的奥秘。

十 六

在每一个成功病例的诊治始末都隐匿着每一个医生经验积累的过程，都细叙着医生自己精神成长的故事。因为医生的诊治不仅消除了患者的症状与体征，而且与此同时的另外一个结果也随之产生出来了。这就是他自己的信心、经验、眼光和判断力，都在他为患者诊治的过程中得到又一次的锻造和刷新。这种情形发生在每一个投身研究《伤寒论》的医生身上，每当他们回忆起这些治愈的典型病案时，他们便情趣无穷，信心倍增。

十七

由于《伤寒论》文本结构上存在一些遗憾，因此造成了原文中词语之间、句子之间和篇章结构上的许多空白和裂缝，阅读时会产生片断的感觉。再加上时间空间上的距离，使解读《伤寒论》原文更为不易。所以《伤寒论》原文绝不会是某种外在于我们和驾驭我们的神谕。我们不是简单地遵循《伤寒论》，而是要内在地消化它。因为有时候决定临床疗效的，不仅仅是辨证正确与否的问题，而且还是分寸的问题。唯其如此去理解《伤寒论》，它才是可以触摸到的，无处不在的。

十八

张仲景提供的是论述他自己经验领域里简单或最简单的方证，而我们临床所面对的病案就没有那样单纯、那样典型。总之，在依靠方证辨证常规程序诊治的过程中，还要密切关注每一个病案的个体性与偶然性。因为具体的病症都是具有生长性的，具有自己变化、发展的新情况，这样的认识可能更符合我们临床的实践。所以临床家的头脑里，必须要以概括性和灵活性来重现和重组一些比较复杂的方证状态，当临床家头脑里的方证状态和临床病案的方证状态大致契合时，才会产生疗效。也只有医生自己的诊治实践才能够使《伤寒论》具体化、鲜活化。从某种意义上讲，每一个经方临床家都在发现、发展或者说在改写着《伤寒论》。只有既热爱《伤寒论》，更热爱医生生活，执着中医临床并能够直接地、不借助于现成医学典籍而从临床实践中获得灵感、启悟、经验与刺激，从日常生活中汲取智慧、情趣、联想与创意的中医生才能读懂《伤寒论》，才能去诊治疾病。临床实践是中医的唯一源泉，《伤寒论》本身并不能产生"经方医学"，只有活生生的患者，患者身上许许多多同中有异的临床现象才能产生"经方医学"。

十九

中医师除了从自身广袤丰富的临床体会中，还能从别的什么地方获得有关诊治的经验呢？对于我们来说，重要的不仅仅"是什么"，而是去"做什么"；"是什么"只是一种状态，而只有去"做什么"才能提供一种说服力。《伤寒论》中那些不言自明的方证，其中决定性的力量，并不是来自"不言自明"的条文，而是来自"我认为"。"我认为"它不是自以为是的自我言说，而是要经过打磨和历练才会在尝试中寻找到自己的声音。临床实践告诉我们，每当我们用仲景的"方证辨证"治好一个病案时，我们就觉得对《伤寒论》就增多一层的理解；与此同时，"我认为"也会相应地提高一点点。就像黑格尔讲的那个往水里扔石子的小男孩一样，"从小石子激起了一圈圈的涟漪里，感到了自己力量在延伸，眼睛的视力也在增强，心灵的感受力也在萌生，体内的活力、弹性和韵律也在悄悄生长"。也就是说，扔石子这么一个动作，其结果不仅是看得见的一个水圈，而且还有小男孩从中创造出来的新的自我。这个内在的收获虽然是肉眼看不见，但却是实实在在可以感觉到的。只要医者注意到患者各自诊治前后的病情变化，并对其中的细微差异引起高度重视，医者原本的眼光趣味、观察力和敏感性就会得到相应的提高。这一点，我们在自己的临床实践中，在每一个无名无声但知冷知热的普通患者身上，都会得到反复的验证。

汪丁丁说得好："实践之所以高于理论，因为理论只是话语，是等待着被人理解的文本，是没有实现的意志。实践则是理解的过程，是实行中的意志。"所以医学家也认为，临床实践永远是理论和学问的老祖宗。

然而值得警惕的是，中医师的个人经验与学问的积累不都是正面的，它同时也会产生一些负面的效果。这些东西会使中医师丧失了直接去感觉、判断外在鲜活临床患者的能力，甚至丧失了这方面的兴致，变成一个倚老卖老、江郎才尽的"老中医"。所以，中医师永远要保持对临床执着的热情，对患者高度的负责，时时自觉地进行知识更新，这样才会使自己的个人经验与学问不会很快地蜕变老化。

二十

《伤寒论》自成理论体系的原理，对于从事"经方医学"研究的人来说，首先要下工夫学会经方系统内的知识，学会运用经方思维去思考问题，去诊治疾病。一个经方学者，如果没有自觉地将自己融入《伤寒论》中，他的所谓更换辨证思路也好，他的所谓超越创新也罢，不过是放纵自己的智力欲望而已。当然，卓然自立以后，才能从容地去兼容并收、择善而从，那就是另外一回事了。不然的话，临床上举棋不定，朝令暮改，是难以治愈沉疴痼疾的。

二十一

　　方证辨证的方法虽然是诊治疗效最好的一种疗法，但在我们没有掌握它的精髓之前，疗效平平是可以理解的。在这种情况下，选择传统的"辨证论治"于事无补，反而会搅乱自己的思路。矢数道明一针见血地指出："诸家异趣，技术不同，故其立论制方亦各不同，而撮拾杂乱，则其方法不能统一，而治疗无规律矣。"即使医生精通两种不同思路的辨证疗法，也不一定是优势互补。

　　在疑难病症面前，将什么悬置、不提、放下，将什么坚持、携带、铭刻于心，是很难保持自身的一致性而不致被从两个方面来的相反力量扯得两败俱伤。临床事实常常告诉我们，如果这样的话，只会使自己更加混乱和无能为力，处理实际问题的能力更不得要领。只有极少数的人能够跨越这种障碍，仍然在两种旗鼓相当、互相抗衡的思路中游刃有余。我的办法是，坚持"方证辨证"一种单一的辨证思路，利用针灸等外治法，内外合治，疗效互补，在诊治过程中摸索前进，逐渐完善，走向成熟。现代经方医师如果在纷繁复杂的临床现象面前失去对症状、体征、舌象、脉象的把握和病势进退的方向感，看不到各种变化中不变的东西——患者体质、病史和相应的方证状态仍然客观地存在的话，那就可能从根本上忘记了中医经方医生的使命。

二十二

　　强调经方医学的独立性，是一个对于经方医学自身合理性的诉求。这项诉求的深远意义并不在于宣布"经方医学"与外部世界脱节，而是声明任何"经方医学"之外的力量都不可能给"经方医学"提供任何现成的答案。有没有经过这个合理性论证是非常不一样的，因为我们需要"经方医学"站在自身的立场上去思考人体生命医学的诸多问题，而不是站在其他医学的立场去要求"经方医学"。当然，很可能经过自我论证之后，"经方医学"仍然也融入其他医学的观点，但这回是出于"经方医学"的自愿，出于经方医学本身活力的考虑，而非一个高高在上的、不容置疑的力量的强迫。作为一种学派，不管是"经方医学"还是"医经医学"，对我来说，还包含这样的意思：它是一种有自身历史的领域；有在长时间积累起来的丰富经验；有这个领域之内的人们所要面对的难题。在这个意义上，"经方医学"是一道门槛，需要经过长时期恰当的训练，才能得其门而入。大塚敬节从二十九岁（1929年）开始阅读《伤寒论》，一生对《伤寒论》的研究从未间断。他的宗旨是：研究汉方医学始于《伤寒论》，并终于《伤寒论》。

二十三

理法辨证和方证辨证最根本的区别，在于它们追求的方向不一样。方证辨证是追求"知其然"；理法辨证是追求"知其所以然"。

所谓"知其然"的方证辨证，是一种通过我们学习和模仿而获得的有疗效的辨证模式。这些模式发生的原因和机制，人们至今可能还茫然无知，它们不是通常意义上的"知识"，但我们能利用自己的感官意识到它们，并使自己的辨证方法与其相适应。就此而言，它又确实是我们理解患者病症的理性知识的一部分。这种使我们适应而采纳"知其然"的方证辨证，同我们知道自己行为会有何种结果的"为什么"知识——"知其所以然"的理法辨证极为不同，在很大程度上我们把这种"知其然"的方证辨证，视为"经方医学"。海耶克认为"知其然"之类知识的性质是处在人类的动物本能和理性之间——它超越并制约着我们的本能，但又不是来自理性。在人们一般想法中，"本能与理性之间"应当空无一物，"不是本能，就是理性，二者必居其一"。心理学上这种本能与理性二分法，使人们忽略了二者之间的那一片极其重要的领域，那是文明积淀传承下来的非理性、非本能的结果。这一见解，是海耶克的重要创见之一。

二十四

直言不讳地说吧，历史以诡异的方式将中华民族的"经方医学"移植在大和民族医生的身上，移植在一个和我们文字、习俗、文化、制度等有很大差异的国度中。阴错阳差，中医经方的方证辨证在日本却得到长足地发展。日本汉方家把庞杂的中医理论进行了"削尽陈繁留清瘦"的扬弃，竟然尽显其仲景思想的本色之美。章太炎先生有"吾道东矣"一语，暗指这一令人难以启齿的历史事实。

目前对我们来说，学习和研究日本汉方是在寻找一个失去的视野。200多年来，日本汉方界经历了一次又一次的颠簸、错误和失败，积累了运用《伤寒杂病论》方药的超乎寻常的丰富经验。这些经验的确使人瞠目凝神，不胜感慨。因此，学习日本汉方既是当务之急，更是长远之思。当然，学习日本汉方应该有更冷静的思考、更清醒的认识，表现出更多的理性、更多的智慧。不是照搬照抄，不是机械地运用或拙劣地模仿，更不是故弄玄虚、卖弄和唬人，而是将其作为一种基本的理论素养。有了这种素养，然后脚踏实地地观察、研究我们自己的临床对象，不断提高临床疗效，做出更高水平的研究成果。总之，要以开放、理解、接纳与包容的心态来看待世界，广泛地接纳日本汉方医学的优秀成果。

二十五

张仲景倡导方证辨证的理念，具有无时空之分的普适性。但它在自己的故国一直处于隐匿的位置。当代经方医学更是陷入到一种艰难的处境，它和现实发生了矛盾和脱节。现在，许多临床中医师对方证辨证都是非常陌生的，更使它的生存缺乏氛围和土壤。这是一条多么令人痛心的历史下滑线啊，假如仲景地下有知，不知会做出什么反应呢？中医发展的历史已经告诉我们，中医临床一旦切断了和张仲景倡导的方证辨证的联系，就要付出昂贵的代价。幸好，在临床中方证辨证的疗效得到反复证明。可见它的深处尚积淀着历史的自觉意识，这一令人可喜的意识，一定有一天能重新承载过去、接通未来，具有无限的发展空间。中医经方医学最好降低对中医理性追求的热情，全力遵循方证辨证规则下的诊治，接受这些方证辨证规则下出现的东西，不论其是理性、还是非理性，其历代经方家并不都是凭借理性选择了"经方医学"，在更多的情况下，往往是由于亲眼目睹经方的神奇疗效，并在情感上受到震惊而走上了经方之路。

二十六

《伤寒论》是古代医学夜晚最动人的一场篝火晚会，其薪火穿越过两千来年的历史天空，至今仍旧光彩照人。也是《伤寒论》的火种点燃了日本汉方，使它升腾起灿烂的烟花。历史进入近代，在东西两种文明激烈碰撞中，中医学满目疮痍，"经方医学"的发展陷入低谷。一直到了胡希恕、黄煌的出现，才拨开了重重迷雾，使中医界寻找到经方医学存在的连续性和动力源。黄煌的学说如一源头活水，使人们对《伤寒论》有豁然开朗的领悟。

我相信，在未来世纪里，《伤寒论》会像一次辉煌的日出，给世界医学增光添彩。张仲景的名字一定会镌刻在未来人类共同体的纪念碑上。

（注：本文最初在"经方医学论坛"发表，后于2012年被《中国中医药报》分期转载）

神农尝百草传说

芭窗夜雨

发表于：2010 - 11 - 06

　　马克思说劳动创造了人，在猿人进化为人以后，劳动继续创造着人的生活。对中医而言，劳动创造了上古医学的经验方。

　　考古学者把使用打制石器的时期，称为旧石器时代；使用磨制石器的时期，称为新石器时代。很明显，从旧石器时代进入到新石器时代，是脑力的增强，思维的进步。根据考古发现，新石器时代的陕西西安半坡氏族遗址、浙江余姚河姆渡遗址，已经有了原始的农业，即对粟和水稻的栽培，这说明新石器时代的人类对植物（包括植物药）的认识已经相当丰富并有意识地加以利用，已经从纯粹的采集阶段进入到栽培阶段（无意识到有意识的进化）。

　　《韩非子·五蠹》载："上古之世……民食果蓏蚌蛤腥臊恶臭而伤害肠胃，民多疾病。"文字描叙了上古人类的日常生活图景片段，在这种日常的采集劳作同时，上古人类逐步获得了单味药物的应用经验。古人类尝试生食各种植物瓜果，在我们今天所用的中药里面，很多都是日常生活中的食物，如红枣、生姜、甘草。

　　最初对药物的认识，是一些奇特的效应。如甘草的根茎是甜的，而黄连的根茎是苦的，苦与甜是两种截然相反、对比强烈的味道，甜让人感觉舒适惬意，而苦让人苦涩恶心。古人偶然吃到黄连，第一反应是马上把它从口中吐出来；而古人偶然吃到甘草，必然是刨取更多，并给予同伴品尝。当他们的脑力思维能力发展到足够的程度，能够辨别植物的形态时，他们会在脑中建立一个植物的特征库，一个食物特征库，然后是一个药物的特征库。对于甘草这种植物，可能会成为当时风靡一时的口香糖，大家都喜欢吃，因为吃了甘草后，感觉心情愉悦，于是，男女老少没事的时候，围在火塘边或蹲在土埂上，人手一根在嘴里嚼着，这就是初次获得药物的应用经验。但如同不是所有人都喜欢嚼口香糖一样，甘草也不是所有的人都吃起来很舒服，有一些人服用甘草后会出现腹胀，于是古人有了"甘能令人中满"的认识。其他的类似药物经验也是如此被偶尔发现的。如部分便秘的患者偶尔吃到大黄，居然大便通了；部分腹泻的患者吃到葛根这个食物，居然腹泻消除了等，许多不一而足。关于这些内容，我们都可以尽情发挥自己的想象力，遨游在"神农尝百草"的传说中。

对于我们来说，想象是浪漫无比的，但对古人来说，从自然界杀机四伏的植物群落中寻找食物、药物，却要付出生命代价。上古人类从出生的时候就没有选择、没有退路，没有食物、没有药物，直接的后果就是消亡。在优胜劣汰的自然规则面前，在危机四伏的原生态自然界，人类的力量并不强大。但他们最终挖掘了自己大脑中的能量，用智慧战胜了周围强大的对手，也用智慧不断进化、完善着自己的生活。医、食、住、行，是人在地球上生存的基本内容。没有医，人种的繁衍必将面临中断的危机。神农尝百草的传说背后，蕴涵的更是一个氏族的期望与重负，所以，这些部落的疾医才能不顾个人安危，日尝百草而中七十余毒。

"医史学家研究，猿人和最早的人类用以充饥的食物，大多是植物类，因此最先发明的也是植物药。文物考古表明，在数千年前的钟鼎文中，已有'药'字出现。《说文解字》将其训释为：'治病草，从草，乐声。'明确指出了'药'即治病之物，并以'草'（植物）类居多的客观事实。在渔猎生产和生活开始以后，人类才有可能接触较多的动物及其肉类、甲壳、骨骼、血液、脂肪及内脏等，并逐渐掌握了某些动物类药物的医疗作用。直至原始社会的后期，随着采矿和冶炼的兴起，又相继发现了矿物药。在这一时期，人们从野果与谷物自然发酵的启示中，还逐步掌握了酒的酿造技术。"（雷载权《中药学》）

单味药物应用经验的首次获得，是毫无意识、毫无动机的，是通过身体的反复尝试才猛然意识到的，其单纯一如双手探入溪水中而感到的冰冽。这种思维支配是极其简单的——对应，没有转折。而由无意识的经验获得上升到有意识的探索认知，这是思维的发展。从单味药物的经验把握，到复方的偶然发生，然后有意识地去试验掌握，再开始新一轮复方的探索，这是思维的高级化。

上古人类对疾病的认识处在"症状"的层面，用通俗的话说，就是身体什么地方不舒服，感到痛苦。药物治疗的初步经验是根据症状寻找药物，但在采集药物的过程中，无形想到这些药物能治疗什么症状。部落的疾医师傅在传授经验时，也必然是把徒弟带到山中的某株药草面前，刨出根来，或者从药仓中拿出贮备的草药，告诉他这种草药所治疗的症状，务必牢记。《神农本草经》体现出这种思路。这样，从思维上，在症状与药物之间就有了一一对应的映射关系，由症状映射药物，或由药物映射症状。随着药物应用的经验积累，这种一一对应，发展为一对多，或多对一。即一种药物居然可以治疗多个症状，或多种药物可治疗同样的症状，这种一多对应的关系在《神农本草经》中也有体现。下面以感冒为例说明这种对应性。

感冒是上古人类的易患病，上古人类生活条件艰苦，食不果腹，多食生冷，淋雨涉水而感寒，感冒发烧是很自然的事情。如果遇上流行性感冒，对群居生活的部落就是很严重的问题。除了流感对生命的直接危害以外，猎手病了，整个部落的食物来源、饮水都成问题。我们可以想象一下，处在流行性感冒阴影中的部落场景：很多人都在发烧，小孩子脸烧得通红，老人捂着草席、肌肤滚烫、出着冷汗，年轻力壮的猎人寒战而烦躁不已、不停地喝冷水，部落首领侥幸没有患病，却是满脸忧愁、满怀担忧，在一旁照顾着自己的族人。毫无疑问，这种悲哀的情绪曾持续过相当长时期。蒙昧的上古人类冥冥中以为是鬼神降临部落才使很多族人同时患病，于是让巫念咒跳舞祭祀祈祷，但没有效果。开始有族人死掉了，整个部落笼罩在沉闷悲哀的咳嗽喘息声中。但他们最终找到了药物——麻黄。于是，有一部分人服用后，身体出了一阵汗，烧退了。有一部分人服用后，心慌、冷汗淋漓而猝死，再有一部分人服用后毫无效果。退烧的那部分人活了下来，其余的人或者死去或者依靠自身生命的抵抗力顽强地活了下来。这样，下一次再发生这种情况时，他们就懂得用麻黄，有些人的病也就马上好了。对于那些服药无效的情况，他们会继续寻找新的药物，最终又找到了药物——桂枝。于是发热、汗出、心慌、怕风的这群人服用这个新药后，心慌减轻，出汗减少，烧也退了，慢慢地病居然也好了。而那些烦躁不安、寒战口渴的患者服用桂枝后，居然更加烦躁。因此，他们又得考虑新的解决办法。在此之后，虽然每次感冒流行都不免有人死去，但部落的医生根据不同的情况，分别应用麻黄或桂枝，很多人的病好转而逐渐痊愈了。因此，当时的医生就积累了两种经验，并能根据不同症状分别用药，体现了症状与药物之间的一一对应关系。

在草药治病的初期阶段，对症状的认识很局限，基本上是一个症状对应一个药物。遇到呕吐，用药物 A；遇到腹泻，用药物 B。但有时候，因呕吐服用药物 A，居然同时也缓解了身体的其他疾患，这无疑是一种提示。对感冒这样的疾病，发病时所出现的就不是单纯的一个症状，而是一个证候群：如恶寒发热、无汗、身痛、咳嗽，或者恶风、发热、汗出，或者恶寒、发热、无汗、身痛、烦躁这样的多个症状组成。在药物的治疗实践中，疾医们观察到：恶寒、无汗、身痛、咳嗽这种情况服用药物麻黄后，居然一汗而解决了所有的症状；对于恶风、发热、汗出、咳嗽，用桂枝后居然情况也慢慢好转。这样，多个相关症状对应一个药物的治疗模式产生了。在以后的药物治疗实践中，他们用麻黄缓解了水肿、皮肤瘙痒、咳喘等，从而进一步扩大了麻黄这个药物的应用范围，积累了丰富的药物治疗经验。于是，当疾医们再碰到这类情况时，他们就会说，这要吃麻黄，吃麻黄能解决这个问题。随着对单个药物所能治疗症状的经验积累越来越多，这种"药物→症状群"的模式上升为"药物→证"的模式，从而最终演化成药证。检索《伤寒论》《金匮要略》条文，其中多处可见"证"（47处）"桂枝证"（2处）"柴胡证"（5处）"其证备""证不见者""但见一证便是""表里证""阳证""无热证者""结胸证""太阳证""阳明证"等这样的术语。形之于文的概念必经口头传诵日久，疾医们在一起探讨病情时，也一定是在用麻黄还是用桂枝的问题上争论不休、面红耳赤。有坚持用麻黄的，有坚持用桂枝的，双方纷纷讲出事实、摆出道理，而真理就在这种争论及实践中产生，药证思维得以形成。对于以本草治病的神农疾医，药物是他们的工具，药证是他们的指导思想。

神农疾医的医疗工作及思维自始至终皆是围绕着药物展开的，以药物为本，这是把握神农疾医思维本质的一个基本点。此后，随着复方的出现，以药物名方，如麻黄汤、桂枝汤、小柴胡汤是这一宗旨的延续。我们说神农派，就是指的这种身处临床第一线的古代医生。他们有着丰富的药物学、药证学知识，在他们眼中，治病就是用药，某病用某药，某病用某方，或者说有是证则用是药，有是证则用是方。他们的临床活动以解决医疗问题、治愈疾病为最终目的，虽然他们对疾病的内在本质存有巨大困惑并有兴趣进行探索，但当时所处历史时期使他们并没有足够的能力来进行这一思考，而恶劣的生存环境使神农疾医也时时鞭策，驱使他们把治愈疾病、寻找最有效的药物、明确药证作为他们医疗思维的主体。是的，病治好了，就是工作合格，就是对部落的贡献。对他们而言，不可能说神农疾医搞出一个什么医学理论来，去得个什么科研奖，而让部落里面的族人生病后成批死亡而不得救治。所以，特殊的历史阶段，特殊的医疗时期，在纯粹依赖临床实践观察的活动中，产生了"药证""方证"这些特殊的中医学思维。所以，"药证""方证"是劳动的结果，而并非什么先验理论，并非圣人先知所创造。

至此，我们探寻了症状→药物，药物→症状，药物→药证的这样一个发展演变过程。这一过程是神农疾医对药物实践、认知、思辨，再实践、再认知的结果。

神农疾医在挖掘到第一桶金后，接下来就是复方方剂的产生。

黄煌　发表于：2010－11－07

　　佳作！经方的研究需要这种严谨的探索者。期待芭窗夜雨先生的续篇！

大河　发表于：2010 – 11 – 07

　　本草是如何发现的？这也许是我们不可知晓的永远的谜！

　　古书的记载是"神农尝百草"，现在则认为是"传说"，是"想象"。但那个时代早已过去，我们从哪里得知真情？楼主所说也不过是"想象"，是从教科书得来的思维方法。

　　我们的历史观有其合理的一面，其实这种历史观也是漏洞百出的。如果从劳动中，从生活中可以得到本草知识，那么现代人还可以这样做吗？药性的四气五味又将如何认识？归经如何认识？

　　我也有一个"想象"：生命对环境的本能感知！简单证明：动物也有运用草药的本能。而人类的不同点是能通过文化传播继承积累，并相互交流汇通。不同的文化将产生不同的药物认知体系，藏医对本草的描述与中医有很大不同，这不是由一般的生活和劳动所决定。

耕读世家　发表于：2010 – 11 – 07

　　所谓"上古时候的疾医"，更有可能的是"巫"。

　　疾病作为神鬼的"诅咒"，是"巫"首要解决的问题。"巫"可能是首领，也可能是延续的世家，不管是哪一种，应当首先都是"有能力的德高望重者"，"有能力的"包括智慧、体力、经验……甚至包括血脉不断的世家——唯有世家才有生命延续的天赋和聪颖以及丰富的经验积累。"德高望重者"是基于"有能力者"，然后通常"年高""脱离生产""专职从事"，有经验积累、有闲、有现实问题要解决、有压力（没用的老人估计要给吃掉）。估计这是"巫医"的雏形。

　　后来嘛，不管首领或巫的身份能否延续，药、医都能给自己或亲朋带来无穷的好处，如：无忧的食物，甚至超越首领所能得到的尊重、惠及血亲宽松的生存环境、部族战争被俘而不虞生命之忧的庆幸。那么，医药都有理由被郑重保留，也被无限极致地追求和发展。人的创造力是超乎我们"人"自己想象的：红山玉上细如发丝的孔、秦汉时期剑的铬镀层……

　　所以，医不再完全是"巫"，而有了自己的专属文字符号，也有了自己的历史位置。

Kocyro　发表于：2011 – 04 – 05

　　有个疑问，如果古人吃到黄连的第一个反应是把它吐出来，到最后是如何发现其药效？不过楼主推测上古人会把甘草当做口香糖吃有很强的合理性。直到今天，甘草在欧洲仍然是糖果店的座上客，常可以在街上看到小孩咀嚼着甘草（与中药甘草品种可能不同，当地人称为甜木）。此外，远古欧洲、美洲甚至非洲人想必同样也都是经历了楼主描述的这样去探索草药的过程，但为何只有中国发展出药证，甚至方证的系统？人类的演化的确是有其规律的，比如世界各地的原始民族都不约而同地发明了弓箭。但只有我们老祖先发展出了一个独特且有效的较全面的用药系统，直到现代医学发达的今天依然在被大量使用。也许在某一个对的时间出现一个对的人所产生一个奇想和巧思，可以间接导致一个决定性的因素，进而产生出其他民族（还）没有产生的东西。虽然医非源于圣，但不排除远古时期一些天才的贡献，西方科学的兴起和发展也是如此，只是年代较近，名字可以被人们记住罢了。

复方的产生

芭窗夜雨

发表于：2010 – 11 – 08

相传商代伊尹创制汤液，究竟汤液是否伊尹首创呢？这个问题难于考证，不妨先放一边，探讨一下汤液煎煮的客观条件是什么？

汤液煎煮的客观条件

1. 溶媒：水，这一条件无疑具备。

2. 器皿：从西汉出土的墓葬来看，厨房烹饪器皿普遍是陶器。陶器的制作工艺在新石器时代已经被人类掌握。考古发现，无论陕西西安东郊的半坡人，还是浙江余姚河姆渡人，皆已普遍使用陶器。所以，器皿也不成问题。

3. 煎煮：这一思维在新石器时代也不成问题。半坡人种植粟，河姆渡人种植水稻，这两种粮食都是需要煮熟才好吃。而把肉、野菜、水稻、粟等食物放在陶罐中混合煮食，也只是他们生活的一个片段。

4. 火：旧石器时代的人类已经使用天然火，新石器时代的人类对火的利用技术日趋成熟，没有火，陶器是制作不出来的。所以，火也不是问题。

由此可见，新石器时代已经具备汤液煎煮的客观条件。

药物的煎煮行为

前面谈到，药物起源于采集行为，古人生食瓜果蚌蛤，对药物同样是生食其鲜品。在新石器时代的相当长时期内，可能仍然是这种服药模式。但当部落的厨子生病，出于职业思维习惯使然，他可能会尝试煎煮药物，第一次的煎煮或许是药物无意中落入陶罐的沸水中被人饮用，或许是厨子天真的游戏。此外，一些药物如生姜、红枣等在古代也是食物、调味剂，如姜能祛鱼腥、增加肉的鲜味，经常加入食物中一起烹饪。这种由厨子发明煎煮药物的推断与伊尹创汤液不谋而合，伊尹的身份本为厨师。

药物的煎煮为单味药发展到复方治病创造了条件，同时使采集的多余鲜品能够以干品的形式贮存，以备不时之需。药物在煎煮以后更易下咽，而似乎仅仅饮用药物煎煮出的药液也能治病，这些都可以在新石器时代被发现。

新石器时代的厨子烹饪时，在陶罐中放入多种食物同时煮熟是日常工作。那么，如何想到把两种药物同时加入陶罐中煎煮呢？

仍然以感冒为例来探讨：

麻黄这个药物是治疗风寒感冒的良药，但药虽好，如服不对证会出现心慌、冷汗出等副作用。神农疾医在麻黄的应用中一定反复碰到这种情况，他们思考如何善后，如何解决这个副作用。在他们的经验库中，桂枝是和心慌、冷汗出相对应的。于是，当患者服用麻黄后出现心慌，他们会试着让患者服用桂枝。患者服下桂枝后，居然感觉好多了。接下来的问题是，虽然桂枝能解决这个问题，但出现心慌这样的反应总会让人有种恐慌感和身体的不舒服。能否提前服用以预防呢？于是，古人在煎煮麻黄的同时也煎煮桂枝，药物煎好，服用麻黄液后片刻即服用桂枝液，最终发展为麻黄、桂枝同煎，因为这样煎服更方便，也不影响疗效，最重要的是减轻了麻黄的副作用。

复方理念由此产生。

以上探讨的是药物合用避免副作用，更多的复方则是为了合用增强解决单味药物无法解决的问题，就不一一阐述。

所以，复方的产生是在单味药物的治疗实践中形成，为解决单味药物无法解决的问题而发展出来的药物应用形式。复方扩展了单味药物的应用范围。解决了一些从前用单味药物无法解决的问题，现在通过复方，用两种甚至是三种药物能够得到解决，而且药物的作用也显得温和许多。复方的概念一旦形成，必将延续药证的产生规律发展而形成方证。从此，方证成为上古经方的核心内容，整个上古时代的药物治疗成就最终凝聚为一张张反复试验后，终为行之有效的经验方，直至流传到夏商代。因部落融合，国家统一，这些散落在不同部落的经验方最终汇聚得到系统整理，《汤液经》古本初具雏形，而这些成果在东汉末年被张仲景所继承整理，才有了《伤寒杂病论》问世。

根据以上探讨，汤液的产生当上溯到新石器时代。经方的孕育、产生、发展、磨合、成熟，穿越了从新石器时代到两汉之间的五千年时空，并非是在商代被伊尹一夜之间天才般地悉数发明出来。伊尹的角色和张仲景一样，都是古方的整理者、传承者，在五千年的长河中更有许多无名的氏族英雄在做这项工作，谱写出一部崎岖艰险的复方历史——古方医学。

复方的艰难

从《伤寒论》《金匮要略》所收集的经方来看，其方剂药味多为 2～3 味，3～4 味，笔者具体统计资料如下：《伤寒论》《金匮要略》共收集经方 275 首，有名有方者 269 首。其中：

1 味方 21 首（7.80%）；

2 味方 40 首（14.87%）；

3 味方 52 首（19.33%）；

4 味方 41 首（15.24%）；

5 味方 38 首（14.13%）；

6 味方 25 首（9.29%）；

7 味方 24 首（8.92%）；

8 味方 8 首（2.97%）；

9 味方 11 首（4.09%）；

10 味方 2 首（0.74%）；

12 味方 4 首（1.49%）；

14 味方 2 首（0.74%）；

21 味方 1 首（0.37%）。

根据所占百分比从多到少的排列循序是：3 味方（19.33%）＞4 味方（15.24%）＞2 味方（14.87%）＞5 味方（14.13%）＞6 味方（9.29%）＞7 味方（8.92%）＞1 味方（7.80%）＞9 味方（4.09%）＞8 味方（2.97%）＞12 味方（1.49%）＞10 味方（0.74%）、14 味方（0.74%）＞21 味方（0.37%）。其中以 3 味、4 味、2 味、5 味最多，百分比超过 10%；以 10 味、14 味、21 味最少，百分比不足 1%。

而居于中间地位的 6 味方的方剂，很多都是从药味少的方剂如 5 味药物的桂枝汤发展而来，如小建中汤、桂枝加大黄汤、桂枝加芍药生姜各一两人参三两新加汤、桂枝加附子汤、桂枝加葛根汤、桂枝去芍药加蜀漆牡蛎龙骨救逆汤、桂枝去桂加茯苓白术汤、当归建中汤、乌头桂枝汤、瓜蒌桂枝汤、桂枝加黄芪汤共 11 首，占 6 味方总数的 44%。其他如越婢加半夏汤、越婢加术汤是从 5 味药的越婢汤发展而来；白头翁加甘草阿胶汤是从 4 味药的白头翁汤发展而来；橘皮竹茹汤、茯苓饮是从 2 味的橘皮汤发展而来；黄芩加半夏生姜汤是从 4 味的黄芩汤发展而来；茯苓泽泻汤、桂苓五味甘草去桂加干姜细辛半夏汤、当归芍药散是从 4 味的苓桂剂发展而来；甘草泻心汤是从 4 味的干姜黄芩黄连人参汤发展而来；九痛丸是从 3

味的四逆汤、4味的吴茱萸汤、1味的巴豆发展而来；麦门冬汤中的半夏、人参、甘草、大枣的药物结构从前面药味少的方剂如5味方的厚朴生姜半夏甘草人参汤中可以找到根源，外台黄芩汤亦然。这样除了升麻鳖甲汤比较独特以外，25首6味方中的24首方都发展自前面药物少的小方，占6味方比例的96%。这种情况也见于24首方剂的7味方，在7味方中出现大量的合方，如麻黄桂枝合方、桂枝柴胡合方。6味方和7味方合计49首方剂，占全部方剂的18.22%，紧追3味方的19.33%。后面的8、9、10、12味的方剂也是延续的前面这种发展规律。所以，上古复方的发展脉络是由少而多，定中求变，前后犬牙交错，连绵为一个整体，其中最基本的2味、3味、4味、5味方，尤其是占比例最大的3味方，是单味药物演变成复方的第一批成果，是复方的种子、复方的起源。

复方药味的单少，一方面是上古人类神农疾医求知的天真、严谨，加一味药对整个复方有哪些影响，一定要搞清楚了才实施。另一方面也体现出真实的医疗现实，重要的是解决医疗问题，而非群药杂堆。药物的增减，是根据临床的需求来决定并通过临床治疗反馈来检验是否有效。第三，在大量药物中选取2~3味创制方剂显然比选取5味以上的药物创制方剂的难度小得多。但即便如此，复方的制作过程也是艰难的。

要创制复方，首先必须有单味药物的应用经验。根据新石器时代种植粟、水稻的农业技术掌握，可知新石器时代人类已掌握丰富的植物学经验。那么在长期的药物实践中，对其中植物药的应用经验是有积累的。但植物药的种类丰富，即便是同一株药草，有果仁入药、根茎入药，如何从大量的原始药材中选取最有效的单味药物是一项艰难的工作。此外，单味药物的药证本身就很难明确，何况2味药物同时应用的复杂指征，3味以上的我们就不谈了。还有，药物的选择明确了，药物的剂量又如何确定，桂枝与白芍的剂量，麻黄与石膏的剂量，其比例不同，方证不同，这些都是难题。

"1，2，3" 规律

1味方是单味药物的应用经验；2味方可组成简单的复方，如芍药甘草汤、桂枝甘草汤等，也可看作药物的结构；3味方是相对复杂的复方。

从药能的角度来看，单味药物的药能有别，但作用范围有限。通过2味药物的配伍，其整体药能得到扩展。3味方是相对复杂的复方。对于2味方的药物结构或简单复方，它随时可通过增加1味药物形成3味方，或者配伍到3味方中形成5味方，如经方中以黄芩、黄连为基本结构发展出的葛根黄芩黄连汤、黄连阿胶汤、泻心汤等。3味方也可作为复杂的药物结构，来创建更复杂的经方来满足临床的需要。于是，在有了单味药物的药证、2~3味药物的药物结构证后，后面4味、5味、6味等更多药物种类的复方都可以创制出来，因为4＝3＋1，5＝3＋2，6＝3＋3，6＝3＋2＋1，其他类似推演。从前面对《伤寒论》《金匮要略》所载经方的药味所分析的数据也表明，3味方所占百分比居首位，为19.33%，其中还不包括以3味方为基础发展的更多药味的经方。

通过考察发现，复方的这种"1，2，3"演化规律，也广泛体现在同期的其他文化类别中。

语言的发展遵循"1，2，3"这一规律。先是单音节出现，这是1；然后是单音节组成复音节，音韵的变化，这是2；再是复音节的组合形成词组、句子，表达完整的意识，这是3。今天的小孩子在成长中耳濡目染，无形之中就学会了语言，但对上古人类而言，语言的创造经历了漫长时期。

文字的发展遵循"1，2，3"这一规律。

数学的发展遵循"1，2，3"这一规律。

生物的进化遵循"1，2，3"这一规律。

由此可见，经验复方的产生，是人类文明进程中一件自然而必然的事情，它和许多其他由人类创造的文明一样都遵循着相同的产生规律——由简单逐步发展到高级。《老子》言"道生一，一生二，二生三，三生万物"，从哲学的高度提炼出这一发展规律。但并不能说，古人是先天才发现了"1，2，3"这一规律，然后才发展出文明。哲学这个学科的产生也不例外，一样需要劳动，通过实践，被认知，才能逐步由低级思辨向高级思辨发展。马克思说："劳动创造了人。"在劳动使猿人进化成人以后，劳动又创造了人类的文化。复方，是中国上古时代的劳动人民经过数千年药物实践后的劳动成果。

复方的加减及合方

在《伤寒论》《金匮要略》中可以看到复方的演变规律：加减和合方。通过复方的加减演变，最明确的莫过于桂枝汤演化出的方剂，如桂枝加葛根汤、桂枝加龙骨牡蛎汤、桂枝去芍药汤、桂枝去芍药加附子汤、桂枝去芍药加蜀漆牡蛎龙骨救逆汤、小建中汤等。通过复方的合方演化出的方剂，如将麻黄汤、桂枝汤、越婢汤这样的小方进行合并，分别组成了桂枝麻黄各半汤、桂枝二麻黄一汤、桂枝二越婢一汤；将桂枝汤与小柴胡汤合方组成的柴胡桂枝汤。这些依然是复方形成思维的继续延展。

神农疾医在复方的创制演变中把握住了几个基本点：①单味药物的药证；②2～3味药物的药物结构证或方证。在此基础上发展成各种各样的复方，最终通过临床的长期检验，可能淘汰二十种、五十种组合，才能找到一张行之有效的经验方。这是个漫长的过程，伴随着人类社会的发展而缓慢探索。五千年时间，最终被张仲景所淘选出的，也就二百多张方。

汤一笑　发表于：2010－11－08

这个难说。有证据表明，在东汉之前，药很多是直接粉碎吃的，此时已经有复方的了，煎煮的方法并不常见（这方面倒是有医药史专业的论文的）。煎煮成为主要的服用方法，目前所见似乎就是从《伤寒论》忽然开始的。这个转变是如何完成的，有何原因？目前没有见到什么深入的研究。我曾收集资料想研究这个转变的过程，可惜资料太少，很难做出比较可信的考证和推论，可能需要很长时间的调查研究。

中医老薛　发表于：2010－11－08

20年前，有个维族人看中医，吃中药，药剂师没有交代明白，该患者回去后把能咀嚼的饮片全部咀嚼掉了。只剩下大腹皮，实在是没办法吃，只好拿回医院问药师怎么办。

芭窗夜雨　发表于：2010－11－08

水煮药，并不是都用来内服的，还有外洗、外敷、外熏之用，这些在《五十二病方》中明文记载。

现在的农村，还有以陈年艾叶水煮熏洗，以苇席外围，人坐盆中，苇席顶盖布巾，相当于桑拿的方法，来治疗感冒。

在《武威汉代医简》中也有水煮药内服的记载。这两本书都是东汉以前著作。

汤一笑　发表于：2010－11－09

请注意我的用词：煎煮成为主要的服用方法。

并不是说此前没有煎煮的方法。而是主流服用方法并不是煎煮。

从煎煮不是服用的主流方法变成主流方法，这是中药运用史上的重大变革，其中必有深刻原因或理论依据，很多学者注意到这个变化。在目前见不到类似《汤液经》之类典籍的情况下，很难推测其变化缘由。是突变还是渐变，目前资料都不足以说明。如果《金匮玉函经》的《证治总例》是张仲景写的，那就可以推测张的煎煮法很可能是受印度古典医学或哲学的影响，但现在多数学者认为《证治总例》是南朝医师所写，所以也不成立，还需要追究原因。

汤一笑　发表于：2010 - 11 - 09

　　干望祖的《张子和倡导汗吐下法考释》批评孙思邈说："他（孙思邈）屡屡提及印度大名医耆婆，予以极高评价。甚至在《要方·序例·诊候第四》中闹出大笑话。当他写《要方》时还没有见过张仲景《伤寒杂病论》，到写《翼方》之前，才读到张仲景著作。所以把自己想当然的概念流露在他的笔兴之下，鲁莽草率地写'张仲景曰：欲疗诸疾，当先荡涤五脏六腑，开通诸脉，治道阴阳，破散邪气，润泽枯朽……'事实上，医圣张仲景从来也没有说过这一句话，而且其论调非但不是张氏的学术思想，恰恰还是相反的。这完完全全是印度吠陀医学的中心思想。"其实孙思邈并没有想当然地胡说，他是看到《金匮玉函经》的《证治总例》的，当然他认为这就是张仲景说的。

汤一笑　发表于：2010 - 11 - 09

　　煎煮法是受印度古典医学或哲学影响的可能性还是存在的。《证治总例》虽然多数学者认为是南朝医师所写，但南朝医师说"张仲景曰：欲疗诸疾，当先荡涤五脏六腑……水能净万物，故用汤也……"可能是空穴来风，也可能并非空穴来风，张仲景不仅仅是一部《伤寒论》，他还有别的著作，在别的著作中说过这种话是有可能的，不过我们今天看不到这些著作而已，但南朝医师是有可能看到的。

芭窗夜雨　发表于：2010 - 11 - 09

　　我并无刻意论述煎药就是服药的主流模式，散剂、丸剂一直在临床上常用，《伤寒论》中也记载了大量的丸、散剂，与《武威汉代医简》中的丸、散剂同出一宗。

　　如果当年《伤寒杂病论》中关于煎剂的简牍全部被销毁，仅仅遗留下丸散部分的简牍，那么，我们今天的考证能否认为古人从未煎煮过药物呢？拿最平常的桂枝类方、麻黄类方来说，这些当然不是张仲景发明出来的，但明文记载这些方剂的西汉原始简牍现在掩埋何处呢？

2001 年的全国十大考古发现，在处于新石器时代的浙江萧山跨湖桥遗址中，考古学家发现了盛有煎煮过草药的小陶釜，说明史前期人们早已认识到自然物材的药用价值。

"此次考古发现一件稍有残缺的绳纹小陶釜，口径 11.3cm、高 8.8cm，外底有烟火熏焦痕，器内盛有一捆植物茎枝，长度 5~8cm，单根直径一般在 0.3~0.8cm 间，共 20 余根，纹理结节清晰，出土时头尾整齐地蜷缩在釜底。从现象观察，当属因故（陶釜烧裂）丢弃的煎药无疑。标本送浙江省药品检验所中药室检测，定为茎枝类。传说中，商初重臣尹伊发明'复方'草药，而这次出土的显然是'单方'，这一珍贵资料对研究我国中草药的起源，尤其是煎药起源具有重要价值。"

这一考古证据是笔者本文推论的基点之一。

再看《伤寒论》中关于石膏剂量的描述，大青龙汤中记载"如鸡子大"，木防己汤中记载"石膏十二枚鸡子大"，白虎汤中则记录为"一斤"。从计量学的发展来看，在剂量单位没有发明以前，古人只能估算，如"三指撮"，所以就把石膏比喻为驯养的野鸡卵的大小。张仲景没有换算大青龙汤中石膏的准确剂量，也许东汉时期的石膏基本都是粉碎为"鸡子大"，所以他没必要换算，也许是疏忽，也许是他刻意要保留一些古方原貌。总之，石膏"如鸡子大"透露出这首方剂是一首古方。再结合当代大青龙汤的临床应用，适合于体质强壮者的流行性感冒。所以，笔者认为这首方剂的发明是针对古代氏族部落中的猎人这样一个群体，是古代氏族社会流传下来的一张方，但无论是《武威汉代医简》还是《五十二病方》，都没有记载这首方剂，导致无法横向比较。

比较汤剂与丸散剂的区别，汤剂提取药物中的有效成分，通过饮用后能迅速被人体所吸收，以解决例如外感发热等这类急性病。但对于某些方剂需要服用散剂，仍然是为了保留有效成分，因为部分有效的治疗成分在水中的溶解度不高，如当归芍药散方需要采取散剂，而且酒送服。《武威汉代医简》《五十二病方》中都记载了治疗金疮等外伤疾病需要服散的，这也是活血化瘀药的应用特点，如水蛭打粉、抵当丸、大黄䗪虫丸。此外，丸、散剂携带、服用也方便，适合于行军打仗。《武威汉代医简》《五十二病方》中同样记载了煎煮剂。

《华廷芳医案》记载华廷芳先生当年在农村行医时，就采取麻黄汤制散的办法，直接给村民用沸水冲服治疗风寒感冒。笔者用防风通圣丸治疗感冒，服用 1 袋，也能发汗。麻黄的煎剂就不用说了。对柴胡剂来说，四逆散需要服散，但是否煎剂就无效，也不是。笔者单用芍药、甘草的提纯免煎颗粒，效果也很好。仅仅是一小袋冲服，也能缓解紧张的神经性头

主题之四 ⊙ 思考经方

痛，同时居然伴随大汗出。但宋代朱肱的一则医案记录，本当用小柴胡汤，结果仆人用小柴胡散，不仅病不愈，反而有胸满，后采取煎煮而病愈的故事。这些说明，药物剂型的选择还不是简单的服用方便问题或者主流问题，最终是由临床疗效来决定。有些方剂能煎煮，也能做丸散，有些方剂就有限制。

从医学史的角度阐述，单味药，最初肯定是鲜品服食，然后是干品服食，再后是鲜品或干品的煎煮。从单味药到复方的煎煮，或者说从单味药到复方药制成的丸、散，都遵循"1，2，3"规律，这是笔者阐述的重点。如果要究底，是煎煮的复方先发明，还是丸散的复方先发明，笔者也无法回答。方剂的剂型选择是煎煮还是丸散，同复方的产生原理一样，也是在漫长的临床实践中检验总结出来，由疗效决定，两者在技术上都不成问题。至于谁为主，谁为次，或者发明的先后顺序，只有考据学家会关心，这不是临床问题。

再回到大青龙汤的服用方法上来，我认为在高热情况下，还是服用煎煮剂更现实！但若干年以后，刘完素先生又弄出了防风通圣散来，也是治疗感冒的，效果也不错。这倒真是给煎煮先发明，还是丸散先发明，蒙上一层神秘的面纱。

汤一笑　发表于：2010－11－09

　　主要是不同意复方产生于煎煮法的论点。复方产生可能与此无关。

　　跨湖桥小陶釜在我的《桂枝二》中已经论述过，根据考古现场综合出土物品考虑，为"古茶"类更可信些。中药发展也与古茶有关。

芭窗夜雨　发表于：2010－11－09

　　我不管印度哲学把水思辨得如何神秘，我所认识的水是平常的，人不吃饭可以，但不能不喝水，人不喝水会渴死，没水就不能煮饭。哲学和艺术，都是吃饱了饭，不生病，才有时间思考的东西。

　　如果古人连饭都没学会煮，我怀疑他们的脑力是否能思考并制作行之有效的复方来的。

汤一笑　发表于：2010－11－11

　　动物都会吃"药"（未必是一种），从猿到会使用陶器，期间有多少万年？智力发展到能发明陶器时已经很高级了，就算远古时期一种"药"对一种症状，当身体有几种不舒服的症状未必就不懂得同时吃几种"药"。

芭窗夜雨　发表于：2010－11－11

"当身体有几种不舒服的症状未必就不懂得同时吃几种药"，不是经方的临床套路。

汤一笑　发表于：2010－11－11

当然不是经方的套路，我估计经方大概是它 N 千年或 N 万年之后的事。同时吃几种药物的复合方法大概要实验至少 N 千年之后才能提纯存成经方。

芭窗夜雨　发表于：2010－11－12

您认为不是经方的复方，有临床意义吗？试验品能代替成品？前期实验能取代后期成果？如果能，那药茶也是汤液。

汤一笑　发表于：2010－11－12

如果经方的复方就是这样发展起来的，当然有意义。

"复合"创造的思维方式人类很早就使用了，不需要等到发明陶器才会。大猩猩都会寻找两块能很好配合的砸果石头，以及群体严密分工配合伏击猎杀猴子的合作方式。上古"复合思维"创造的考古成果不需要我多费笔墨，上古时期的药学知识和各种创造行为基本都掌握在部落中同一群人手中。

上古的"汤液"一词不是今天我们认为的东西，就是类似"古茶"的东西。可参考廖育群的有关论述。"汤药源于古茶说"，我感觉比你的说法更可信些。当然这和复方起源是两个问题，也可能有交叉。

就说到这里吧，这个问题现在不可能有什么可靠的结论，都是些推测而已。以后如果有时间、精力，比较充足的考古资料后，倒是可以写篇东西的。

芭窗夜雨　发表于：2010－11－12

"复合思维"指导下的多味药简单组合，只是空有复方的形式，不具备复方的内核。

要称之为复方，至少需要具备：①针对具体疾病的有效性，得到重复检验，淘汰多种组合；②可重复性，如麻黄—桂枝、桂枝—芍药、芍药—

枳实的结构反复应用于多首复方。

复方的产生不同于单味药的发明，它不是偶然的，而是主观意识积极推动下的开发。

汤先生的考据学功底和做学问的态度我很佩服，与您的碰撞也很愉快！谢谢您参与这个话题的探讨。

主题之五

经方故事

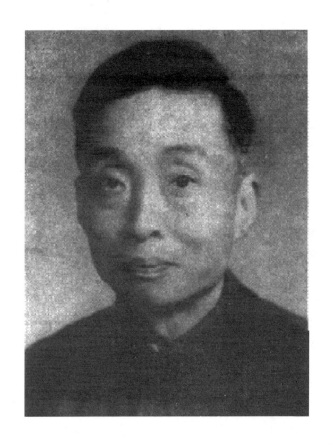

　　"民国"十一年，志一负笈于上海中医专校……次年秋，志一以饮食不慎，身染霍乱，吐泻肢冷，势濒于危。同学章君次公，邀师来诊，投以大剂四逆汤，二剂而安，经方之神效固早已尝试之矣。

　　自"轻可去实"之说兴，经方遂不为人所重视。医者但求无过，避重就轻，即偶有用之，病家亦顾而却步，竞相效尤，风靡一时，而仲景之方几成寡和之曲矣。

——杨志一

一位基层中医师的来信

Gugu

发表于：2010 - 03 - 11

按：本文作者为江苏省宜兴市周文卫医师。

最近我碰到一个奇症，男，46岁，近两年来口不能呼吸，每天早晨起来就口干异常，问我有什么好办法？前阶段某中医师诊治为肝肾阴虚，开的不外滋阴补肾之类药，不见效。

舌质嫩红，苔薄水滑，脉细弱和体形相配就是盛体弱脉，吃热的食物就头汗淋漓，且易作呛，呛则多白色透明痰液，平素多痰，容易疲劳，遇冷热敏感。我当即就说是诊断错误，阴虚为假、阳虚为实，拟处方如下，嘱其三剂后来复诊，看我处方有无效果。

生芪200g，知母30g，柴胡10g，升麻10g，麦冬60g，附子、干姜各60g，细辛、五味子、生半夏、生麻黄各30g。当天一剂服完，晚上口能闭上呼吸，打呼减大半；二剂后，原来口干不能用鼻子呼吸的症状基本消失，打呼停顿的症状基本消失，因出差故服两剂后来转方带着服用，嘱其原方不变，再配七剂，服完复诊。

第二次复诊时患者说了一句话："服药后十几年的胸口怕冷如冰的感觉明显改善。"对冷热敏感、头汗等症都是阳衰虚阳上浮，痰多胃冷多是饮停体内，只有素体阳虚才能停饮。重用黄芪能上通巅顶，外达肌表；合麻附姜辛一则化饮，二则助芪补气以推动气的周转之力。所以，当天一剂之后，症状立即减轻，看似慢性疾病却收急性病之功。

体格貌似健壮，脉却细沉；舌虽红，但质嫩而多水。在这个患者身上，是典型的阳虚在内，水液停顿体内之症。估计那名中医师是将睡眠口干、易汗当作阴虚标准吧！再要滋阴降火的话，那不是叫人家往死路上走！

中医这东西学到老、做到老，好方要从经方找，明显感觉经方要反复读、重悟，看百家对经方的解释但不能受干扰，要自己悟出经方之本意才能应对临床各种奇症。《伤寒杂病论》能悟出几个方子就能守成了！现在好中医很少了，时方是瞎猫抓老鼠，空在理论上弄玄学，不还原中医理论本来面目。我说这类中医是理论水平越来越好，辨证是越来越细，细到后来就如西医，头痛治头、脚痛治脚，变成对药堆方大家了。

这类中医师占多数，都是本末倒置的。就拿我们医院以前的某些同事来说，他们处方都是堆方，怪不得有人要取消中医，其实真正要取消的就是这类伪中医！不学经方不能称之为中医！

现在的《药典》需要修改。我看一女性，西医诊断盆腔炎有积液，在杭州中西医专家看了许多，就是不好，朋友介绍请我看。根据其症状，我就开四逆汤和麻黄附子细辛汤加减，吃后效果很好，但拿我的处方在杭州就是配不到，无非是麻黄、细辛用到30g，附子100g。所以《药典》也是束缚中医的一把锁！

Dream305　发表于：2010－03－12

附子150g，200g我也用过。但麻黄、细辛用30g实在不敢用，兄台真是艺高人胆大啊，佩服！

Creek　发表于：2010－10－27

3g的细辛煮的时候已呛得不行。当时我在邻居家煮，忘开油烟机，她家110平方米大，厨房在最北，我俩在最南面的房间里，后来查看一下，门窗也并没有全部关闭，30g难以想象。

Doctortxw　发表于：2010－10－27

10g细辛，我是吃过十多剂，有时有点麻口，有时一点麻口都无。

一得堂主　发表于：2010－10－28

细辛用量的大小主要在于辨证是否准确。平时这个剂量我也用过，但常用量还是10g以下。

有一个"再障"患者患顽固性牙痛，来我这儿时已经痛了一个多月，阴虚火旺，我以大剂六味地黄汤加封髓丹加了3g细辛，患者第一服就头晕目眩，双下肢发麻。二服同样症状只是略轻，电话通知我，我叫她来医院重新抓药，按原方去了细辛，再喝就没事了。虽然有些副作用，但一剂后牙就不痛了。

经方奏鸣曲

一、苏氏偏正头风汤

SFDfsakfdc　发表于：2010-01-28

作为一名年轻的中医人，我走到今天这一步，真的感觉很欣慰！

那是 2007 年的一个夏天。

那天天气很热，已经上午 11 点多了，为了下午草房梁的张静过来复诊时药能配全，我忍着早上也没顾上吃饭的饥饿就去镇平小店进药了，进好药的时候也已经将近一点了。因为怕父母在家担心就推辞了小店中药批发中心张国钦张叔挽留吃饭的好意，骑着摩托，路上还是有风扑面而来的，很惬意。但实在是饿得头晕眼花心发慌，路上人很少，我开得很快，终于在一个急转弯处摔倒了。等我醒来的时候已经躺在医院了，已经做过 CT 了，也已经拍过 X 线片子了。医生们正在给我缝合伤口，头大大的、感觉木木的，简直就不是我的头，眼前也是模模糊糊看不清。努力想动一下，但右侧锁骨的部位揪心地疼，眼泪马上出来了。听到正在给我擦拭脸上血迹的护士柔柔地说："别动，别动，你都锁骨骨折了。""他现在根本没知觉，刚才缝合头皮伤口的时候没打麻药，他动都没动，这家伙还处在昏迷状态呢，脑子里出这么多血，最后要是活下来真是命大。"真是没一点感觉，也许是这个外科医生的缝合技术太牛了吧。当我再次醒过来的时候，已经是夜里了，浑身上下僵硬疼痛，头跟炸了一样，仍然是大得不得了，心里烦躁得不可抑制，感觉马上都要疯了。这时候，哥、嫂子、二哥和小弟都紧张地围在身边，生怕我突然坐起或者有什么其他反常的动作。原来他们早都过来了，说是我昏迷中给他们打的电话，还有燕子。从通话记录中，我知道是先给燕子打的电话，我最最亲爱的燕子呀，虽然早已经订婚了，但这段时间因为结婚没房子正闹得不愉快呢。这社会，物欲横流，人心不古，谁不想在一套像样的房子里幸福地结婚呀。父母尽最大的努力养育我并且供我上学已经是最大的恩德了，想到父母眼泪哗哗的就下来了，情感的复杂交织在这一刻，终于不可抑制地爆发了，我痛哭失声。兄弟们的劝说和同病房被吵醒患者的无奈声在我一直以来内心最深处的压抑面前是那么的苍白无力，当夜值班的护士医生也慌慌张张地跑来了，量量血压又检查了一番，说没事，基本情况还行。现在知道这种情况属于创伤性应激障碍，中医上可以服用温胆汤的。当时根本就不知道还有这么个创伤后应激障碍，就这样浑浑噩噩地醒来就哭了好多次，什么也不想吃。在事后的第三天早上，再也睡不下去了，从爹妈的眼神中我知道花了很多钱，这可都是我的血汗钱呀，这中间 CT 就做了好几个，还用上了他们所谓的高效药，一共花了五千多。我想了想最后决定出院，锁骨的骨折也可以不动手术，脑出血的情况现在主要是头痛，但脑子依然好使得很。按他们医院科室所谓的学术带头人的建议必须住院观察一个半月。爷呀，45 天，这可受不了，最后在我的强烈要求下签了一张自己要求出院的字据，开了一大堆的药，然后就出院了。半月后依然头痛得厉害，心情烦躁，非常容易暴怒，甚至彻夜不眠。我还强烈反对家里人让我去医院复诊，出院时那一大堆的药起了什么作用我是清楚的。或许对于医院的脑外科医师来说，这种情况本身就需要一个长期的治疗过程，而且我还不配合治疗出了院，更何况这种头痛可能半年甚至一年或者更长的时间才能痊愈，也有可能一辈子就这样头痛，需要每天吃止痛药来缓解疼痛。说实话，对于专家、教授，或者学术带头人，我向来就不迷信的，尤其在中医方面，所以我再次决定拒绝接受他们的治疗。这样又过了一个月，所有的痛苦没有加重也没有减轻。住在西关哥哥这里，他们每天给我喂饭、擦身，心里蛮感激的。而燕子在我最最需要她的时候并没有走进医院守在我身边，出院后也只是象征性地来看了我一次，表情僵硬。是呀，我是农村的，还没有一套像样的房子，现在又这样"残疾"了。算了算了，天要下雨，娘要嫁人，随她去吧，我既然大难不死，只要脑子还好使，我照样可以出人头地、兴旺发达，只要能给人看好病，一切都会有的！

　　在依然的痛苦中，我的脑海里开始不断涌现出几年来一直坚持每天晚上诵读 6 小时《伤寒论》的情景。《伤寒论》是中医的经典，是中医精粹的高度浓缩。古往今来，有非常成就的中医名家都说是反复阅读这本书后才真正大有所为，临床疗效大大提高。

　　《伤寒论》中治疗头痛的方子一遍又一遍地在脑海里浮现。更重要的是那闪耀着智慧光芒的张仲景独特的辨证处方思维，在根本得不到正常睡眠的日子里，我躺在床上一遍又一遍旁若无人地大声背诵着《伤寒论》。我的人生，我的一切一切，都和中医，和张仲景拴在了一起，中医兴，张仲景的精粹中医兴，我才能兴旺发达、拥有一切。虽然我只是中专学历，但丝毫不会影响我的精粹中医之路。哥嫂看我这样吓坏了，以为我疯了，但我头脑清醒得很，清醒并持续剧烈头痛着，比任何时候都清醒。我不让他们告诉父母，说我会很快好起来的，等我 30 岁的时候，我一定会赢得镇平人的赞誉，更光明、更坦荡地走好我的精粹中医之路，我会完全靠自己的能力拥有自己的几栋房子和一辆别克。他们仍然以异样的眼光关心地看着"不怎么正常"的我，但没告诉父母我的"不正常"，每次都说我很好。

天已经凉了，和往年同时期相比，却感觉异常怕冷，每天躺在床上，盖着被子，依然感觉冷，一定是失血太多，阳气随血出而大量地亡失了。而且脑内出血后，在它自己吸收恢复的过程中不可避免地要有瘀血的病理状态，而且我肤白体瘦，平常就比别人容易出汗。在对自身情况有了一个初步清晰的判断之后，渐渐地，只是当归四逆汤、四逆汤、麻黄细辛附子汤和血府逐瘀汤在我脑海里游荡。秉承以往的果敢独断，当即开了四逆汤和血府逐瘀汤合方，哥哥抓了药，就这样开始了我的自疗。基本上都是在这几个方子的基础上加减，附子的量，以及细辛、麻黄的量都渐渐增加了，怕冷的感觉减轻了，心中暗喜，什么医不自治，老子就要打破这个常规性的认识。不破则不立，中医是理论和实践紧密结合的一门学科，不可须臾离也，作为中医人就应该在平常的疾病中不断地尝试中药。如果中医人连自己都不愿去服中药，那他怎么能负责任地给患者以很好的中医药治疗？在一次麻黄30g，细辛20g，附子150g用量的混合处方中，头疼一下子轻了很多，哥哥、嫂子也高兴得不得了。我想他们出去买菜的时候一定屁颠屁颠的。那天晚上食欲也出奇好，20多年来从没有这样好过。嫂子说也把燕子叫过来吧，我坚决不同意，在她最后那次象征性地看过我之后，我就已经下定决心了，另找一个我真正喜欢的而且值得我去喜欢的女孩，一辈子好好去爱她、疼她，让她甜丝丝、美滋滋、快快乐乐地幸福一辈子。见好就收，我没有继续加量了，我也想观察看看，是不是这个剂量就很好了，不需要再加量了，最后这个方子一直吃了6剂，基本上就不怎么疼了。怕冷的感觉还有一点，遂处方当归四逆汤加附子调理了一段时间。锁骨的情况也恢复很好，一切都基本正常了。如今我仍然满怀感激地每天学习着《伤寒论》，运用张仲景精粹中医的独特临床处方，在不断实践中也更全面了解了顽固性头痛的方方面面，反复思索，反复实践，反复总结，最后确立了这个高效治疗顽固性、剧烈性头痛的苏氏偏正头风汤基础方，有时候也配合华佗头风散治疗。其中治疗过病程达23年的曹燕，她口服了汤剂基本控制以后带了一些华佗头风散就回新疆工作了，散剂只吃了一部分。她娘家妈也是头疼多年，久治不愈，没向我咨询就自作主张地服用了，最后也好了。不过在服用过程中，头疼更加剧烈，服完药后却是大大减轻，已经不怎么发作了，后来又要求邮寄一些巩固的汤药。

现如今，中医药的形势异常严峻，作为中医人，尤其是年轻的中医人，都应该勇敢地站出来，为中医的发展来努力，为中医正名！虽然作为一名中医师，不可能什么病都会看，什么病的治疗效果都非常好，但清楚地知道自己哪些病看得比较好。在这样的基础上可以更加深入，用中医药高效治疗这些疾病，把自己能做好的尽量做到。如果每个中医人都这样做，中医又怎么能不发展、不创新？怎么不可以成为高效优质的医疗服务？当然了，继承、学习是一个很根本的基础，《伤寒论》真的不可须臾离也！

Skw　发表于：2010 – 02 – 18

　　苏式偏正头风汤的药物组成？

SFDfsakfdc　发表于：2010 – 07 – 20

　　也没什么，就是麻黄细辛附子汤合四味芍药汤，有时候选择性地加川芎、葛根、天麻、半夏、生姜、宁夏红、龟板胶、鹿角胶。

　　四味芍药汤是夏度衡先生的四味芍药汤，我的用量稍微大一点：白芍30g，生牡蛎50g，丹参30g，甘草30g，有时候赤、白芍并用。麻黄细辛附子汤的用量是：麻黄20g，细辛15g，苏制无毒附片30～50g。其他加味药的用量是：川芎20g，葛根30～100g，天麻15～30g，半夏30～100g，生姜30～50g，宁夏红20～30g，龟板胶15～30g，鹿角胶15～30g，枣仁20～200g，茯神20～30g，龙齿30～60g，砂仁15g。

二、这才叫效如桴鼓

FI192　发表于：2010 – 02 – 07

　　一患者，曾有多年喘息型"慢支"史，多静滴抗感染药奏效。近日因受寒而出现咳嗽咳痰，因无气喘，所以先予经验性用药——口服罗红霉素、氨茶碱等三天，无效，不得已仍予左氧、头孢曲松钠静滴两天，静滴后仍无明显疗效，建议服中药。患者虽不喜欢吃中药，但也没有别的办法，就答应试试。于是，即进入中医辨证程序：

　　患者体格魁梧壮实，面色通红，声若洪钟，侃侃而谈，易激动，既往为某单位负责人，一讲话总是声音很大，像跟人吵架似的。开药时并未辨明八纲，即凭直觉疏方：

　　厚朴10g，蜜麻黄8g，杏仁10g，生石膏30g，炙甘草6g，桑皮15g，苏子10g，葶苈子15g，大枣20g，小麦20g，半夏10g，黄芩10g。共两帖，患者服后并未再来。

　　今晚，他老婆及儿子来诊治时，特地声明要服中药。才得知那位患者当天服用中药后即明显好转，两剂后完全正常，所以动员他的家人要服用中药。

我虽是中医本科毕业,但在临床上却少开中药。无奈,用中药的经济效益不理想,而我们仍是要以药养医的。很多医疗机构基本上不用中药,我们的县医院甚至取消中医科了,不开中药成了医生的潜规则,否则领导不喜,同仁不悦啊。

前天,一妇人,75岁,自诉易饥少食一个月,伴有时欲呕,每隔两小时左右即有饥饿感,但进食不多,食后又腹部不适,有恶心感。患者抑郁,主诉繁多,甚至让其陪伴的家人不悦。告诉其服药观察,但无论中西药,她都声称有副作用而拒用,好不容易解释中药没副作用,先服一剂试试吧,她才默许。

首先想到小柴胡汤,但转而又想到以前自己曾服过开胃进食汤效果不错,为尽量争取患者有信心治疗,所以先按针对单纯的脾胃虚弱来应用吧,予《医宗金鉴》开胃进食汤:

丁香3g,木香10g,藿香10g,莲子15g,厚朴10g,党参20g,白术10g,茯苓10g,炙甘草6g,半夏10g,苏梗10g,麦芽15g,神曲15g,砂仁6g,一剂。

今天,她儿子又来要求购买一剂,并声明一定要按前天的处方,据说服后感觉良好,患者自觉胃舒服多了。

方中我多加了苏梗,其实就隐含着半夏厚朴汤的方证。

三、神奇的大黄牡丹皮汤

Bsdfan 发表于:2010-02-08

患者是我同事,女性,30岁,身体素健。一天,感觉右下腹疼痛难忍,并有恶寒。第二天去医院,经西医检查,白细胞指数超标许多,被诊为急性阑尾炎,并要求立刻动手术。

我是在她从医院回来后才得知这个病情的。看她脸上也没有了往日的神采,压抑不住的痛苦表情。其实,即使没有白细胞的指标为证,用中医的诊法,她的病情也是很清楚的。而光是这验血就已经花费300多元了,她有点犹豫去不去做手术。虽然我只是业余的中医爱好者,但我还是向她建议:我手里有一张方子,很简单,不妨可以试一下,顶多耽误你半天到一天时间。如果无效再考虑西医的干预疗法也不迟。

我当时就给她写了大黄牡丹皮汤原方,一两作5g计,开了三剂。

她当晚服用,一夜无话。第二天再见她时,已经如同换了一个人,欣喜地告诉我,你的方子太神了。一剂药喝下去就不那么痛了,身体也轻松了。我心知,这就是中病了。待把三剂药喝完,这个患者就已经完全康复了。取效之快，真叫人感叹！

四、2010 年的春节

zhoujie　　发表于：2010 – 02 – 18

　　2010 年的春节，我是在水深火热中度过的。腊月二十九值了个夜班，我院的急诊夜班向来是很忙的，那晚我也未能幸免，几乎是通宵未眠。第二天就是三十了，中午急急忙忙赶往丈母娘家吃了中饭，之后又马不停蹄地赶回几十公里外的老家和众亲人吃了团圆饭，饭后回了县城自己的家。回家后即感一阵腹痛，上了一次厕所为稀便，吃了两粒"左氧"。因太累了，"春晚"也没看就睡觉了。睡在床上，一晚上都感腹部不适。第二天早晨起床后即感腹痛如绞，急忙上厕所洞泄一次。心想坏了，"左氧"无效。去年有过一次相同经历，吃药、输液多日也无效，后来还是吃了泻痢停才好转。于是急忙上街买药，回来后服下，却不料效果不尽如人意。之后又洞泄三次，若无他法，仍服泻痢停，好在第二天总算有了点效果，大便成形了，但感到腰有点酸，怕是泻痢停的副作用。同时胃部有不适感，怕冷。接下来的日子又要值班了，又是一夜无眠，早晨我交班后，思想一放松，腹痛又出现了，仍有腹部怕冷，仍有腹泻。急忙跑到中医院抓了几副中药，回家煎服，喝了一次，感觉舒服多了。到今天服了两剂，症状大大缓解了，胃冷及腹痛腹泻好转。所用方为：桂枝人参汤合平胃散加藿香、佩兰、蔻仁及炮姜。没病的感觉真好！

五、栀子豉汤的快捷

ZHANWEIPING　　发表于：2010 – 02 – 26

　　于某，女，61 岁。3 天前因劳累饥饿，空腹吃了 1 个凉野菜包子后，即感觉胃脘嘈杂，食道发热，欲吐酸水，起卧不安。查：脉细，苔厚白腻，舌质红。心想：这不是栀子生姜豉汤证吗？处方：栀子 15g，豆豉 15g，生姜 30g，1 剂。

　　开完处方，心中也没底，所以只开 1 剂，观察效果。

　　第二天，患者高兴而来，说没想到这 3 味药有这么大的劲，吃下去后约 1 小时，肚子至上而下地咕噜响，如翻江倒海，但不痛。紧接着一阵腹泻。然后舒服了。今天很舒服。

六、老爸的半夏泻心汤证

Zyyczlsp　发表于：2010－05－26

　　老爸近年来颇不顺利，原有高血压冠心病史，年初突发房颤，住院2次，还请黄老师开中药柴胡龙骨牡蛎汤口服，好不容易房颤纠正，却落了心病。老朋友们见面都说这下可要好好保养，房颤复发有生命危险，老爸便终日惶惶，作为医生的女儿便见缝插针地做思想工作。近两月来，老爸频发肠鸣无腹泻，带他去消化科看，总是说肠炎，服庆大霉素和雷贝拉唑，未见明显效果，医生说实在不行就要做检查。后又带他去别的医院消化科看，说是肠功能紊乱，又是一通西药没效果，还发右上腹胀满、酸痛难忍，于是恐癌，说病情严重遭到耽误。我听了老爸的担心后，心想：不就是半夏泻心汤证嘛！体质壮实，心下痞，肠鸣，腹痛，便动员老爸服汤药，当然假借黄老师名，不然老爸是不会相信我这个妇科医生的。5剂药后，老爸高兴地打电话给我，说谢谢黄老师，腹痛消失，偶有肠鸣，要换药吗？我暗自高兴，连连答应老爸，是要感谢黄老师教我正确应用经方。

七、一则经方换美女

Woyunzhai　发表于：2010－06－01

　　刚才得到一令人欣慰的消息，华佗中医院的胡秋伟先生于半月前喜得一爱女。说起小胡的爱情故事堪称医林佳话，他原先在南京中医药大学就读，后经师弟杨大华先生引荐，一行数人于2004年夏来我处实习。他对经方的学习认真而踏实，悟性也很好，半年时间从未离开我的诊室。是年岁末回家过春节，亳州一女患者因腹胀颇甚，经多家医院诊治不效，请来合肥的专家亦无济于事，家人已绝望。其家一亲戚与小胡是好友，介绍小胡去诊治。小胡根据其症状投厚朴生姜半夏甘草人参汤原方，一剂缓解，三剂而愈，平安度过春节。春节后患者嘱其子备盛宴答谢小胡，请来亳州名流相陪，席间发生了让小胡始料不及的一幕。原来患者有位品貌端庄、温良贤淑的孙女正在上海交大读研，谁知老人在未征得小胡意见的情况下当众宣布要将心爱的孙女许配给小胡。由于学历等因素，小胡迟迟不肯，女孩交大毕业后原本可留上海工作，家人将其连人带户口一并弄回亳州。经过一段时间的磨合，终于坠入爱河，后于2007年底喜结良缘。

八、温经汤的确是女人的美容方

Huangmujun　发表于：2010 – 06 – 13

我们单位新来一位女护士，30多岁。一见面，总要握一下手。刚握到她的手时，我马上冒出了一个方子：温经汤！

因为她的手掌表面感觉就像砂纸一样，又毛又糙。不久后，我们就熟悉了，我问她月经是否有问题，是否有痛经，经来时是否腹冷，是否有血块，经色是否暗红。她说，的确是这样的。她问我能否给她吃中药。我就给她开了7剂温经汤原方，前后吃了14剂，她的月经就好了很多，手也软滑了很多。

这个经验学自黄煌教授讲的温经汤是女人的美容方。

九、也谈"失精家"

skw　发表于：2010 – 06 – 14

先前跟着黄老师边学边用经方差不多半年时间，所见患者大都"柴胡体质""半夏体质"，即便看到几个"桂枝体质"，也并不十分典型，未留下深刻印象。

所住酒店的厨师是一个典型的"桂枝体质"。一日，他找我瞧病，说是最近头晕、心慌、失眠、食欲差，我细细端详：20岁左右，瘦高个，白皙的皮肤，孱弱的样子，他手指胸口和我说："心慌得厉害。"我一摸脉，大概每分钟120次，脉象表浅，看一下舌头，淡嫩。摸一下他的腹部，紧张，腹主动脉搏动明显。

他说也看了医生，没见效果，我心想：这不是活脱脱一个"失精家"吗？但也无十足把握，试投桂枝加龙牡剂治之。7剂过后，小伙子心慌不显，食欲睡眠皆明显改善，偶见头晕，但未见其露欣喜之色，我心中存疑。一日他又凑近和我说最近下体不适，我这才恍然，心想仲景所言"失精家"此人算是一典型，可能还要服药继续巩固，遂告之坚持服用。

仲景言："夫失精家，少腹弦急，阴头寒，目眩发落，脉极虚芤迟，为清谷，亡血，失精。脉得诸芤动微紧，男子失精，女子梦交，桂枝加龙骨牡蛎汤主之。"今乃得验。

十、泻心解毒愈眼疾

医生哥哥 发表于：2010 – 10 – 27

　　月初的一个周一上午，当我看完最后一个患者时，已经是中午一点多，饥肠辘辘。刚喝完一口水，猛一抬头，看到一个老乡笑眯眯地进到诊室，带着点歉意对我说："辛苦了，真不好意思，又给你添麻烦了！我有个朋友，眼睛不好，想请你看看！"我笑了笑说："眼科我可不懂啊！"他连忙说："没关系，过去几个朋友生病了，也不是你专科的病，最后还不是你看好了啊！我信任你！"我只好答应。他连忙招呼他朋友进诊室。我看了看患者厚厚的三大本病历，得知原来得了"病毒性角膜炎"。先后在省人民医院、省中医院、鼓楼医院、东南眼科医院、省第二中医院等看过，用了各种抗病毒药（静脉及外用的）、消炎药物及中成药，效果一直不好。他对我说："眼科医生说了，这个病好不了，只能在症状明显时，临时用点药物减轻症状。平时感觉眼睛畏光，经常流泪伴眼部不适、疼痛、视力下降等。"我查看了他的眼睛，发现患者眼睛显得有点浑浊，而且满布血丝，说话时口臭明显。舌苔偏腻且黄，脉弦紧。再询问，患者平时大便稍偏干，除腰椎不好外，余无特殊病史。查看完患者，"眼结膜出血，眼睛疼痛，口臭，便干，苔黄腻"在我脑海里一闪而过，这不是明显的"三黄泻心汤和黄连解毒汤"的方证吗?！我处方如下：

　　黄连 4g，黄芩 10g，制大黄 10g，栀子 10g，黄柏 15g，生地黄 15g，蝉衣 6g，荆芥 10g，防风 10g。10 剂。

　　患者十天后复诊，欣喜地告诉我："医生，你真神了，现在眼睛不痛不痒，血丝也消失了，眼睛好像全好了。"我也不敢相信，经方就这么有魅力！今写出病案和大家一起分享。

十一、七月的经方

经方这道光 发表于：2010 – 07 – 25

　　七月酷夏，人们躲进空调房容易感冒，出来空调房容易烦躁。作为培训机构的老师，我除了"对抗"夏日的气候，还要在高强度的工作中（每天讲课 8 小时，连续 50 天）保证愉悦的心情和充沛的精力。

　　以往讲课，慢性咽炎对我是很大的困扰：咽部异物感，口干严重，需要不断清嗓，影响工作。我又是处女座，要求甚高，于是心情烦躁。后来到黄教授门诊，服用温胆汤合栀子厚朴汤，效果明显，诸症大减。这个夏天，咽炎已经是很轻微的了。后来我发现，处女座的人得慢性咽炎的很多。

这个七月我到外地讲课，心中不是很情愿。而且上课第一天就蒙了：我在南京的学生多为大学生和企业白领，而这儿的第一个班尽是小朋友，而我"亲和力强"的优点立即变成了劣势，一个课下来，教室几乎被小朋友们掀翻。一天下来，我开始觉得气短，说不动话，于是想是不是酷热伤气了，虚了？晚上买了盒生脉饮补补气。吃了一天多，没有任何效果。只好短信请教黄教授，黄教授问我，"睡觉怎么样？"我说："梦多。"黄教授说："除烦汤。"立即抓药，两天后，没有任何不适，陆陆续续把七副药吃完了，8小时的课程也没觉得累过。

这个案例给我的触动挺大的，我以为说不动话自然就是虚了啊，就要补啊，没想到黄教授一问睡眠便知我心烦，用除烦汤轻松化解了。而且，心理问题真的会有很多意想不到的生理表现。黄教授对我的体质还是比较了解的。

之后，我发短信给黄教授："除烦汤真好用！"黄教授回："你又学了一招。"的确如此，正好我邻居小孩在镇江读研，课业太轻松，每天无聊，那几天在校内网频频更新，"烦躁，烦躁……""我怎么了……""我存在吗？……"他冬天不怕冷，一年四季口渴，轻微脱发。我打电话给他，让他喝除烦汤。果然，几天后，他说："心中清凉，无比淡定。"

几天后，我晚上在体育馆打球，太兴奋，滑了一跤，扭了腰，第二天便不能俯仰，以前有过类似经验，于是再次吃麻黄附子细辛汤和芍药甘草汤。两天后，又开始打球了。后世医家说"夏日不用麻黄"，我看对症使用并无任何危险，一点心悸都没有。

又一天中午，办公室一群老师在聊美容，我凑上去，其中一个说，她生完孩子后，每年夏天浑身起疹子。我看她手臂上都是抓痕，还有渗出液。我和她也比较熟，主动要求给她看看，说实话，真没看出什么，舌头不是暗红色的，腹部无压痛，月经正常，没有什么特别的，只是偶尔口干，略有口苦。既然口干，口苦，我印象中又看到过小柴胡汤治疗皮肤病的文章，于是我建议她服几盒小柴胡冲剂，一次两包。几天后她来找我，说几乎不痒了，而且以前有渗出液的地方也结了痂。其实对她的皮肤病没有什么把握，但效果确实是有了。

又过数日，晚上打球到十点，有司机去接我，我浑身湿透上了车，车上空调强劲，回到宾馆后就开始发烧，第二天更是浑身发烫。课间休息时跑去买小柴胡冲剂，黄教授写过大量柴胡可退烧，我喝了三包，发热略好，但午睡后加重，上课时一把鼻涕，一把眼泪（真实症状）。有学生

（这个班是高中生，不是小朋友）问："老师，您不说中医强大吗？快把自己治好啊！"

一是为了证明中医的强大，二是实在不能耽误工作，再次发短信给远在美国讲学的黄教授，说明症状：身热，黄痰，清涕，咽痒略痛。黄教授回："除烦汤加生甘草、滑石、薄荷。"我一想，这不正是典型的人－方－证的学说吗？我还是要除烦解热，还要用除烦汤，滑石能除身热，薄荷解热治咽痒……第二天我神采奕奕走上讲台，学生们确实吓了一跳，他们确实没见过一天之内感冒就好的人。不过他们亲眼目睹了经方的伟大，他们中的一些孩子在几年后高考志愿的选择中会多一个中医。

对了，我是英语老师，在教学生时不断强调：英文天天读不够，躲在家里想也不够，要去说，去写，去用。经方，也是一样吧！

十二、厚朴三物汤的无奈

医海一粟　发表于：2010－10－26

窦男，60岁，农民。素来面黄肌瘦，以喜食而胃脘胀满疼痛三年，加重两周就诊。胃脘灼热阵发，便秘，五六日一行，或痛极呕吐酸水，胃脘拒按，舌红少苔，脉细数。年前胃镜检查示慢性胃窦炎，幽门螺杆菌（＋）；彩超示肝、胆、胰、脾无异常。曾服制酸止痛、促胃动力、抗炎药皆无效，中药一贯煎、化肝煎、四逆散、金铃子散等胃病套方亦无效。其内兄为某三甲医院副院长，云云。

我据"痛而闭者，厚朴三物汤主之。"处：厚朴40g，炒枳壳30g，生大黄20g（后入），一剂，水煎服。

复诊：首次药汁服下半小时后胃痛即止，肠鸣而无排便。此诊距首诊已三日，问及为何未及时复诊？答曰："服下以后至今方痛，故又来诊。"询问旧病，两年前曾发肠梗阻？经保守治疗得愈。上方继服三剂，得大便即减半服用。

五日后的一个傍晚，用铁锹清牛棚后，腹痛石硬，某院以急性阑尾炎化脓收治，切腹后发现"胃穿孔"，中药汁已漏满腹，云云。我与患者家属相对无语……

zillion　发表于：2010－10－26

没有现代仪器设备的检查，相信很多疾病是漏诊、误诊，特别是老年人的肿瘤，这一点不能掉以轻心。

anton553 发表于：2010 - 10 - 29

很好的一例！让大家提高警惕，这例当是胃溃疡并发穿孔。之前还见过一例上腹痛，结果一查是横结肠癌，诊断是需要的，病搞清楚了，中药处方也才有把握！这个患者没有医闹就幸运了，不然也许从医生涯就此了断。

Zhzfeng 发表于：2011 - 03 - 29

胃溃疡穿孔和化脓性阑尾炎穿孔的临床有时确实不好鉴别，许多都是剖腹探查才确诊的。老年人腹痛便秘一定要考虑到肿瘤。临床查体也很重要，经常有内科大夫请我们会诊，说是有反跳痛，有压痛，其实和我们的查体完全不一样的，有些东西是要经常摸索的。溃疡穿孔我们也有保守治疗的，但是大多是空腹穿孔，腹膜炎局限。在密切观察下行保守治疗，如果病情加重，也是随时准备上手术的。

潘鑫 发表于：2011 - 05 - 13

我们科室今年一月份来过一个脑梗死后遗症患者：腹痛，便秘，呕吐一日十余次，吐出物均是食物、清水。一晚突感胸闷不适，当班医生急查心电图，发现是急性下壁心肌梗死，急转 ICU 后总算抢救了过来。此患者恐是急性下壁心肌梗死，因心肌病变刺激而引起反射性迷走神经对胃肠道的刺激作用而出现腹痛、便秘、恶心、呕吐等症。因此，对老年人不典型下壁心肌梗死的诊断要提高警惕，注意心电图及心肌酶谱的检查很必要。

查资料后，对老年人腹痛便秘做了小小的总结：①要考虑到心肌梗死；②要考虑到肿瘤。

十三、小柴胡汤治咳法

芭窗夜雨 发表于：2010 - 12 - 10

《伤寒论》小柴胡汤条下有"若咳者，去人参、大枣、生姜；加五味子半升，干姜二两"的记载。近治一变异性咳嗽患者，对此加减法有所体会。

这是一位熟悉的患者，既往常与大柴胡汤取效。此次早晚频咳，喉中有痰，依前经验予大柴胡汤，服后大便次数增多质稀，但咳嗽无减轻。观其舌苔白润，转方予柴朴汤，咳嗽无减轻，咳而呕吐稀白痰涎增多。患者无鼻塞流涕，无恶寒，非麻杏石甘汤证，也非小青龙汤证，据"咳而呕吐

239

主题之五 ⊙ 经方故事

稀白、痰涎多"想到小柴胡汤加减法：去人参、生姜、大枣，加干姜、五味子。大枣甘缓，党参滋腻，此处痰涎多，所以当去；生姜易干姜，更加细辛。服 1 剂，咳嗽顿减，续服而愈。

医徒　发表于：2010 – 12 – 17

"咳而呕吐稀白痰涎增多"，此为常法。陈修园之治喘神剂，即六君加干姜、细辛、五味子。

寒饮宿喘，咳者亦可。我外婆患哮喘，逢冷、逢冬易发，夏日则缓和，外公每用小青龙以扼其急。后来，我在阅《医学从众录》时，看到此方。那天因寒又起，投 5 剂，未用氨茶碱等西药，喘则止。但外婆嫌服中药麻烦，就又吃西药了！我给外婆制订的小青龙、桂枝加玉屏风、八味丸，以及六君加干姜、细辛、五味子等的治疗计划也没有实施。这件事，我还得和她沟通。

十四、小青龙汤与抗生素

经方这道光　发表于：2010 – 12 – 14

朋友三岁孩子发热咳嗽，医院建议输液，二日后热退。五六日后，咳嗽加重，略喘，诊断为支原体感染、支气管炎，伴发过敏性鼻炎。继续输液五六日，咳则丝毫未减，痰日益增多（但小朋友从小不会吐出痰）。孩子无食欲，睡眠差，很痛苦！

我去医院看小朋友，他脸色灰暗、畏冷、无汗，鼻涕少、清。咳出的少量痰色白，脉浮。"伤寒表不解，心下有水气，干呕，发热而咳，或渴，或利，或噎，或小便不利，或少腹满，或喘者，小青龙汤主之。"我建议使用小青龙汤。家人看输液确实无效，就买药熬去了。

晚上第一碗药服后两分钟，小孩吐得满床都是，所吐物主要是中午和晚上的食物，家长害怕，打电话问我。我问："小孩精神怎么样？"答："挺好。"我说："没事。"

第二天早上，药后两分钟又大吐，全是白痰。中午、晚上都是一样，但小朋友吐完之后精神很好。

第三天医生查房，说小朋友痰少了很多。早晚继续服药，接着吐，但吐后食欲大好！

第四天医生已经听不到肺部痰鸣音了，建议出院。小朋友还有一点咳，吃小青龙会吐一点点，几乎没有痰了。停药。

小青龙汤的效果显而易见！

十五、值得回味的案例

Jszyxby   发表于：2010 – 12 – 14

这是一个颇有意思的案例，从 2003 年至今，患者体质的变化，黄老师用药的变化和我对病情的认识都是值得回味的！特将病史与调治经过简述如下：

第一次见到患者，是 2003 年秋季的一个上午，当时的她，41 岁，公务员。脸形方，体型中，面黄暗，柴胡眼，舌质暗，性格开朗。1998 年因胆囊囊肿行胆切术。求诊的主诉是不定期感觉右胁隐痛不适，伴大便干结不畅。当时黄老师开的是加味大柴胡汤，并指着患者对我说："要当心上腹部！"

果不出所料，2006 年 3 月份开始，患者右胁不适加重 3 月余来医院找我。行 B 超检查示：胰胆管囊肿。前往上海东方肝胆医院采用手术治疗。术后有时服用黄老师开的大柴胡类方。有时患者会过来找我，开了几次温通之剂，但疗效不明显。肤色依然黄暗、无光泽，体重、体形倒是一直不变。

2009 年 9 月中旬，患者开始出现发热、热度较高，右胁下又开始出现不适并伴有恶心，上腹部 MRI 居然发现"肝脓肿"！经住院治疗好转出院。此时的患者主诉变多了，除右胁不适外，乏力而劳累后甚，月经开始紊乱，经前后腰腹疼痛，大便更加干结难解，时尿频、尿急、尿痛，胃纳一直不错。黄老师用四逆散合苓桂丸、猪苓汤或是牛膝桂苓大黄丸或者大柴胡加青陈皮。经调治至今年 4 月，患者自我感觉尚可，但面色依旧黄暗。之后面色黄暗转为晦暗，腹部症状不明显，偶腹胀，大便明显改善。黄老师处方为四逆散合桂枝人参汤，调理数月后，面色得以好转。但月经紊乱，以后延为主，经前乳胀甚，舌淡苔白。黄老师于 7 月 3 日调整为理中合桂枝加苓术附汤加枳壳。12 月 5 日复诊：自我感觉很好，气色不错，几无腹部症状。月经淋漓不尽，要求调理。口干、咽部异物感且易心慌。处以理中合桂枝加苓术附汤 14 剂，隔日服 1 剂。近日患者又有剑突下饱胀感，我嘱其放几片陈皮。

补充说明：患者系国家公务员，为单位技术骨干，工作一直很辛苦且敬业，故我认为她压力过大，体质一直欠佳，但心情可以。

讨论：

1. 患者为大柴胡体质。从疾病谱来看，12 年间，肝胆三次出现问题。黄老师在处方上牢牢抓住"方—病—人"这个关系而运用大柴胡汤为主方治疗而取效。但患者年龄日增，渐入更年期，故体质在转变，老师的方也在转变。

2. 我一直对患者的面色大感疑惑，而对老师守方的定力倍感钦佩。我常想，怎样的治疗才算更好？就如此患者，2006 年有一段时间我给她温通之药却疗效不显而作罢。温与通的时机选择是非常关键的！

3. 大柴胡体质患者会出现里虚或亡阳吗？答案是肯定的。我认为大柴胡体质久实必虚，虚虚实实，关键在于我们如何把握，证在变，方亦在变，但万变不离其宗。那就是方证相应！

Meddragon 发表于：2010 – 12 – 14

都是手术惹的祸，本来胆囊囊肿不该手术，引邪入室了。这个患者还会有反复的肝胆感染的。

兰洪喜1 发表于：2010 – 12 – 15

大柴胡体质我常合用真武汤、黄芪桂枝五物汤、葛根汤、五苓散等。大柴胡体质多肝胆胰的病变，比如肝胆结石、胆囊炎、糖尿病、胰腺炎之类，高血压、高血脂等亦常见，而且稍微劳累、恼怒、外感等就可以使症状加剧。

即使有大柴胡体质，久病体虚，虚实夹杂，处方也是虚实合用才最对体质的。按照书本上所描述的体征并不多见。只要胖，国字脸，颈短，整体粗短，这就可以断定是大柴胡体质。

黄蜂 发表于：2010 – 12 –29

大柴胡体质，腹部有何特征？在饮食上有何嗜好？

李小荣 发表于：2011 – 01 – 15

1. 大柴胡汤腹诊包括有大柴胡汤体质腹证和大柴胡汤方证中的腹证。即有对体腹证和对病腹证之分。

关于体质腹证特征：

（1）肌肉结实，绝不松软。

（2）上腹部饱满、充实。

（2）心下按之有不适感。

2. 饮食上嗜好不定。

3. 与防风通圣散腹证区别

大柴胡汤腹证：饱满、充实的部位在两肋弓下，即上腹部。

防风通圣散腹证：饱满、充实的部位在脐周部，即中腹部。

孜孜以求，勤奋到老

赵正俨 文　王光辉整理

发表于：2010 – 10 – 02

作者简介：赵正俨（1921—2010），山东省泰安市岱岳区范镇谷家庄村人，泰安市岱岳区第二人民医院副主任中医师（因退休较早，当时属于中医界较高职称）。曾任泰安市中医学会理事、泰安市岱岳区中医学会副理事长。幼读私塾，1940 年在本村任小学教师，传统文化功底深厚，为后来学习中医打下了坚实基础。1945 年起开始行医，1960 年到省中医进修学校学习，结业后先后到原泰安县中医研究所、泰安县中医院工作，时任中医师，曾得到泰安市名中医王逢寅老先生的言传身教。1966 年自愿报名到位于泰山东北麓的泰安县第二人民医院工作，任中医师，1973 年晋升为主治中医师，1988 年晋升为副主任中医师，同年退休。扎根山区 22 年，为数以万计的患者解除或减轻了病痛。由于在当地群众中威信较高，1978 ~ 1986 年连续三次当选为泰安市岱岳区人大代表，1983 ~ 1987 年连续五次被评为泰安市岱岳区优秀共产党员，1986 年被山东省政府授予"全省卫生系统先进工作者"称号（相当于省劳模），1987 年被评为泰安市劳动模范。发表论文 8 篇，著有《赵正俨医案医话》一书，由泰安市中医医院副院长、山东省名中医王光辉主任医师整理后出版，并在全国公开发行。

　　1940 ~ 1945 年，我在教学期间，开始阅读《八十一难经》《濒湖脉诀》《本草备要》《陈修园四十八种》等中医书籍。1945 年下半年，辞去小学教师职务，悬壶于本村，实际上属于半农半医。1946 ~ 1949 年，边行医边帮助村委负责一些行政工作，这样会分散一部分行医的精力，考虑到业精于勤，医贵于专，于是在 1950 年 2 月便到祝阳镇公家汶村专门行医。当地有一位公琳泉老医师虽已年八十余，但仍精神矍铄，气宇轩昂，学验俱丰，只考虑治病救人而从不借助药物营利。当时他们经常在一起共读经典，老先生临床喜用经方，交流之际颇有进益。1952 年，上级指示单独行医的医师要联合起来组成联合诊所，遂回到范镇本村行医。当时的中医，由于受国民党政府的排斥、打压、轻视的不良影响而仍然存在，中医备受歧视。是年，泰安县卫生科于十月份举办中医进修班，学期三个月。虽然名义上是中医性质，但实际上学习的却多为西医课程，如解剖学、生理学、诊断学、内外妇儿科等。虽然当时来说都是初次接触，但经过不懈努力，结业考试时我取得了全泰安县第一的好成绩。当年专署卫生科也举办了三个月的中医进修班，教材同样完全是西医的。择优录取，四人脱产由专署卫生科统一分配，其余均分配到集体所有制单位即联合诊所工作。1953年8月，曾到华东区黑热病防治所学习。由于该防治所与华东区卫生局距离远，管理不便，上级决定由山东省卫生厅接管。王兆俊所长到省卫生厅申请经费，专门成立泰安黑热病防治所，从孙家埠东防治所的四个诊所各抽调一名专业技术人员。我由于曾经参加过中医进修班而且成绩优良被有幸选为第三诊所的代表。借此机会，我得以在短时间内向来自第一诊所的杨树臻同志学习了穿刺技术，向来自第二诊所的孙维堃同志学习了诊疗基础，向来自第四诊所的刘绍平同志学习了化验技术。此外，孟宪浩大夫详细讲解了黑热病的病因病机、诊断治则等。这次学习是理论与实践的结合。两个月后，泰安黑防所准备搬迁到孙家埠东黑防所，改为黑热病防治站。孙与刘返回原单位工作，仅仅留下我与杨树臻同志，我负责诊疗，而杨负责穿刺与化验。我在复诊室学习诊疗时，孟大夫对我耳提面命，循循善诱。黑热病发病时，全血细胞减少，特别是白细胞减少，机体免疫力差，春冬季节容易并发肺炎。对肺炎的诊断，他首先教我叩诊和听诊，讲湿啰音与干啰音的鉴别及与其他杂音的鉴别。湿啰音往往在吸气时听到，并局限于左上肺、左下肺或右上肺、右下肺。干啰音往往在呼气时听到，布满全肺，并发肺炎，不能打锑剂，应先用抗生素治好肺炎后再打锑剂。其他如心包摩擦音、心脏的收缩期杂音、舒张期杂音等听诊要诀均无保留地给我指导。由于孟大夫对我的精心指导，两个月后，我基本掌握了黑热病心肺的叩诊与听诊。1954年7月，山东医学院和江苏医学院的师生们来黑防所参观学习，孟大夫让我给他们作报告。我说人家是教授和大学生，而我是个土医生，能有什么资格给他们作报告？孟大夫说你不要自卑，他们没有你这套实践经验啊！你是怎么做的就怎么讲。我想孟大夫是让我猪八戒掀帘子小露脸啊！那我就露露这个丑脸吧。于是，我给他们作了两个小时的报告，师生们都静心听讲，而且认真地做了笔记。他们离开后，孟所长评价说："你的这个报告很好，你的记忆力很好，我给你讲的你全都记在心里了！"1955年，黑防站与范镇卫生所合并。1956年，王兆俊所长来范镇卫生所找我和杨树臻了解黑热病的防治措施。此时我和杨已经不在卫生所而在联合诊所工作，不能专心致志地从事黑热病的防治工作。王所长回黑防所后，即到专署卫生科和县卫生所提议，让我与杨再回范镇卫生所工作，以防治黑热病为主，结果领导欣然同意。同年五月，我到黑防所学喷洒天蛉工作，王所长让我晚上到他家里座谈一下黑热病的防治工作。他说：你虽然只在孙家埠东和范镇卫生所工作仅两年多的时间，对黑热病的防治做出了优异的成绩。据调查，全省的发病情况以范镇的发病率最低，这是你兢兢业业、勤勤恳恳的工作所换来的。所以希望你能再次回到卫生所从事黑热病的防治工作，争取早日消灭这一危害人民健康的地域性传染病。即使不能回来继续在联合诊所工作，也应当担负起防治黑热病的重任。王所长和我语重心长地谈论了一个多小时，我服从他的指示，当年又回到了黑防所工作。在上级的正确领导和广大医护人员的努力下，1956年，山东省基本消灭了黑热病，《大众日报》为此做了专题报道。1959年，山东省彻底消灭了黑热病，我在这场同传染病的斗争中发挥了一点作用。

1960年，我到山东省中医进修学校学习，结业后先后到原泰安县中医院、泰安县第二人民医院工作，任中医师、主治中医师、副主任中医师。回忆这20多年的中医教学及医疗过程，先将我的教学经历简述如下：

1964年，我在原泰安县中医院工作，由泰安地区卫生局举办全区中医进修班，时任泰安市中心医院中医科主任王心铭与泰山疗养院刘景升同志领衔举办了泰安地区中医进修班，地址在原泰安卫校，学期一年。我讲授《伤寒论》，讲课时参照了山东中医药大学张灿玾教授的讲授方法，让同学们参与讨论，进行互动，同学们对教学非常满意。1980年1月，泰安市中医二院举办了中医进修班，邀我去任教。该班举办了两年，我讲授的也是《伤寒论》，受到同学们的欢迎。1982～1986年，泰安市中医学会举办了三期中医进修班，每期一年，每期都是我去任教。名老中医刘洪祥任班主任，他曾讲道：泰安市这些讲课老师中，你讲得最好。同学们也说：像这样的师资，在泰安市也不多。有一位中医学院毕业的大学生听我讲课后说："你讲的好，讲课中没有废话，分析条文透彻。"

其次，将我二十多年的临床经验简述如下。

1. 善用经方、小方诊治疾病

案一 邻村朱芳，47岁，因咳喘不能平卧3天，于1947年2月16日邀我出诊。诊见患者端坐呼吸、张口抬肩、吐泡沫痰、呼吸极度困难，诊查舌暗红、苔白腻、唇紫绀、脉弦数、双下肢及足凹陷性浮肿。因众人已知喘无善证，家属已为其预备后事，余谢不敏，另请他医。家属说：初得病时，经医诊治服中药2剂，无效，且病情日趋危重，苦求处方。我想与其坐而待毙，不如含药而亡，因思《金匮》有"支饮不得息，葶苈大枣泻肺汤主之"的记载，其症状体征也酷似支饮证。辨证：水饮壅肺，肺气上逆。首先泻肺涤饮，兹药用葶苈子10g，大枣12枚，水煎顿服。翌晨八时，家属来说：服药约2小时则见喘明显减轻，4小时后已能平卧，至今尚熟睡未醒，请复诊。余往诊，见患者已能平卧、呼吸平稳，正在酣睡中，视其舌质暗红、唇紫绀、苔白腻、双下肢及足凹陷性浮肿，把脉沉弦。考虑病属水饮夹瘀、阻遏肺气，治宜活血利水、泻肺涤饮。处方：桂枝 15g, 茯苓 30g, 丹皮 15g, 桃仁 15g, 赤芍 15g, 桑白皮 30g, 葶苈子 10g, 大枣 12 枚, 水煎 2 次分服。服上方 3 剂后, 喘止、水肿消, 精神转佳, 饮食增进。上方去葶苈子加姜半夏 10g, 陈皮 10g, 服 3 剂, 症状缓解, 病情稳定。

按: 根据患者的症状、体征与现代医学中的心力衰竭、肺水肿近似。本病病情危重, 需住院抢救, 但当时农村没有医院, 只好在家治疗。按中医学中的支饮治疗, 竟获佳效。葶苈子性寒味苦, 有泻肺平喘、行水消肿功能, 价廉效高。现代药理研究表明, 葶苈子含强心苷, 故能治疗心衰。但因其苦寒败胃, 故佐大枣以和胃保津。

案二 曾用黄连阿胶汤治疗心肾不交、阴虚火旺证, 获一剂知、二剂已的佳效。如齐某, 女, 42 岁, 1991 年 3 月 16 日初诊。心烦不寐一月余, 伴咽干口苦、不思食、便干尿赤、屡治不愈。诊查: 脉细数, 舌深红。证系心肾不交, 阴虚火旺。治宜滋阴降火, 镇静安神。处方: 黄连 10g, 黄芩 10g, 白芍 15g, 阿胶 15g (烊化), 鸡子黄 2 个 (冲服), 百合 30g, 茯神 15g, 当归 10g, 朱砂 3g (两次冲服)。每日 1 剂, 分 2 次服。服 3 剂后, 心烦轻, 睡眠好。唇红, 苔薄白而干, 脉细, 继服 3 剂。心烦止, 睡眠佳, 后服朱砂安神丸以巩固疗效。

又如侯某, 65 岁, 因风中经络, 于 1963 年 7 月 20 日在中医院住院治疗。查房时, 患者心烦不寐, 舌质红如杨梅、苔少, 考虑证系心肾不交、阴虚火旺, 属少阴热化证。治宜滋阴降火, 交通心肾。同样用黄连阿胶汤加味治疗, 效果极佳。配合风中经络的药物治疗两月余, 病情稳定。

按: 本证为少阴热化证, 辨证为心肾不交、阴虚阳亢, 故用黄连、黄芩以降心火, 用白芍、阿胶、鸡子黄以滋肾阴, 用百合滋肺阴, 生地黄滋肾阴, 使金水相生。用夜交藤、茯神、朱砂以宁心安神, 使心火下交于肾, 肾水上济于心, 心肾相交、阴平阳秘则心烦不寐证自愈。余用上方加减治疗心肾不交证的失眠患者多例, 屡用屡验!

案三 用风引汤加味治疗痫证, 疗效突出。1958 年 3 月 13 日, 一名 3 岁女孩来诊, 其母代述。此女患癫痫已一年余, 屡治不愈, 现发作已十余天, 一日发作五六次, 发作时昏不识人, 口吐涎沫, 二目上视, 手足抽搐, 时呼叫。视其舌质红, 苔黄腻, 面部潮红, 指纹青紫, 脉滑数。诊为阳痫, 证属风阳上扰、痰热蒙闭清窍。治宜息风泻热, 化痰开窍。药用风引汤加味。处方: 大黄 3g, 龙骨 10g, 牡蛎 10g, 生石膏 10g, 滑石 10g, 寒水石 10g, 赤石脂 10g, 白石脂 10g, 紫石英 10g, 干姜 3g, 桂枝 3g, 石菖蒲 5g, 远志 5g, 天竺黄 5g, 胆南星 4g, 郁金 5g, 朱砂 0.5g (分 2 次冲服), 布包水煎服。服 3 剂后, 癫痫未发作。继服 3 剂, 研碎, 每日 20g,

布包水煎，分2次服。随访一年未复发。

风引汤出自《金匮要略》，方后注云：治大人风引，小儿惊痫瘛疭。方中龙骨、牡蛎潜镇息风，石膏、滑石、寒水石清热，大黄配桂枝能祛风泻热，且大黄有活血祛瘀作用（治风先治血，血活风自灭），紫石英、朱砂镇静安神，赤白石脂收敛浮越之阳，干姜温胃以防大黄石膏之苦寒败胃，菖蒲、远志、郁金、天竺黄化痰开窍。全方有息风泻热、潜镇安神、化痰开窍之功，故治疗小儿癫痫获效，用于成人癫痫则效果差，这可能与体质有关。因小儿多数缺钙，而方中龙骨、牡蛎、石膏、寒水石均含有钙，故疗效好。可见中医治病，要因人而异。

感冒咳嗽是常见病、多发病，辨证属于风热感冒咳嗽者；症见咳嗽痰少，不易咳，舌边尖红，苔白而干，脉滑数，属风热伤肺；治宜疏风清热，宣肺止咳；方用麻杏石甘汤加知母、浙贝、桑白皮、黄芩、前胡、地龙、双花、连翘，服三五剂则愈。若风寒感冒、咳嗽夹饮者，吐泡沫痰，无咽干、口苦、口渴等症，舌淡，苔白润，脉浮紧；用小青龙汤发汗解表，温肺化饮，服三五剂即愈。如有小柴胡汤证，则用小柴胡汤去人参加干姜、五味子，也很快治愈。1960年，我在参加省医疗队赴聊城地区寿张县苍上大队防治水肿病，该大队冬季感冒流行。其症状是发热恶寒，体温高达39℃，咽干口苦，胸闷不饥，咳嗽，证属太少合病。我用小柴胡汤合麻杏石甘汤加桔梗、桑白皮，服一剂后，体温降至36℃，服三剂即愈。当时生活困难，人们免疫力较差，极易感冒。我在小柴胡汤中将党参用至30~50g，以增强免疫力，治疗200余例，获得"一剂知、二剂已"的良效。陈修园的"劝读十则"中说"经方之疗效神速"，确属经典之言。其他如柴胡桂枝汤治疗太少合病，亦效如桴鼓。

桂枝芍药知母汤的辨证，历代颇有争议。有学者认为，本方用一大批温经散寒药，加一味知母寒凉药，可能为风寒湿痹，化热而为热痹所设。有学者认为，本病寒热错杂，故寒热互投。我认为，本病是风寒湿痹，加知母因其有消除关节腔积液功能，《神农本草经》谓知母能治"肢体浮肿"可以佐证。陈修园有一方，名"消水圣愈汤"。该方药物组成：桂枝10g，甘草6g，生姜10g，大枣4枚，麻黄9g，细辛6g，熟附子15g（先煎一小时），知母24g，水煎2次分服，服3剂即尿多浮肿渐消，继服10剂，水肿全消。本方即《金匮要略·水气病脉证并治》所载桂枝去芍药加麻黄细辛附子汤加知母。本方桂枝温心阳；麻黄宣肺，通利水道，下输膀胱；熟附子温肾阳利水；细辛温经散寒。这个水气病显然是阴水无疑，其加知母者是因知母能利水，治"肢体浮肿"，且知母用量较大，寒热互投，并行不悖，这又是桂枝芍药知母汤用知母的临床实践又一佐证。20世纪90年代，我诊一风湿性关节炎患者，患者关节游走性疼痛一年余，遇寒则肢体沉重，恶风寒，关节稍肿，血沉快，即疏桂枝芍药知母汤。服3剂后，关节痛明显减轻；继服10剂，关节肿消痛止。随访一年，未复发。

2. 经方一方治多病

如麻黄连翘赤小豆汤本为黄疸兼表而设，但加味用于风水（急性肾炎）疗效高达98%。1963年，我在原泰安县中医院任住院医师时，将多数急性肾炎患者收入病房。入院查体，浮肿从面部逐渐蔓延至全身，尿少，尿检有程度不同的红、白细胞及蛋白管型，以麻黄连翘赤小豆汤合五皮饮加益母草、白茅根治疗。服5剂后，尿量多，水肿消；继服5剂，尿检转阴；再服5剂以巩固疗效，即痊愈出院。本病虽血压高，但不忌麻黄。因本病的血压高是继发性高血压，由水钠潴留造成，水肿消，血压自然下降，也不需要用降压药（高血压脑病除外）。西医处理本病以青霉素为首选，次用利尿剂。我认为本病不需要用青霉素，因本病的发病原因与溶血性链球菌或病毒感染后的变态反应有关，本身不是细菌感染，专家多次血尿培养均阴性，临床上也不支持细菌感染，不发热，血象不高。如果患者身上有疮未愈或扁桃体尚肿痛时，可以在原方基础上加金银花、蒲公英、紫花地丁等，以清热解毒。如果患者尿检红细胞不减或肉眼血尿，可用小蓟饮子治疗。3～5剂后，红细胞即消失。

又如白虎加桂枝汤本为热多寒少的疟疾而设，用于治疗热痹效果很好。有一男性患儿12岁因发热关节痛，门诊将其收入病房。查体：体温39℃，热病貌，汗多，膝踝关节红肿疼痛，诊为热痹，疏白虎加桂枝汤加减。处方：生石膏30g，知母12g，苡仁30g，甘草10g，忍冬藤30g，青风藤30g，海风藤30g，鸡血藤30g，水煎2次分服。服一剂，体温降至36.5℃，关节疼痛明显减轻；服10剂后痊愈出院。随访一年未复发。

一男性青年，患腿痛较剧，从门诊收入病房。查体：脉沉紧，舌淡，苔白而润。自述左胯及小腿剧烈疼痛，呻吟不止并有凉感，诊为坐骨神经痛。证系寒痹，以乌头汤加味治疗：制川乌10g（先煎1个半小时），麻黄10g，白芍30g，黄芪30g，独活15g，桑寄生30g，秦艽15g，防风15g，细辛9g，川牛膝30g，甘草10g，蜂蜜30g。服一剂痛未止，又将上方改为每天两剂，服后疼痛显著减轻，继服15剂后痊愈出院。随访一年，未复发。

一女性老年咳喘已十余年，这次因感冒咳喘复发，门诊将其收入病房。自感发热恶风、汗出，咳吐大量泡沫痰、呼吸困难，纳差乏力。查体：咳喘貌，舌淡，苔白润，脉浮缓，桶状胸。西医诊断：①感冒；②慢性支气管炎、肺气肿。中医诊断：①太阳中风；②肺胀。治法：解肌祛风，调和营卫，宽胸下气定喘。处方：桂枝10g，白芍10g，甘草6g，生姜

10g，大枣 4 枚，厚朴 15g，杏仁 15g，姜半夏 15g，陈皮 10g，茯苓 15g，炒苏子 15g，炒莱菔子 15g。水煎 2 次分服，服后发热咳喘均减轻，服药 20余剂后好转出院。

适有山东中医学院实习生隗继武（后任山东中医学院副院长）同学跟我实习，他说陈老师（陈庚吉）在门诊用此方治疗感冒并慢支肺气肿效果很好，你们两个不谋而合，可见经方就是好。仲景云："喘家作，桂枝汤加厚朴杏子佳。"此喘家是指素有喘病的患者，本条是说素有喘病，因患太阳中风而诱发，故用桂枝汤治疗太阳中风病，加厚朴宽胸利气，杏仁止咳平喘。考厚朴这味中药，有消胀除满下气的功能，在胃肠道大小承气汤、厚朴生姜半夏甘草人参汤中均是消胀除满的。在肺部为肺胀，是消除肺泡胀气的，故本病中医诊为"肺胀"，西医诊为"肺气肿"。我治此病时，在治慢性支气管炎的基础上加用厚朴、杏仁，效果很好。如刘某，女，60 岁，因咳喘多年，经泰医附院胸透，诊为慢性支气管炎、肺气肿。每次发作，均因感冒诱发，有时风寒感冒，有时风热感冒，均诱发喘，我即用上述感冒方加厚朴、杏仁。近两年中先后服药 60 余剂，咳喘止，症状明显减轻，再胸透或拍片，肺纹理增深与透光度增强的体征消失，随访 2 年未复发。关于慢支肺气肿的防治，有治未病的积极意义。我们这个地区发生"肺心病"多数与慢支肺气肿，或支气管哮喘并发肺气肿有关。

1963 年，有一男性壮年来诊，右胁痛，咳喘 5 天。胸透：右胸腔大量积液，诊为悬饮。证系水热互结，水气升降受阻。治宜峻逐水饮。处方：制甘遂 0.6g，制大戟 0.6g，制芫花 0.6g。上药共研细末，大枣 10 枚，煎汤送服，平旦服，二日量。复诊，药后第一天泻稀水约 1000mL，胸痛、喘憋均减轻，热退。第二天服后，又泻稀水约 1500mL，胸痛喘憋消失。胸透：右胸腔积液大部分消失，以六君子汤益气健脾化痰善后，随访一年，未复发。渗出性胸膜炎，属中医学"悬饮"范畴。现代医学对本病确诊后，即进行胸腔穿刺抽液，辅以抗痨药物治疗，疗程一年才能治愈。本例是青壮年，一般情况好，无心、肝、肾器质性疾病，确诊后，即放心用十枣汤峻逐水饮。水饮消退后，胸痛、喘憋症状消失，仅感乏力，故用六君子汤益气健脾化痰善后，服十余剂后，体力恢复正常。一年后，患者因感冒来诊，询其前证未复发，化验血沉正常，胸透无异常。随着中西医学的发展，中药的剂型改革势在必行，如将甘遂、大戟、芫花等药研细面装胶囊口服，能减轻该药的毒副作用，进一步提高疗效。

胃脘痛包括现代医学的"慢性胃炎""消化性溃疡"，是常见病、多发病。西药用解痉制酸治疗，仅获近期疗效。随着医学的发展，西药又研出了西咪替丁、雷尼替丁、法莫替丁、铋制剂等，虽疗效提高，但仍不能根治，难怪《内科学》上说：本病的特点是反复发作性、节律性、周期性上腹部疼痛，久治不愈会并发"上消化道出血""胃穿孔""胃癌"等病变，患者深感痛苦。1983年，澳大利亚医生Mashall与病理学家Warren从胃黏膜中分离出Hp以来，关于Hp在胃病中的致病作用已达成共识，现认为Hp感染是导致慢性胃炎、消化性溃疡发生，并反复不愈的一个重要原因。根除Hp后，可显著提高慢性胃炎、消化性溃疡的治愈率，降低其复发率。西药以铋剂为中心的三联疗法，虽有一定的根除率，但不良反应大，患者顺应性差，且易产生细菌耐药等问题，不利于临床普及应用。我认为，本病病机在于湿热阻胃、胃气虚弱。实验检查，"幽门螺杆菌"阳性，即用清热利湿、益气解毒的人参、蒲公英、黄连、黄芩等加减应用，远期效果好。如张某，女性，56岁，自述脘腹痞闷不适，食欲不振，嗳气，有烧灼感一年余，经泰安市中心医院胃镜检查，诊为"慢性浅表性胃炎"。诊查：舌淡红，苔白腻，脉浮滑，剑突下明显压痛（不按不痛）。证属痰热素结，胃气虚弱。治宜化痰清热，佐以疏肝和胃。处方：瓜蒌30g，清半夏15g，黄连10g，吴茱萸15g，柴胡10g，白芍30g，枳实15g，甘草10g，香附30g，陈皮10g，蒲公英30g，乌贼骨30g，党参15g，川楝子10g，元胡15g。水煎，分2次服。继服十余剂。随访，一年未复发。

我所用此方系小陷胸汤加味，《伤寒论》："小结胸病，正在心下，按之则痛，脉浮滑者，小陷胸汤主之。"本病的辨证，除根据症状、舌诊、脉诊外，腹诊是主要的。本条文云"按之则痛"，言外是不按不痛，如不腹诊，能造成漏诊。余用此方加味，治疗辨证属湿热互结型的胃脘痛，疗效确定，此疗程达到半月或一月能获病愈的目的。《伤寒论》云："伤寒阳脉涩，阴脉弦，法当腹中急痛，先与小建中汤。不瘥者，与小柴胡汤。"两方合并为柴胡桂枝汤，余用本方治疗消化性溃疡、慢性浅表性胃炎，辨证属湿热互结、胃气虚弱型者，效果良好。泛酸者，加乌贼骨、左金丸；查到幽门螺杆菌者，加蒲公英、黄连；痛剧者，加金铃子散；纳差者，加白术、白蔻仁、砂仁。

1966年10月，我响应毛泽东主席"把医疗卫生工作的重点放到农村去"的号召，调入泰安县第二人民医院工作。当时农村卫生条件差，肠寄生虫病较多，尤其胆道蛔虫多见，我即用乌梅汤加减治疗该病，打开了局面。该病虽不是急腹症，但是疼痛剧烈，碰头打滚，西医称此病的症状与体征不符。即症状严重，腹部无明显阳性体征，仅剑突下压痛，西医疗效不显。而中医用乌梅汤加减治疗，效如桴鼓。按胆道蛔虫的发病机理有两点：①蛔虫寄生在人身体内必须有体内适宜的温度，蛔虫才能安居肠内，如体内温度改变，过冷或过热，都会使蛔虫躁动不安，由肠内窜入胆道中，使胆痉挛，发生剧烈疼痛。本方寒热互投，能调节体内的温度，体内温度正常，蛔虫自会由胆道返回肠中。②酸碱失衡，如体内酸碱失衡，不利于蛔虫的寄生；加之蛔虫有善窜的特征，此处环境不适宜，就寻找其他适宜的环境。因此，常窜入胆道，导致胆管痉挛，上腹疼痛剧烈。本方酸辛苦合用，能调整体内的酸碱度，使之趋于平衡，使蛔虫不致躁扰不宁。前人云本方有安蛔作用，就是这个道理。总之，人体内环境的改变，是胆道蛔虫发生的基本病理。乌梅丸方出自《伤寒论》，为厥阴病上热下寒及蛔厥证而设，除治蛔厥外，又主下利。慢性非特异性溃疡性结肠炎属中医"久泻"的范畴，本病久治不愈。2007~2008年，我治疗2例，疗效尚满意。例一腹泻已5年，久治不愈，大便有红白黏液，每天三四次，经市中心医院结肠镜检查示降结肠有数处溃疡，自感肛门灼热下坠，上腹部有凉感，辨证为上寒下热，即脾胃虚寒、大肠瘀热。用乌梅丸（汤）去细辛、川椒，加赤小豆、生地黄榆、白术20余剂痊愈。例二与例一的症状病机相同，用乌梅丸（汤）加减服20余剂，痊愈，随访一年余，未复发。

中医科除治疗中医内科杂病外，有时涉及外科，如单纯性阑尾炎用大黄牡丹皮汤加味治疗，效果显著。有一阑尾周围脓肿患者从门诊收入外科病房，该病高烧39℃，白细胞3万多，右下腹包块如鸡蛋大，有手术指征，但患者拒绝手术，邀中医会诊。症见高热貌，右下腹包块如鸡蛋大，腹痛拒按，舌红，苔薄黄，脉弦数。证系瘀热互结下焦，热毒弥漫三焦。治宜清热解毒，活血化瘀，排脓消肿。处方：大黄15g，丹皮15g，桃仁15g，冬瓜仁30g，元明粉8g（冲服），炮山甲10g，皂刺10g，当归10g，双花30g，甘草10g，赤芍15g，炙乳没各10g，天花粉30g，防风10g，浙贝母10g，白芷10g。水煎，分2次服，一剂热退痛止。继服8剂，右下腹包块吸收，消失而愈。后来治疗本病3例，均用此法痊愈。

中药治疗，既减少患者手术痛苦，又节省了患者费用。有一上消化道出血女性患者来诊，自述嘈杂、泛酸、上腹微疼、黑粪5天，在当地诊为胃溃疡出血，查幽门螺杆菌（＋），服西药效果不显，想服中药。诊查：舌质暗红，苔薄黄，脉弦涩。治宜清热化瘀止血。处方：大黄6g，黄连3g，黄芩6g，蒲公英15g。水浸两次，分服，共服5剂，出血止，泛酸轻。继服15剂，痊愈。随访一年，未复发。

《伤寒论·少阴病》311条："少阴病二三日，咽痛者可与甘草汤，不差者与桔梗汤。"本条属少阴热化证，因少阴素体阴虚，又感外邪侵咽部，故咽痛，但咽痛范围小，病邪程度轻，故用甘草解毒并保护咽部黏膜；如不瘥，再用桔梗。因桔梗为诸药舟楫，载药上浮，且能祛痰，以消除炎性分泌物，则咽痛自愈。在《伤寒论》启示下，余在临床上遇咽痛患者，诊查不发热、咽部微充血、扁桃体不大，但感咽干而痛，诊为病毒性咽炎，辨证为少阴虚邪侵咽部者，即疏解毒护咽、清热润咽之剂。处方：生甘草10g，桔梗10g，麦冬10g。水浸当茶饮，服3~5天，方虽小而效则灵。

过去农村卫生条件差，七八月间痢疾、胃肠炎较多，尤其小儿腹泻更是常见病、多发病。中医诊为脾虚腹泻，用参苓白术散，效果不理想。我用中药赤石脂2g，滑石1g共研细末，开水冲服，一日3次。此系3岁以下小儿量，服2天后腹泻止，效果好。再用鸡内金2g，研细末冲服，每日3次，以助消化。本方价廉效高，值得推广。

有一男性患儿，腹泻一月余，久治不愈。患儿消瘦，两眼凹陷，精神萎靡，一日突然抽风，邀余诊治。见患儿抽搐不止，消瘦貌，舌淡，苔薄白而润，口不渴，形寒肢冷，诊为慢脾风，药用逐寒荡惊汤。处方：胡椒3g，公丁香3g，肉桂3g，炮姜3g，每日1剂，水煎，分2次服。服1剂，抽风止，腹泻轻；继服2剂，腹泻止。但患儿消瘦、神疲乏力，考虑久泻伤脾，脾肾两虚，用理中地黄汤。服十余天后，面色红润，肌肤丰满，精神活泼。患儿因饮食大饱伤脾或药物寒凉伤胃，寒邪久留不去，寒伤脾阳，肝乘脾，导致虚风内动，故用温脾逐寒，以振脾阳，脾阳振，肝不乘脾，则抽风自止。关于治疗腹泻，仲景云"寒多不欲饮水者，理中汤主之"，此例患儿腹泻已久，寒邪弥漫胃肠，一般药物的理中不能胜任，故用胡椒、丁香、肉桂等大温大热，温胃散寒之药以温之，竟获高效、速效。其他如大柴胡汤加减治疗急性胆囊炎和急性水肿性胰腺炎，瓜蒌薤白白酒汤加减治疗胸痹，均获理想效果。上述经方与小方的临床运用，不仅疗效好，且药味少、价廉，能解决群众看病贵的问题。

3. 善治内伤杂病

1960年我到山东省中医进修学校学习，这个班是师资培训班，课程的安排以《内经》《伤寒论》为主，韩伯衡老师讲《内经》，张灿玾老师讲《伤寒》。我虽然过去学过《伤寒论》，但学习得不深不透。听张老师一讲，过去不理解的茅塞顿开，如拨云雾而见天日。我常说：听张老师的《伤寒论》课就如听常香玉的戏一样，听不够。1960年正是自然灾害的一年，吃不饱，饿了就买点柿饼吃，虽然生活困难，但心情愉快，身体健康。课余时间就熟读《伤寒论》《内经》原著，反复揣摩，获益匪浅。《伤寒论》《内经》讲完后，老师叫同学们分工编写《伤寒论》《内经》的教学参考资料，老师审阅后即出版。我们刚到学校时，省卫生厅拿我们当学生看待，口粮吃32斤，学生感到粮食（地瓜干）不够吃。校长到卫生厅请示，口粮增加到34斤。暑假回校后，因各地区天灾严重，粮食减产，我们的口粮由 34 斤减到 27 斤。校长叫我们停课下乡种菜，准备吃菜窝窝。我们采，校长晒，干后放到大殿里。突然有一天，卫生厅下达一个紧急指示：除老弱病残外，都参加省医疗队，防治水肿病。回顾这次学习过程，生活是困难的，道路是曲折的，但对我来说收获很大，在困难中能"动心忍性，曾益其所不能"（孟子）。1961 年 7 月结业，我回到泰安，调入原泰安县中医研究所工作。1963 年创办泰安县中医院，我又调入中医院工作。首任院长王逢寅是山东省名老中医，上级指示名老中医带高徒，我有幸师从王老师学习。王老师擅长治疗多种外感热病，当时有伤寒专家之称。回顾 1963 ~ 1966 年的学习过程，王老师对我的耳提面命、言传身教至今记忆犹新。我问王老师，你治伤寒病有哪些验方？王老师说：我只有两首方，其一是加味凉膈散，其二是增损双解散（两方均载于杨栗山《寒温条辨》）。侍诊时，见老师遇有高热 39℃ 以上者，既有发热恶寒、头痛身痛等表证，又有胸腹灼热、口干苦、渴欲饮水、便干溲赤、苔黄脉数等里证，即用增损双解散表里同治。无表证但有胸膈灼热，便干尿短赤的里热炽盛证时，即用加味凉膈散，常获药到病除的效果。我治一男性青年患者，体温高达39.5℃，扁桃体红肿疼痛，上覆黄白色渗出物，无表证，即疏加味凉膈散。处方：大黄 10g（后入），元明粉 6g（冲服），栀子 10g，连翘 10g，黄芩 10g，甘草 5g，薄荷 10g，竹叶 10g，黄连 10g，姜黄 10g，僵蚕 10g，蝉衣 10g。2 剂，水煎，分 2 次服。服 1 剂，热退，体温 36.5℃，咽痛亦轻；服 2 剂，发热咽痛均消失。上方去元明粉，大黄减至 6g，继服 2 剂，以巩固疗效。20 世纪 60 年代，传染病大幅度下降，但肠伤寒在秋季有流行趋势，凡高热患者慕名来院求王老师诊治。我（当时在病房任住院医师）将门诊高热患者收入病房，即请王老师诊治，患者潮热谵语、便干、尿赤、舌红，苔黄厚而腻，脉濡有力。王老师认为是阳明腑实证，即用寒下法，多数用加味凉膈散或增液承气汤下后谵语止，体温逐渐下降；再用清热燥湿的苦参、黄连等以清余热，患者由好转而至痊愈。有人认为，寒下法能导致肠穿孔这一威胁生命的并发症，但实践证明，适时用寒下法不但不发生肠穿孔，而且全身中毒症状轻、退热快，因方中大黄能排泄毒素，达到逐邪扶正的目的。明代吴又可在所著《温疫论》中说："承气本为逐邪而设，非专为逐粪而设也。"所谓邪，包括现代医学的致病微生物，就是说尽管肠中没有燥结，只要高热、毒素强，也可以用大黄等寒下法以逐邪，邪去正自安。

　　1966 年 8 月间，泰安县乙脑流行，患者遍布 18 个公社，流行面积之广、发病数之多，为近年来所未有。当时各公社医院接诊的重型或极重型（高烧、抽风、昏迷）患者均转到原泰安地区人民医院及原泰安县人民医

主题之五 ⊙ 经方故事

253

院、中医院治疗。医院病房已住满，只好在走廊里加床，甚至走廊里也住满，床再也无处可加了。针对这一急性传染病的蔓延趋势，地县卫生局领导召开紧急会议，研究防治乙脑措施。从地县医院防疫站抽调中西医务人员组成中西医结合防治乙脑小组，分赴各公社医院，患者就地发现就地治疗，不再转城市医院。我被抽调参加防治乙脑小组，与泰安县医院潘洪生大夫（西医）赴山口、祝阳、范缜等公社医院诊治乙脑。当时在乙脑流行期间，只根据症状和体征来诊断，一般不作腰椎穿刺检查。患者只按轻型、普通型、重型、极重型治疗，不局限于卫气营血的层次辨证，确诊后即按邪入营血治疗，一般用清瘟败毒饮加大黄、元明粉清下并用；抽风用止痉散（蜈蚣、全蝎研细末），每次2g，口服；昏迷者用三宝或静滴清开灵。通过中西医结合治疗，治愈率高达95%。我对清下法治疗乙脑的体会是：清能排污降浊，解毒除秽；下能排泄毒素，且大黄能降低颅内压，减轻脑水肿，预防呼吸衰竭的发生，使体温逐渐下降，预防并发症的产生。

1966年下半年，上级为备战需要，创办了位于山区的县二院，我自己报名到该院工作，县二院是一个综合性医院，分内、外、妇、儿、针灸、整骨、中医等科。我在中医科工作，妇女更年期综合征较多，其表现多种多样，状如《金匮要略》中的百合病，我用百合汤加减治疗此病。其中百合滋肺阴、生地黄补肾阴，使金水相生；龙骨、牡蛎潜阳且有镇静安神止汗作用；合酸枣仁汤补肝阴，化痰，宁心安神治失眠；二陈汤化痰和胃，因胃不和则卧不安；知母、黄柏滋阴降火。总之，此方能滋阴潜阳、降火安神，服后诸症消失。此方传至离医院40华里以外的盘坡、秦村等村，每天门诊量约50多人，其中妇女更年期综合征就有30多人，我在本院20多年，本病治愈和缓解者数以万计。

中医科除治疗中医内科杂病外，有时涉及外科、内分泌科、皮肤科等。有一急性乳痈患者，西医用抗生素治疗5天，热退疼止。但乳房遗留有山楂大包块不消，用仙方活命饮治疗5天，包块消失而愈。有一化脓性腮腺炎患者，高热，体温39℃，腮腺肿硬如石，用青霉素、氨苄青霉素静滴3天，无效，邀我会诊。症见壮热无汗，右腮腺肿硬如石。此病属中医"发颐"范畴，《医宗金鉴》发颐病总括："肿坚皂刺穿山甲，便燥应添大黄疏。"我即用仙方活命饮加大黄，水煎分2次服。1剂后，热退痛减；2剂后，热退（体温36.8℃）肿消；3剂后，痊愈。关于化脓性疾病的处理，沈自尹教授曾说外科对化脓性病的处理原则是"有脓必排"，否则用大量抗生素也无济于事。但外科医生是用手术刀排脓，中医则用炮山甲、皂刺排脓，收到异曲同工之妙。十二指肠溃疡并幽门不全梗阻，患者呕吐、食水不能下咽，此病西医必定采用手术治疗。有一男性青年患此病，拒绝手术，外科不得已邀我会诊。诊见面容消瘦，精神萎靡不振，呻吟不止，脉弦滑，舌暗红，苔薄黄，考虑病位在脾胃。《内经》云："脾与胃以膜相连，而能为之行其津液。"今脾虚不能为胃行其津液，津不下达，故上逆呕吐，诊为脾虚呕吐。治疗以健脾止吐为主，用四君子汤健脾，半夏、生姜、陈皮、藿香、砂仁止吐。此病呕吐是主症，上述香砂桔半生姜恐不胜任，再加代赭石镇坠止吐。但呕吐的病机是什么？可能是痰饮阻塞幽门，必须化痰逐饮，庶可有济。《本草备要》记载，莱菔子、枳实化痰有"冲墙倒壁之功"，故再加炒莱菔子30g，枳实15g，5剂，回家后每天1剂，水煎分2次服。复诊：患者与第一次来诊时判若两人，面色红润，神采奕奕。自述服上药1剂后，呕吐停止，食欲增进。上消化道钡透：幽门梗阻消失。上腹部仍痛，泛酸，即疏治疗十二指肠溃疡的中药5剂，水煎服而愈。这个患者既减少了手术痛苦，又节省了费用，收到了"两好一满意"的成果。

有一患肾绞痛的壮年男性，门诊收入外科病房，X线拍片诊为肾结石，尿检：红、白细胞各（＋＋＋），蛋白（＋＋），管型（＋＋），外科邀余会诊。诊见痛苦貌，右肾区明显叩击痛，脉沉弦，舌暗红，苔薄黄而腻。诊为石淋，证系湿热瘀互结，治宜清热利尿通淋。处方：萹蓄30g，瞿麦30g，木通6g，滑石30g，车前子15g，栀子12g，川军10g，甘草5g，鸡内金20g，石韦30g，海金沙30g，金钱草60g。服1剂，腰痛止；服2剂时，感到阴茎内剧痛一阵，排出老鼠屎大一枚结石，痛止；继服3剂，病若失，患者要求出院。我说根据拍片，你肾内的3枚结石仅排下一枚，还有两枚未排出。患者说我现在没事了，犯了再来找你，遂出院。另有一例肾绞痛男性患者来诊，经泰安市中心医院B超检查，诊为左肾结石。尿检：红、细胞各（＋＋＋），蛋白（＋＋＋），管型（＋＋）。现症：左腰剧疼，尿频，尿急，尿痛，灼热感。查体：脉弦滑，舌深红，苔薄黄而腻，左肾区明显叩击痛。证系瘀、热、湿互结。治宜清热利湿，利尿通淋，化瘀排石。处方：八正散加石韦、金钱草、海金沙、鸡内金、三棱、莪术。服5剂后，排石5块，腰痛、尿频、尿急均减轻；继服5剂，腰痛止，尿检转阴。

有一患甲状腺疾病的男性患者来中医科就诊。诊见甲状腺肿，但无突眼，舌质暗红，苔薄黄，脉三五不调。听诊：心率快，110次/分，心律绝对不整，患者自感心悸怔忡。诊为甲状腺机能亢进合并心脏病、心房纤颤，即予转律汤。处方：人参10g，丹参10g，苦参15g，炒枣仁30g，柏子仁10g，车前子15g（布包），琥珀5g，甘草10g，水煎分2次服。复诊服 3 剂，疗效不著，上方苦参加至 30g，水煎分 2 次服。三诊症状减轻，心房纤颤消失，转为窦性心律，嘱患者赴泰安地区人民医院做甲状腺功能检查，确诊甲状腺功能亢进后，按"甲亢"治疗。此后，凡遇房颤患者，不管是什么性质心脏病引起，用转律汤治疗均有效。城南王庄有一老年女性，患冠心病心房纤颤，即用转律汤，苦参加至 30g。服 10 剂后，心房纤颤消失，转为窦性心律，患者丈夫给《泰安日报》写信对我进行登报致谢。

有一下肢紫癜患者来中医科就诊。诊见左下肢外侧布满紫癜，诊为过敏性紫癜，即用抗过敏、清热凉血的中药治疗，服十余剂无效；又予防风通圣散一剂，服后紫癜消失；再按上方减量，服 3 剂而愈。用此方治疗过敏性紫癜 5 例，均愈。过敏性紫癜，现代医学认为系毛细血管中毒症，防风通圣散是一首表里同治，汗下兼行的方子。方中麻黄、荆芥、防风是发汗剂，使毒素从汗排泄；大黄、元明粉是泻下剂，使毒素从大便排泄，毒解紫癜即消失。

1988 年 4 月，有 3 例重度黄疸患者先后来中医科就诊。患者目黄、皮肤黄、尿如浓茶已一月余。虽经中西医治疗，但黄疸不退。诊查：患者巩膜及皮肤深黄，皮肤瘙痒，尿如浓茶，大便灰白色，舌尖红，有瘀点，苔黄厚而腻，纳差乏力，肝脾不大。肝直接凡登白试验阳性，麝浊（++），转氨酶 60 单位，尿胆原阳性。B 超检查：肝、胆、脾、胰等无异常发现。西医诊断：瘀胆性肝炎，阻塞性黄疸。中医辨证：瘀热互结，胆汁郁积。治法：活血化瘀，通腑泻热。处方：大黄 15g、赤芍 60g，丹参 30g，葛根 15g，川芎 15g，红花 10g，桃仁 15g，当归 10g，茵陈 30g，栀子 10g，水煎分 2 次服。二诊：服上方 3 剂，黄疸如故，上方大黄加至 20g，服后腹胀轻，食欲增进，大便稀、灰白色，一天 1~2 次，黄疸仍不减；上方大黄加至 25g，大便一天 3~4 次，稀水便，黄疸迅速消退，症状明显好转，食欲大增；上方大黄减为 6g，服 5 剂，临床症状消失。复查：肝功能正常，随访 2 年未复发。有一例患者服重剂大黄 25g 后，黄疸迅速消退。复诊时，大黄减为 6g。服后患者说，你不要减大黄量，减后感觉不适，于是大黄又增至 25g。服后患者腹泻稀便 4~5 次，患者自感舒适，以后大黄再减为 6g，服十余剂而愈，随访 2 年，未复发。有一 70 岁高龄患者，重用大黄 25g，黄疸才消退。瘀胆型肝炎，现代医学认为是由于肝内毛细胆管炎，胆汁郁积，故又称胆汁郁积型肝炎，属阻塞性黄疸，化验肝功轻度损害，一般情况尚好，诊断方面排除重症肝炎、胆囊炎、胆石症、胆囊癌、胰头癌等，本病诊断即可成立。但由于黄疸顽固难退，久则形成胆汁性肝硬化，则预后不良。因此，本病在早期应加重通腑、凉血活血化瘀药，黄疸才能迅速消退，所谓"有故无殒，亦无殒也"。前贤云："治黄必通腑，腑通黄易除；治黄必活血，血活黄易却。"实属经验之谈。

1978～1979年3月，用右归丸（汤）加龟板治愈慢性再障辨证属肾阳虚两例，疗程四月余。本病由于白细胞减少，免疫力低下，易出现并发症。但两例疗程虽长达四月之久，但没出现并发症。在服药期间，令其自采小蓟水煎当茶服，亦未出现出血症，可能补肾中药能增强免疫力。20世纪70年代，菌痢对西药氯霉素等逐渐产生耐药性，疗效不佳，且有一定副作用。传统治疗菌痢的中药方剂，如白头翁汤、葛根黄芩黄连汤、芍药汤、香连丸等均用黄连，但当时黄连药源奇缺，供不应求，于是我用苦参代替黄连治菌痢。经临床观察，疗效并不逊于黄连，且苦参药源广泛，价廉，值得推广应用。我撰写了苦参汤治疗菌痢120例的疗效总结，治愈率达98%（载《泰安科技》）。

1985年，有一脑萎缩男性患者来诊，该患者已80岁高龄，经市中心医院CT检查，诊为脑萎缩。患者自感记忆力减退已一年余，伴腰酸乏力、大便稀，一天2～3次，咽干不渴。诊查：脉沉细，血压120/80mmHg，舌质红，苔薄白，有瘀点。西医诊断：脑动脉硬化，脑萎缩。中医辨证：①肾阴阳俱虚；②脾阳不振；③瘀阻脑脉。治以滋肾阴，补肾阳，益气健脾，佐以活血化瘀。方用地黄饮子加减，处方：熟地黄30g，肉桂10g，熟附子10g，补骨脂12g，茯苓15g，麦冬15g，五味子10g，远志10g，石菖蒲15g，山萸肉15g，巴戟天15g，石斛10g，丹参30g，赤芍15g，川芎10g，红花16g，黄芪50g，白术15g。每日1剂，水煎分2次服。复诊：服5剂后，腹泻止，症状减轻，考虑此病疗程较长，改汤为丸继服。半年后来诊，症状续减，继服上丸。半年后三诊：症状显著减轻，随访两年无复发。脑萎缩是老年人脑动脉硬化导致的脑细胞衰退病变，中医辨证为痰瘀阻塞脑窍，肾阴阳俱虚。按照上病下治的原则：治以滋肾阴，补肾阳，益气健脾，化痰，活血化瘀。久服，能遏制脑萎缩病变的进展并逐渐痊愈。

如今我已年近九旬，但仍在继承古人的基础上力争创新，我认为新藏故中，温故才能知新，知新才能创新。孔子在《论语》中说："温故而知新，可以为师矣。"温故是继承，知新是发扬，要发扬必先继承。遵医圣张仲景"勤求古训，博采众方"之训，我广泛阅读中医古典医籍，以求新知，如用逐寒荡惊汤、理中地黄汤治愈久泻慢脾风患儿，即从古医籍《福幼编》中获得新方。退休后一直没脱离临床，并从治已病向治未病发展。如积极治疗慢性支气管炎、肺气肿，就能防止肺源性心脏病的发生；探索防治原发性高血压、动脉硬化的新方，就能防止缺血性中风或出血性中风、冠心病的发生，因心脑血管疾病的主要原因是动脉硬化。

孜孜以求，勤奋到老，坚持实践，扎根临床是我余生的追求和快乐。

（本文选自《名老中医之路续编·第三辑》，由中国中医药出版社2012年出版，此次发表稍作修改。）

几载迂回后，重闻大道真

思玥

发表于：2010 – 10 – 18

受师兄之邀，国庆节期间同去大连拜访杨麦青先生。10月4日8点半左右，我们敲开了杨麦青先生的家门。杨先生和当年的老领导已在家中等候，83岁高龄的杨先生精神矍铄，有着北方人的开朗和乐观。自我介绍以后，得知我是南阳人，遂和我攀谈起河南和南阳的名人典故，如数家珍，让我都觉得自愧不如，也一下子把距离拉近了不少。在3个小时的拜访中，杨先生回顾当年的旧闻轶事及研究历程，我也提出了自己在学习中的一些困惑。

一、入门

我们的话题从杨先生与《伤寒论》最初的结缘开始，杨先生谈起了经方对自己最初的震撼始于1959年沈阳的麻疹大流行。杨先生初学西医，1945年入哈尔滨医科大学；1946年入中国医科大学21期，毕业后在东北军区绥化六院专攻传染病，每因重症常难获救，而颇感悲凉；1956年开始学习中医。1959年1月，沈阳市麻疹大流行，当时没有麻疹疫苗，死亡率甚高，杨麦青先生临危受命，被调任至此，在大东区医院任防麻工作组副组长。在那里，杨先生看到西医已束手无策，而中医按照温病辨证思路所出具的方药为五虎汤（麻杏石甘汤加细茶），服用以后，依然死亡者多，生还者少。当时医院因电力不足，晚上皆"点洋蜡，小儿夭折，病家哀号，真如地狱一般"，遂向院中伤寒名家陈会心先生请教，陈先生认为此即《伤寒论》中少阴寒化证。但在当时众皆以麻疹为温病的情况下，改用伤寒方仍需极大的魄力和勇气，最终杨先生仍力排众议，改用真武汤方。用此方后的第一例患者，一剂手足温，二剂目能视，三剂而坐起。此方在全院推广后，连续六天没有再出现死亡病例，遂受到沈阳市卫生局的重视，在全市推广。

这件事成为杨先生后来潜心研究《伤寒论》的缘起。在《伤寒论现代临床研究》中，杨先生如是写道："这一次偶然的科学发现，后来竟成为我终身的精神拄杖，愿步历代伤寒家后尘，为此倾注平生心血。"

6月，沈阳市爆发细菌性痢疾，再次以经方救治而获良效。凡年长、体壮小儿多从"热化"为"阳明厥阴并病"，或"少阴三急下症"以白虎、承气汤治之；而体弱婴幼儿则多从寒化，为"三阴"并病，以四逆辈温经扶阳。也正是在这样的临床实践中，方清晰地理解为何《伤寒论》少阴病篇会出现承气汤证，而条文中"自利清水、色唇青"的描述是多么的精确。

在后来的日子里，杨麦青先生接触了除霍乱以外的所有传染病，在大规模临床观察的基础上，提出了《关于〈伤寒论〉中传经和六经的假说》。

回顾这一段经历，杨先生强调，学习中医一定要从临床入手。因为中医的理论原本是由临床现象的倒推，往往从看得见摸得着的东西就推到看不见摸不着的地方去，甚至推到《周易》、佛教中去了。从抽象的理论入手，往往越聪明的头脑越容易陷下去，找不着头绪。在这一点上，杨先生认同黄煌老师的观点，"从看得见摸得着的地方开始"。杨先生自己正是在和陈会心老师的并肩战斗中，由陈会心老师手把手带教出来的，临床之所见所闻与《伤寒论》中质朴的描述互相印证，皆能落到实处，如此很快入门。《伤寒论》言辞质朴，而《内经》则辞藻华丽，就如同历史中的司马迁和司马相如，司马相如的骈文固然华美，但其成就却远在司马迁的《史记》之下。

二、假说

以数以千计的临床大样本观察为基础，基于和各种传染病做斗争的经验，杨麦青先生提出了关于《伤寒论》中传经和六经的假说：六经是机体在急性自稳态平衡紊乱情况下所发生的六大病理生理证候群，期间显示为炎症、微循环障碍、发热、水电解质代谢和酸碱平衡紊乱、缺氧、休克、毒血症、弥散性血管内凝血及心力衰竭等不同病理时相。轻者仅演进一二阶段"不传"而"自止"，重者"传经""直中""何病""并病"迅兼数个阶段，"难治""不治"而趋于死亡。

这个假说跟随现代医学的发展，从微循环角度、细胞核及细胞因子水平进行了层层深入的补充。

讲到这一段经历的时候，老人反复强调，这并不是个人的功劳，而是一大批学者的共同结晶，是由当时的病理生理学专家、微循环专家反复推敲审定而成。假说最核心的关键点在于"病理生理状态"，《伤寒论》的精髓在于通过方证反馈而找出机体基本病理过程的变化规律，以及方证间病理生理变化的相关性，经方所针对的并非是条文中描述出的症状组合，而是症状组合背后的病理生理状态。

也正是"切断病理生理证候群"的认知，尽管杨麦青先生并未亲见近年来的"非典""甲流"，但依然能够根据相关信息推导其发展转归及对应方药。

三、伤寒与温病、伤寒与杂病及其他

我就自己在学习过程中的几个问题，请教了杨麦青先生：

1. 您是倾向于寒温统一的，认为《伤寒论》六经的传变规律完全可以涵盖温病转归，那为什么在明清还会出现温病学派，并自创很多方剂？是《伤寒论》中的方子不够用，还是他们并没有领会《伤寒论》的精髓？

答：伤寒和温病的确是一回事，寒温争论中的那些人，并没有真正理解《伤寒论》。温病是传经短路。从概率上来讲，往热的方面趋势比较多。阳明病至厥阴、死亡，肠源性内毒素血症比较多，所以阳明合少阴热化这一段比较集中。温病学派发展了热反应的一部分，所以南方搞温病，一忌麻黄、二忌桂枝、三忌柴胡。温疫学派中，吴又可的方子很不错，但他对伤寒的认识不足，所以才另辟蹊径，自创方子。

2. 您是从传染病的角度来解读伤寒的，现在临床中经方多用于内科杂病的治疗，您怎么看待外感病和杂病的问题呢？

答：我曾问过陈老，伤寒、杂病怎么分。陈老回答说："伤寒如流水，杂病如漩涡。"伤寒是由外力推动下的一系列变化，传变快，死亡率高；而杂病连脏，局限于某一个脏腑器官，发展比较慢。传染病涉及人体最基础的变化规律，但杂病到一定程度，也可启动全身变化而进入六经的传变。二者在病理生理学的层次可以交汇。

杂病还应当好好研究《金匮要略》中的方子，在《伤寒金匮教学文集》中，有关于杂病的论述以及陈老常用的处方，供参考。

此外，在初学者中，一定要尽量用原方、原比例，能不合方的时候，就不要合方，这样有利于经验的积累和疗效观察。

3. 但我们就会发现这样一个问题：很多研究经方的人，临床都不用经方的，比如章次公。《伤寒金匮教学文集》中杂病的方子，我也浏览过，很多并不是经方，这个问题又怎么看呢？

答：初学者强调用原方，很多医家研究到一定层次以后，就会寻求一种突破，这个时候可能就不是全部用经方了，但是他的加减一定有经方的精神和骨架，陈老的方子也是如此。

4. 那您觉得《伤寒论》有什么不足的地方吗？

答：除了《伤寒例》的部分，我认为《伤寒论》没有什么不足的地方，《伤寒论》是中医里面最具科学内核的部分。从逻辑学来看，也看不出有什么错误的地方，非常严谨。这个非常奇怪，就像孙子兵法，为什么现在还有现实意义，我们的老祖先很了不起。

尽管杨麦青先生的《伤寒论现代临床研究》我已读过多遍，但在和杨先生聊天的过程中，一些以前未曾深入意识到的问题逐步清晰：

（1）不懂传染病，不足以言伤寒

也许，从成无己首次引《内》《难》等理论以发明《伤寒论》的时候，《伤寒论》的精髓就已经丢失了，简牍上的文字仅仅成为文人纸上谈兵、随文衍义的玩具而已。

而今天，当我们努力带着临床的眼光去审视《伤寒论》条文的时候，由于传染病相关知识的缺失，更多地用局限在内科杂病的思维来理解《伤寒论》的相关内容。但如此的理解必定造成条文前后的支离破碎，无法融会贯通。伤寒如流水，杂病如漩涡。知其常，方能达其变。杨麦青先生正是基于对传染病的临床认知，才如此系统而深刻地归纳出六经的假说。

（2）不懂病理生理学，便失却了洞察的慧眼和深入的利器

杨麦青先生认为，《伤寒论》是通过方证反馈找出机体基本病理过程的变化规律，以及方证间病理生理变化的相关性。经方所针对的并非是单个的症状或一组组的症状组合，而是症状背后的病理生理状态。

与中医学蹈空踏虚的空玄理论相比，这一落脚点无疑是实在的；与西医学病理生理学研究的单因素直线式探寻相比，这一着眼点是广阔的且立足临床实际的。

因此，不懂病理生理学，便失却了洞察的慧眼和深入研究的利器。也正是因为这一利器的缺失，使得中医的积累与传承，永远浅浅地停留在"经验"层面，不断发现又不断忘却，无法传承，无法深入。

（3）学医务实弃虚之道，西医部分可由解剖、生理、病理等顺流而下，中医则必须从临床入手，逆流而上。

在中医学界存在这样一种认识：现代医学的东西接触得越少，中医学的思维越牢固，最好是打造100%不接触西医的纯中医。

在相当长的时间内，我是这种认识的拥护者，并在潜意识里抵制现代医学知识。但这种学术的"忠贞"带来的依旧是困惑和迷惘。

杨麦青先生则反复强调，他的中医入门之始，是由临床入手，是由陈会心老师"手把手"教的，如此入门便脚踏实地，心眼明彻乃至不惑。

由此想到中医发展过程中存在着各种各样的流派和争鸣，对这些争鸣的学习，不应当是给自己的头脑套上一条又一条理论枷锁的过程，而应当是将纷纭的理论不断解套的过程。理论背后，必有事实；事实背后，必有真理。拨开纷纭的理论外壳，还原其背后的临床现象，并进而探寻其本后的真理，才是我们真正应该做的事。

最后，当我们将要离开的时候，杨麦青先生说："我的任务已经完成了，

我已经没有力量了。中医很难，现在就看你们这一代，你们都很有希望，十年磨一剑，不晓得你们什么时候能成功，但不能让外国人抢到我们前头去了。《伤寒论现代临床研究》和《伤寒金匮教学文集》的全部内容，都可以在经方沙龙论坛上发表，希望能有更多致力于经方的人来学习乃至争鸣……"

思玥　发表于：2010 - 10 - 18

将要去拜访的杨麦青先生，在今天的中医界默默无闻，几乎无人知晓他的名字和学术。

他曾经走在《伤寒论》现代研究的最前列，从 20 世纪 60 年代到 80 年代这 30 年时间里潜心研究《伤寒论》。不仅在临床中用论中诸法治疗急腹症、小儿肺炎、麻疹肺炎、中毒性痢疾、幼儿腹泻、流行性出血热、病毒性肝炎、白血病等积累了丰富的经验，疗效卓著。更以非凡的远见卓识，紧随现代医学发展脚步，对六经实质从生理病理学、微循环、细胞生物和细胞因子水平作出了层次深入的假说，辅以相应的实验研究；80 年代，更提出了《伤寒论》系列化软件的设想，甚至研发出了应用《伤寒论》辨治小儿肺炎、小儿腹泻及中西医结合辨治流行性出血热的微机程序。

毫无疑问，这本来应该是一个大师级的人物。从 1963 年赠予其师陈会心的律诗中，可见当年宏图初展时的欣喜与豪情：

几载迂回后，重闻大道真。

高山仰归谷，乔木柢青云。

寒光射秋水，皎月印心痕，

一曲阳春晚，桃李展师门。

但造化弄人，风流总被雨打风吹去。这首诗的后面，紧跟着写道："迫于时事维艰，陈留杨去，壮志雄图，散如烟云！金剑沉埋，离院后研究中断。"——笔墨和血泪，一字一心寒。

中文是一种如此意象化的表达，将毫无关联的方块字排列出鲜活的色彩和意象。阅读的人，因此文生情起。"时世维艰"四字，活生生地凛冽着匕首的坚硬、冷漠与迅疾，它出其不意地击中你，于是雄图成齑粉，壮志化云烟。而你只能眼睁睁地看自己鲜血汩汩，如此清晰地感受温热的血液划过肌肤，终至冷却。你委屈，你愤怒，但你无可奈何，无处申诉，因为投出这只匕首的，是造物主的命运之手。

20 年后，在赠予万友生教授的诗里，杨麦青先生回首往事：

早年水击三千里，哪堪垂翅二十年，

鹊血雕弓难入梦，可怜浮生尽日闲。

寒光宛转征人老，去留肝胆两飞烟。

花落花开应有日，人间莫叹行路难。

……

不叹人间行路难，运交华盖不曾灰却壮士之心。我们目前能看到杨麦青先生发表的最后一篇论文是在"非典"期间，昔日踌躇满志的征人已宛转老去，更不复有亲临一线的机会，但他依然结合自己既往的临床经验，根据从报道中获知"非典"的一些症状、体征、病程与病型演进，从中推导出其主要传经规律及对应经方，写成《应用〈伤寒论〉法治疗非典的刍议》。文章的最后，老人郑重地写道"仅供伤寒、温病学界及战斗在'非典'一线中西医同道临床应用参考"。不知道有多少人关注过这篇文章，因为他不是某某泰斗，不是国医大师，他不具备振聋发聩的号召力，他的时代已过去，或者说命运从未允许他鼎盛的时代到来，他的拳拳心血被如此快速地淹没在铺天盖地的论文垃圾堆里。

高阳白首为功名，阮籍猖狂哭途穷。

英雄坎坷尚如此，况我落拓一书生。

杨麦青先生以英雄的坎坷而自慰。卓尔不群的英雄总是落寞的，英雄以自己的失败和落寞证明了人在时代与命运面前本质上的渺小。但……等一等，佛说，人生有三世的因果，事情并没有因渺小者的失败而终止。所以，今天的我们依然能听到高阳的叹息，听到阮籍的哭声，他们的失败与落寞同他们的奋斗与追求一起，一直在那里，从未离去，一如静觅知音的孤琴，穿越数千年的烽烟，安静等待那个能读懂的人，再奏高山流水。

有的人，他们的成就，要百年结算，才能账面漂亮。

而被命运之匕击中的英雄，依然是英雄，哪怕功亏一篑，哪怕光阴成灰……

黄煌　发表于：2010－10－19

思玥做得好，做得对！我国还有许多经方高手，他们默默无闻，但一腔热血，满怀激情，他们是中医的脊梁骨，是我们学习的榜样！我们还要继续开展经方医家的采访工作，让他们的学说和经验得以传承。此文思想性强，文笔优美清新，是一篇好文章！

Woyunzhai　发表于：2010－10－20

非常感谢楼主！此文给我很多的启发。让我了解杨老的治学经历与学术思想，很多地方我与杨老深有同感。十年前，我与一挚友通信时曾写道：《伤寒论》与《孙子兵法》有相通处。杨老强调病理，这一点很重要。大凡学经方者，如不能悟出经方所蕴含的病理那是难入佳境的。

再议杨麦青

自强不息

发表于：2010 - 10 - 25

历代关于六经病的实质众说纷纭，而杨麦青先生从传染病临床实际出发，从病理生理角度阐释了六经病的发病机制，指出了历代争议最多的厥阴病，当是合并中枢神经系统的病变。此外，还有争议较大的就是四逆散证为何会出现在少阴病中，他认为这就是热休克期，是机体尚能代偿的时期。有中医，有西医，有医案，有论述，按理说无论放到哪里这都是很好的临床报告，实际却不被人认可，犹如兜头冷水！杨麦青先生早年也是心气甚高之人啊，可是就像他自己说的那样，"迫于时事维艰……壮志雄图，散如烟云！金剑沉埋，离院后研究中断"。

为什么呢？我觉得有这么几个原因：

（1）审议的专家自己没有亲眼看到过传染病的完整过程，于是认为这个年轻人想标新立异，从西医解读中医，居心不良。

（2）撇开专家不谈，杨先生自己的这个假说准确吗？从他看到的临床实际，认为厥阴是合并中枢神经系统的病变，那么厥阴病的实质仅仅如此吗？很多的经方临床家也把伤寒方用于杂病，毕竟现在传染病没有那么多，像胡老认为是一种半表半里的阴证状态，并不一定有中枢神经系统的病变。

（3）杨先生的假说是否有必要依从那些专家的意见，把六病补充得那么完整，使之能涵盖临床一切？我认为不需要，补充得完整了，这里面未必全是你的真实记录。想想现今的中医临床课题，拿着省部级、国家级的支持经费，看上去是多么的富丽堂皇啊！国家需要什么，他们就报什么课题，就能出什么成果，最乖的孩子总是有糖吃。

一个理论系统越完美、越完整，就越假、越脱离实际。

经方家常说：《内经》和《伤寒杂病论》是两个体系，《内经》属于医经派，而《伤寒》是经方派，虽也讲阴阳，但不谈五行。《内经》这本书经过多年的流传和整理，其实掺杂了很多唐、宋的东西，本来是一本各抒己见的论文集，但后人掺的多，因为希望把它变成一个完整的理论体系，希望把一切现象都用五行生克来解释，所以问题就出来了。临床经验要变成理论是必须的，但理论必须能指导临床，如果理论成了束缚临床医生思维的东西，那就是最大的悲剧。故章太炎先生说，中医发展落后的最大原因就在于五行的掺入。

那你要问，《伤寒论》的理论呢？它完不完整？这个问题很吊诡哦。

这么回答吧，张仲景做的事情，就是他告诉你：桂枝三份，芍药六份，甘草三份，生姜三份，大枣十二颗。这五个药煮在一起吃，能治疗这样子人的肚子疼。他把有效的方子记下来了，没用的就不记；或者告诉你，这个毛病不能用下的方法，下了会死的。所以他的条文不跟你谈五行论五脏，他只跟你讲最实在的临床经验。

他把观察到的传染病首先按照阴阳属性分类，然后按照出现频率最高的症状进行归类。他分得并不严格，因为临床的实际不可能这么有规律，所以太阳病部分会有这么多后世医家认为应该放到少阳或者阳明病部分的条文，这就是《伤寒论》部分。他把杂病按症状归类，这一些属于咳嗽，那一些属于风湿历节，这就是《金匮要略》部分。就是这么简单，明清那些以经解经的注家，绕了多少弯啊，又让后来的人跟着也绕了多少弯。所以《伤寒论》不是《中医内科学》，没有那么对称整齐的理论，张仲景也只是很诚恳地说："若能寻余所集，思过半矣。"

我认同杨麦青先生，我敬佩他，在于他有幸在那个时代看到了传染病的完整传变过程，有幸有功底深厚的陈会心老先生手把手地教，有幸能让中医参与进去，有幸他是个有心人进行了认真的总结，我们才明白《伤寒论》的一字一句都是客观事实。《伤寒论现代临床研究》最精华的部分就是临床经验那一块，那是他不为名不为利，全凭着一腔热忱总结出来的心血。2003年的"非典"是个绝好的机会，但是被浪费了，西医不让中医上，中医全往温病上看，煌煌《伤寒》，全被遗忘。

不求其全，但求其真……要做到这句话是多么的不容易啊。杨先生的假说不全，却很真，所以远比空泛华丽的注解要有实际指导意义和流传的价值。

其次，是中西医的结合点在哪里？

老实讲，杨氏的研究并不是走在最前列的，他试图从西医的病理生理角度来剖析六经病的内涵，从这点上有比他更早的先行者，那就是20世纪50年代上海的沈自尹就搞了肾阳虚的模型，证明了尿17-羟皮质类固醇低下和肾阳虚之间的对应关系，当时轰动也很大，但是也就三分钟热度。前不久，他还发表了文章，回顾了自己的一生，认为自己做的事情是没有多大意义的，因为你的尿17-羟皮质类固醇不低，中医也可以补肾阳的。像杨氏认为，四逆散证就是热休克，真武汤证是冷休克，他所说的"中西医学的研究对象都是同一个人体，所以必然会有接入点"，也就是说，都要落实到实体上。但中医学的实体还有自己的属性，比如我们是女的，他们是男的，我们几个女性中为什么有的人四肢经常会冷？为什么有的人不冷？为什么有的人经常觉得没力气？这一点西医如何联系？现在有了体温计，也许个体温度的差异可以测量出来了，但是气虚血虚呢？有没有标准可以测量出你的气比别人少？今后也许会有，但这就带来了第三个问题。

第三，突破口在哪里？

之所以难以有突破，是在于西医的病理生理学并没有什么大的发展，最多就是比原来细化了一点。近几年发展的是技术，而不是对于实体的关注，更不要说属性了。

医道见闻录（选录）

金　坡

发表于：2010 – 12 – 11

一、陈达夫治疗暴盲医案

陈达夫先生是成都中医药大学已故著名中医眼科专家，是 20 世纪少有的几个中医眼科大家之一。陈老出生于 1904 年，四川西昌人，眼科得自家传，早在新中国成立前便已入西昌八大名医行列。20 世纪 50 年代，由于陈老治愈一苏联专家的疑难眼疾，由周总理亲自下调令，将陈老调至当时的成都中医学院任教，创建了中医眼科学这一在该学科领域内唯一的国家级重点学科。

陈老熟谙《伤寒论》，在眼科临床上擅用经方、习用温热，倡导以伤寒六经辨证治眼疾，与传统的中医眼科大不相同，独辟蹊径而成就颇高。他所撰著的《中医眼科六经法要》一书记载了他运用六经辨证治疗眼科疾病的经验心得，曾有学者赞誉此书为"中国 20 世纪最伟大的中医眼科学著作之一"。

陈老已于 1979 年去世，但他的医案典故至今在成都中医药大学亦偶可得闻。笔者在成都中医药大学读研期间，曾听得流传的几个精彩医案，现摘其一，记录于下：

20 世纪 60 年代，成都中医药大学医古文教研室一老师回乡探亲。时值十二月隆冬严寒，但该老师家在农村，须涉河方能到家，乃赤足忍刺骨之寒趟水而过。翌日，双目忽然暴盲，不能视物，指动亦不能见。先至四川医学院附属医院（简称"川医"，即华西医科大学，现为四川大学华西医学中心）眼科就诊，诊为"急性视神经炎"，急性视神经炎为眼科重症，川医眼科主任告之已不可救。患者遂回本校，找中医眼科专家陈达夫先生诊视。陈老诊脉审症之后，处以麻黄附子细辛汤。熟料两剂之后，患者顿时瞻视如初。医道之神，叹为观止！是时，川医眼科主任亦为陈老折服，甘为陈老弟子，跟随陈老抄方学习一年有余。

患者为冬月涉水，寒邪逼入足三阴经，目部瞳神水轮属肾水，足少阴肾经之络分布水轮底面，寒邪凝滞少阴之络，神光不得发越，故得暴盲。陈老治从少阴，麻黄附子细辛汤直入肾经温散寒邪，寒郁得解，而神光发越，复明如初。传统治疗暴盲一症少有用温散一法的，且眼科多喜用寒凉之品，陈老用药之神，全在于认证之准，令人叹服！

陈老辞世已近三十年，然笔者深心佩服，叹龙树之后，尚有几人能学！医道艰难，我辈学人尚需努力！

二、平淡中见神奇

中医处方，方有大小；医者用药，药有险易。《内经》说处方"君一臣二，制之小也；君一臣三佐五，制之中也；君一臣三佐九，制之大也"。古人用药者有随取数味、至为平淡即获良效者，其要在于认证之准。但时至今日，有此功底者日渐稀少，临床中医处方，少则十一二味，多则十六七味，甚至二十余味不等。处方能用十味以下者都不多见，用药也多求险峻，喜好所谓"特效药""奇特药""经验药"，或大量草药，或大包虫药，或施以温燥大毒，以此矜为神奇，视为渊博。

广西刘力红博士在其著作中曾谈到：新中国成立前，成都名医"田八味"施方用药，不过八味，此可谓功底深厚者今已罕见。大音希声，大象无形，医道亦贵在平易。若在平易二字上下工夫，亦可谓神奇矣！用药平易者，临床偶尔可见。这些医生往往以平淡之药、数味之方而取良效，让人不得不感叹其功底之深。

七年前，笔者在四川西昌地区一县中医院工作期间，曾对一老中医处方深为佩服。该老徐姓，为该院书记，平素为人和蔼，性情平和，常在中药房帮药房人员抓药。他平时的患者群也不多，在医院里属于中间层次，但偶一见其处方，莫不叹其工整。

当时笔者在内科病房任住院医师。一日，相邻病区医生收一危重患者。患者七十余岁，退休干部，患老年痴呆症已近十年，另有高血压、糖尿病病史十余年，此次以"腔隙性脑梗死"入院。经过主管医师全力治疗，已无生命危险，但住院一周左右，即出现呃逆。呃逆频频，不可歇止，以致汤水难进。此为中枢性呃逆，本为难治。主管医师予西药镇静、解痉等药物无效，又投丁香柿蒂汤加味无效，再投旋覆代赭石汤亦无效。其间，每日予大剂量柿蒂煎水液频服，仍无寸功。延至五日以上，患者精神已极为萎靡。患者家属本为徐姓中医老病号，此时想到延请此老会诊。徐姓医生应邀至病房，简单诊视后，留方一首。笔者索观，见处方工整，用药平和，不过七味。先写四君子四味，再写三味加减药——太子参30g，炒白术12g，茯苓12g，甘草6g，干姜6g，肉桂末6g，丁香6g。患者服药后，一剂未尽，呃逆全止，病情逐渐平稳。此案确可见平易之功，令人叹服！

后笔者下乡基层锻炼，于夏月多雨季节之时，亦遇到一呃逆两日不止患者，即刻投以附子理中丸温水冲服，并针刺内关、中脘、足三里，加电针温和刺激，不到半个小时，呃逆即止。又听闻乡下一中年医生介绍，他治疗呃逆采用针刺涌泉，也有很好效果。此为题外话。

由此可见，中医处方，方不在大小，药不在险易，若认得证准，小方亦可治大病，此处最考医人功底。

三、冉二陈（上）

在成都中医药大学学习的几年中，经常能听到一些老师对学校一位已故老前辈交口称赞，这位老前辈就是冉品珍先生。冉品珍先生生于1913年，逝于1987年，曾任前成都中医学院中医内科教研室主任，因临床擅用二陈汤，故人称"冉二陈"。早在新中国成立前，冉老便曾在四川一所地方中医学校任中医教师，新中国成立后，调入成都中医学院从事中医内科教学与临床工作。

现在，成都中医药大学中的一些老教授，往往谈起已故的冉老便钦佩不已，都说冉老临床真是了得。冉老生前虽然没有留下多少著作，仅《内科临证辨治录》《内科55讲》，但其在临床方面的声名显赫，在其逝后二十余年依然在学校流传，甚至成了一段又一段的神话传说。

我第一次闻得冉老威名是1998年上贾波教授方剂课的时候。贾老师在讲授五苓散时，谈及一则冉老的医案。贾老师讲课语言生动精彩，将冉老这则医案描述得绘声绘色，以至我至今难忘。医案发生于20世纪80年代初，那时贾波老师在成都中医学院附属医院实习，得以亲见此案。

当时附院收治一急性肾衰竭患者。患者是一个大胖子，病情危笃，滴尿全无，处于昏迷状态，主管医生及科室主任使尽浑身解数，患者病情亦毫无缓解。当时刚刚改革开放，医疗条件有限，附院还不能做透析，科室医生一筹莫展，遂决定请中医临床高手冉品珍老师会诊。

说起来，冉老的出场是颇为有趣的。冉老来到科室以后，学生搬来一把太师椅，70多岁的冉老危坐其上，并不说话，只是闭着眼，"啪嗒""啪嗒"地抽着烟杆，半天一言不发。主管医生急了，说冉老您倒是看看患者啊，我们这里都快急死了。冉老这才放下烟杆说，要我看病也行，先把患者身上所有的"管子"拔了再说。原来患者病情危笃，陷入昏迷，身上自然插满输液管、氧管、导尿管，等等。主管医生这下子犯了难，要是拔管吧，怕这患者在这期间万一有个三长两短；要是不拔管吧，冉老这古怪脾气在学校可是出了名的，可能也就犟上了。主管医生做不了主，赶快请示科室主任，主任思索片刻说，你先把这些管道拔除，等冉老会诊开完方离开后，咱们马上给患者安上，大家看紧一些，要是有什么事，我担着。

于是乎，一群医生七手八脚地把患者身上的各种"管子"拔掉，紧张得不得了，紧巴巴地守着患者。这下，冉老才从太师椅上下来，给患者诊完脉，留方一首，然后离开。这冉老前脚一走，一群医生马上七手八脚地把患者浑身的"管子"给插上。主管医生这才拿起冉老留方一看，不过仅仅为茯苓、猪苓、桂枝、泽泻、白术、红参等六味药。五苓散加红参，红参用到30g，而其他五味皆不过几克而已。

主管医生忙找到主任，说主任啊，冉老这不就开了一个五苓散吗？咱们早就用过五苓散，还有那么大剂量的西药速尿利尿都利不出来，冉老这几样药就管用？主任说，这不五苓散还加了一味红参嘛，冉老的方要重视，要试试看。于是急煎汤药，从鼻饲管给患者灌服。孰料，灌下中药一两个小时后，患者尿管中便滴滴尿出；五六个小时后，渐成涓涓细流；一两天后，危症遂解。

后来，科室医生向冉老请教：冉老，为何我们用了大剂量的五苓散、速尿利尿都没有效果，您老怎么一剂小剂量的五苓散加红参就起效了呢？冉老回答说：患者此时已经是元气大亏，病情危笃，你们光是给他利，咋个利得出来嘛？我用红参扶助他的正气，帮他推一把，尿也就出来了。冉老言语朴素，但言简意赅，实质是抓住了病本。后来，我读到《医方集解》后，才知道冉老的五苓散加红参其实就是春泽汤。

冉老在成都中医药大学从教数十年，桃李满天下，四川地方上的老医生中也有一些是他的学生弟子，感念其恩德，流传其逸事。2000年，我在西昌实习时，又再次听四川省名中医刘兰华主任医师谈到冉老威名。

四、冉二陈（下）

刘兰华老师是西昌州二医院主任医师，四川省名中医，成都中医药大学1965年进校的老校友，与我的研究生导师和中浚研究员是大学同学。刘老师推崇《金匮要略》，擅用苓桂术甘汤、苇茎汤及《内经》十三方等。2000年，我跟随刘老师实习，从刘老师那里再次听得冉品珍老先生逸事。

刘兰华老师祖籍四川潼南县，她的外祖父在新中国成立前便是潼南县当地的名中医。潼南紧挨遂宁，刘老师的外祖父与在遂宁行医的冉品珍先生因此很熟，辈分尚比冉老长半辈。1965年，16岁的刘兰华老师到成都中医学院（1995年更名为成都中医药大学）念大学时，其外祖父便曾托付冉品珍先生多多照管这个自己疼爱的孙女。以此因缘，刘兰华老师曾得冉品珍先生指点真传。

刘兰华老师告诉我，冉老先生对《金匮要略》钻研颇深。一次，尚在大学期间的刘老师患眩晕一病，头目晕眩，如坐舟车，难以行动。已服数方，虽有减轻，但症状尚重，甚至找到当时名医吴棹仙，吴老先生处以天麻钩藤饮加减，效果亦差。这日，刘老师到冉品珍先生家中探视，将自己的眩晕病情告诉冉老。冉老详细听完病情后，训责刘老师道："你已经学习了《金匮要略》，自己都应该看好自己的病。《金匮要略》说：'心下有痰饮，胸胁支满，目眩，苓桂术甘汤主之。'你的病正与苓桂术甘汤对证！"冉老遂书方一首，乃是苓桂术甘汤加半夏、陈皮（其实亦可说是二陈汤加桂枝、白术），药仅六味，刘老师服后，一剂而愈。我从刘老师处听得此医案，后来自己从事临床工作后，常用苓桂术甘汤加味治疗舌苔滑腻、厚腻，脉滑或弦滑的梅尼埃综合征患者，也收到很好效果。

我跟随刘兰华老师学习的时候，师徒相处融洽。刘老师也愿意对我多加指点，常将心得体会、名医掌故毫无保留地传授于我。她也经常提问，考查我的中医功底。一次，刘老师问我："我们现在运用温胆汤，常以温胆汤为寒凉之剂，那为何温胆汤不名清胆汤，而用'温'名之？"我以方剂学教材"正解"回答刘老师说："温胆汤本出自《千金要方》，主治胆寒证，原方生姜用至四两，偏于温性，故名温胆。"刘老师点头，却不置可否，告诉我说："对于温胆汤，冉品珍先生别有他解。"

刘老师说，一次她与几名同学到冉老先生家中探访，冉老先生向她们提出了温胆汤的这个问题。刘老师与她的同学几人七嘴八舌，从不同角度进行了回答，其中也有我说的这个解释。但是，冉老听后，却一一摇头，说都没有回答到关键之处。于是大家安静下来，仔细听冉老解释。冉老说出了一段简短而令人深省的话——古人说"温者，和也"，温胆汤实际上叫和胆汤，是一首和解剂。

刘老师向我讲述了这段掌故后，并没有进行过多的阐述，但是当时我即有醍醐灌顶、恍然大悟之感。后来我在德昌从事中医临床工作的时候，在温胆汤的运用上取得了不少心得，可以说多与当初刘老师的启发有关。我临床体会到，温胆汤不仅可以调和胆胃，也可调和肝脾、调和胆心、调和少阳、调和膜原，常用该方加减治疗中风、眩晕、胸痹、心悸、失眠、癫痫、癫狂、咳嗽、哮喘、湿温、暑温、伏暑等病证，都有良好效果。尤其是温胆汤与小柴胡汤有异曲同工之妙，同为治少阳病，若见湿热、暑热、痰热兼夹时，可用温胆汤、温胆汤合小柴胡汤、蒿芩清胆汤（含温胆汤）加减。温病邪在膜原或湿温在气分、膜原时，亦可用温胆汤加减，与达原饮相出入。感念之余，觉启迪之功，实在冉老与刘师。

至今，成都中医药大学尚有一批擅用二陈汤的老师，如方剂教研室叶品良老师。叶品良老师在成都北巷子门诊部坐诊，医名颇盛，患者极多，可谓送往迎来、接踵摩肩。叶师亦擅用二陈、蒿芩清胆汤，不知是否亦是冉老一脉。

五、人身枢机当斡旋

多年前，在四川省德昌县中医院工作时，曾有一次受本院儿科所邀，为一荨麻疹患儿会诊。患儿，女，11 岁，时为冬天 12 月份，患荨麻疹，先于县人民医院儿科住院治疗一周多，无效。后转我院儿科住院，予抗组胺药、钙剂、糖皮质激素等药物治疗一周多，亦无好转。儿科主任晏老师历来对我的中医颇为信任，故请我会诊。会诊时，家长诉患儿荨麻疹已近一月，有一个显著的特点是每日清晨 6 点左右开始全身发皮疹，瘙痒，至上午 11 点左右则皮疹慢慢消失，直至不见，到第二日清晨再发，如此循环往复。到病房查患儿时，正是上午九点，患儿全身满布皮疹，颜色淡白不红。

时为冬月，疹色又淡，舌淡苔薄白，当为寒冷型荨麻疹无疑。忽又想到患儿每日清晨定时而发，清晨为少阳木气升发之时，至上午皮疹又回，似乎邪在少阳一经，少阳证有"寒热往来"一症，而此有"皮疹往来"，其机理实为一致。寒邪外感，胶着少阳一经，反复往来，发为皮疹，治疗当以辛温宣解、调和枢机。心念一动，灵感之下，处以桂枝汤合小柴胡汤加防风：桂枝 10g，白芍 10g，柴胡 10g，黄芩 6g，法半夏 8g，川党参 10g，大枣 10g，防风 8g，生姜 5 片，甘草 4g。2 剂。当日煎好，即服 1 剂。不想效果出奇好，第二日便未再发荨麻疹，又住院观察四五日，始终未再发，遂带 4 剂药出院。一周后，家长带患儿再来续开 3 剂，以图巩固，诉出院后亦一直未再复发，遂告治愈。

（本文原作者为云南中医学院汪剑博士，原文发表于 2007 年《中国中医药报》。征得作者同意，节选后转载于此。）